重症监护牛津专家手册
OXFORD SPECIALIST HANDBOOKS IN CRITICAL CARE

心胸重症监护

CARDIOTHORACIC CRITICAL CARE

U0285673

编 著　Robyn Smith（英）
　　　　Mike Higgins（英）
　　　　Alistair Macfie（英）
主 译　周宏艳
主 审　张海涛

中国医药科技出版社

内 容 提 要

本书是关于心胸重症监护的专业书籍的译著,全书紧密围绕心胸外科围手术期所遇到的问题及解决办法进行了详尽的阐述,尤其是涉及术后可能遇到的诸多并发症及相关对策,有许多经验的总结,更有大量科学、严谨的循证医学证据。内容全面系统,科学严谨,图文并茂。本书适于心胸重症监护专业的住院医师、研究生和护理人员阅读与使用。

图书在版编目(CIP)数据

心胸重症监护 /(英)罗宾·史密斯(Robyn Smith),(英)迈克·希金斯(Mike Higgins),(英)阿利斯泰尔·麦克菲(Alistair Macfie)编著;周宏艳主译.—北京:中国医药科技出版社,2016.6
ISBN 978-7-5067-8515-0

Ⅰ.①心… Ⅱ.①罗… ②迈… ③阿… ④周… Ⅲ.①心脏病-险症-护理 Ⅳ.①R473.5

中国版本图书馆CIP数据核字(2016)第124423号

美术编辑　陈君杞
版式设计　锋尚设计

出版　中国医药科技出版社
地址　北京市海淀区文慧园北路甲22号
邮编　100082
电话　发行:010-62227427　邮购:010-62236938
网址　www.cmstp.com
规格　787×1092mm　¹/₃₂
印张　16¹/₈
字数　291千字
版次　2016年6月第1版
印次　2016年6月第1次印刷
印刷　北京盛通印刷股份有限公司
经销　全国各地新华书店
书号　ISBN 978-7-5067-8515-0
定价　58.80元

编委会

主 审
张海涛

主 译
周宏艳

译 者

刘子娜　　中国医学科学院阜外医院

赵 丽　　中国医学科学院阜外医院

杜 雨　　中国医学科学院阜外医院

曹芳芳　　中国医学科学院阜外医院

张永辉　　中国医学科学院阜外医院

卫金花　　中国医学科学院阜外医院

裴锋博　　中国医学科学院阜外医院

刘 红　　中国医学科学院阜外医院

李运涛　　中国医学科学院阜外医院

常 硕　　中国医学科学院阜外医院

蒙延海　　中国医学科学院阜外医院

高 雅　　中国医学科学院阜外医院

徐丹青　　中国医学科学院阜外医院

崔 岩　　中国医学科学院阜外医院

序

英国皇家维多利亚医院的医学团队，历经数年的发展，在心血管外科术后诊疗领域，积累了许多先进的经验和较深的理论，为心血管手术围手术期医学的发展做了许多有益的探讨和尝试，并将他们的经验汇集成"重症监护牛津专家手册——《心胸重症监护》"一书。

今天中国医学科学院阜外医院外科术后ICU工作团队，将这本书翻译到国内，寄希望于能为国内从事心血管围手术期领域的同行们打开另一扇窗，领略他人之想，洋为中用，学为所用，促使中国的心血管围手术期医学有更大的进步。

胡盛寿

2016年5月

重症医学作为一门新兴的学科，始于20世纪50年代脊髓灰质炎流行期间，近年来逐渐发展成熟，在英国和世界上其他一些国家已成为独立学科。

通常来说，接受心脏手术的患者术后将被送至由麻醉医生监管的重症监护病房。心胸外科的这种术后恢复体系取得了卓著的临床效果，令许多其他外科同行羡慕不已。

同时，手术的发展、新型辅助心肺功能的体外循环技术、先天性心脏病患者存活时间延长以及临床医生和患者更高的期望，都促使心胸外科重症监护不断发展，成为跨越重症医学和麻醉学的综合专业。我们也看到未来心胸外科重症监护医生将不再由单纯的麻醉医生担任。

本书的作者是由心胸外科麻醉和重症监护医生共同组成，将他们多年的临床实践经验写入该书。随着科技的飞速发展，心脏重症监护人员的培训较以往更显不足，适于实习医生和重症医学、麻醉以及外科医生的实用临床指南也出现了空白。本书不仅适用于心胸重症监护专业，也适用于患者伴有严重心肺疾病的综合重症监护病房，其中许多章节与所有重症临床医师息息相关，比如心力衰竭和起搏器的日常管理等。另外，诸如经胸和经食道超声等重症医学广泛应用的技术也涵盖在内。

本书中关于解剖学、先天性心脏病的病理生理、治疗及远期预后的论述对重症监护医生非常实用。书中清晰明了的论述和图解有助于非心脏专业医护人员对外科、产科或急诊的此类复杂危重患者制定合理的治疗方案。

本书秉承牛津专家手册一贯原则，编写质量上乘、简明扼要、内容权威。这样一本知识覆盖面广、综合性强的教科书般的作品凝集了所有作者辛勤付出，理应受到尊重与称赞。

Anna Batchelor
英国皇家维多利亚医院
麻醉及重症医学专业顾问

　　随着我国经济快速发展，心血管疾病发病基本与发达国家相同成为第一位死亡原因。在中国与此相应的，心血管外科手术病人也越来越重、越来越多。许多基层医院都相继开展了心血管外科手术，术后复杂病人的管理越发显得重要。我国在心血管外科领域起步较晚，与发达国家的水平相比还有一定的差距。

　　这本手册，内容全面系统，科学严谨，图文并茂，包括从术前评估和管理到心脏围手术期处理的基本原则和理论，紧密围绕心脏外科围手术期所遇到的问题及解决办法进行了详尽的阐述，尤其是涉及术后可能遇到的诸多并发症及相关对策，有许多经验的总结，更有大量科学严谨的循证医学证据，内容精炼，深入浅出，重点突出，实用性强。

　　为更好地做好心脏重症专业，我们将这本手册翻译到中国，以飨读者。

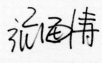

2016年5月

对于重症医学来说，这是一个激动人心的时代，这个始于麻醉学的专业已经迅速地发展成熟。在英国，重症医学系的成立标志着一个新阶段的到来。而且，在不经意间，心胸重症监护也悄然发展，在重症医学领域占有了一席之地。正如综合ICU的成长是伴随着呼吸功能支持技术的进步，心胸ICU的发展则得益于有效的循环辅助技术的创新。

我们不仅可以看到心胸重症监护在机械循环辅助方面取得的卓越成就：主动脉球囊反搏、心室辅助装置、体外膜肺氧合等以及在药物治疗方面的巨大进步，比如一氧化氮和新型强心剂的应用；同时，我们还发现心胸重症的临床管理模式也发生了转变，由最初的经验性治疗模式转变为基于早诊断、早治疗以及对病理生理更全面理解的新模式，而促进这种转变的一个重要因素是床旁超声的有效利用。

心胸重症作为一门新兴学科，无论从社会学角度还是临床医学的角度来说，其发展前景都尚不明朗。该学科过去主要的工作集中在心脏外科患者的术后监护上，现在学科的工作范围不断扩大，尤其是在难治性心力衰竭和心脏介入方面。有一点是毋庸置疑的，心胸重症走在了整个重症医学专业的前端。

本书围绕四个主题展开，每个主题又被分为若干简短的章节对具体问题进行阐述，以便读者能够快速查阅所需知识。书中通过文本罗列、标记要点、图示总结的方式进行严谨的讲解，同时提供了重要的参考文献，方便进一步学习。本书最大程度遵循循证医学原则，内容基于近年来临床试验的结论和国际指南，获得了英国和欧洲学术机构认可。

本书的作者在心胸重症医学领域临床经验非常丰富，更重要的是他们对自己的学科和专业的热爱。我们也希望通过编写此书培养出新一批热爱心胸重症专业的年轻人。

目 录

符号与缩写

2D	二维
ACE	血管紧张素转化酶
ACHD	成人先天性心脏病
ACR	白蛋白：肌酐比
ACS	急性冠状动脉综合征
ACT	活化凝血时间
ACV	辅助控制通气
AF	房颤
AHA	美国心脏病协会
AKI	急性肾损伤
ALI	急性肺损伤
ALS	高级生命支持
APTT	活化部分凝血酶原时间
AR	主动脉瓣反流
ARDS	急性呼吸窘迫综合征
AS	主动脉瓣狭窄
AUC	曲线下面积
AV	房室
AVR	主动脉瓣置换
BBB	束支阻滞
BIPAP	双向气道正压
BMI	体重指数
BNP	脑钠肽
BP	血压
BPF	支气管胸膜瘘
CABG	冠状动脉旁路移植术
CALS	心脏手术高级生命支持
cAMP	环磷酸腺苷

CDI	难辨梭状芽孢杆菌感染
CF	囊性纤维化
CFM	彩色血流图
cGMP	环磷酸鸟苷
CICU	心脏重症监护病房
CKD	慢性肾脏病
CMV	巨细胞病毒
CNI	钙调神经蛋白抑制剂
CNS	中枢神经系统
CO	心排血量
CO_2	二氧化碳
COPD	慢性阻塞性肺疾病
CPAP	持续气道正压
CPB	体外循环
CPP	脑灌注压
CPR	心肺复苏
CRP	C-反应蛋白
CRRT	持续肾脏替代治疗
CRT	心脏再同步化治疗
CT	计算机断层扫描
CTx	心脏移植
CVC	中心静脉导管
CVP	中心静脉压
CVS	心血管系统
CVVH	连续静脉–静脉血液滤过
CWD	连续多普勒
CXR	胸部X线
DHCA	深低温停循环
DHF	失代偿性心力衰竭
DLT	双腔支气管插管
DVT	深静脉血栓
EACTs	欧洲心胸外科协会
ECF	细胞外液
ECG	心电图

ECLS	体外生命支持
ECMO	体外膜肺氧合
EDD	舒张末期内径
EF	射血分数
eGFR	估算肾小球滤过率
ERC	欧洲复苏委员会
ESA	促红细胞生成药物
ESC	欧洲心脏病学会
ESPEN	欧洲肠内肠外营养学会
ETT	气管插管
FEV_1	第1秒用力呼气容积
FFP	新鲜冰冻血浆
GFR	肾小球滤过率
GI	胃肠道
GTN	硝酸甘油
HAI	院内获得性感染
Hb	血红蛋白
HDU	加护病房
HIT	肝素诱导血小板减少
HOCM	肥厚型梗阻性心肌病
HR	心率
IABP	主动脉球囊反搏
ICU	重症监护病房
IE	感染性心内膜炎
IJV	颈内静脉
INR	国际标准化比值
IPAP	吸气相正压
IPF	特发性肺纤维化
IPPV	间歇正压通气
IRRT	间歇性肾脏替代治疗
ITU	加强治疗病房
IV	静脉注射
JVP	颈静脉压
K^+	钾

L	升
LAX	长轴
LBBB	左束支阻滞
LIMA	左乳内动脉
LMWH	低分子肝素
LTx	肺移植
LV	左心室
LVAD	左室辅助装置
LVEF	左室射血分数
LVH	左室肥厚
LVOT	左室流出道
LVRS	肺减容术
MAP	平均动脉压
mcg	微克
MCS	机械循环辅助装置
mg	毫克
MI	心肌梗死
MR	二尖瓣反流
MRI	磁共振
MRSA	耐甲氧西林金黄色葡萄球菌
MS	二尖瓣狭窄
MV	二尖瓣
MVO_2	心肌耗氧量
MVP	二尖瓣脱垂
NG	鼻饲
NIBP	无创动脉压
NICE	英国卫生质量标准署
NIV	无创通气
NMDA	门冬氨酸
NOMI	非闭塞性肠系膜血管缺血
NSAID	非甾体抗炎药
NSR	正常窦性节律
NT-proBNP	N末端-脑钠肽前体
NYHA	纽约心脏病协会

O_2	氧气
OOHCA	院外心搏骤停
PA	肺动脉
PAC	肺动脉导管
PAFC	肺动脉漂浮导管
PAP	肺动脉压
PAWP	肺动脉楔压
PCR	蛋白肌酐比
PCWP	肺动脉楔压
PDA	冠状动脉后降支
PE	肺栓塞
PEEP	呼气末正压
PF	血小板因子
PFT	肺功能检查
PISA	等速表面积法
PPE	个人防护装备
PPI	质子泵抑制剂
p–SIMV	压力–同步间歇指令通气
PSV	压力支持通气
PT	凝血酶原时间
PVR	肺血管阻力
PW	压力波形
PWD	脉冲多普勒
RCA	右冠状动脉
ROSC	自主循环恢复
RRT	肾脏替代治疗
RV	右心室
RVAD	右心辅助装置
SAM	收缩期前向运动
SAX	短轴
SBE	标准碱剩余
SCV	锁骨下静脉
SIMV	同步间歇指令通气
SIRS	全身炎症反应综合征

SMR	标准化死亡比
SpO_2	外周氧饱和度
SV	每搏输出量
SVC	上腔静脉
SvO_2	混合静脉氧饱和度
SVR	全身血管阻力
TCI	靶控输注
TOE	经食道超声心动图
TPN	全静脉营养
TR	三尖瓣反流
TS	三尖瓣狭窄
TTE	经胸超声心动图
TV	三尖瓣
V/Q	通气血流比
VAC	真空辅助负压闭合
VAD	心室辅助装置
VAP	呼吸机相关性肺炎
VAS	视觉模拟评分
VATS	电视辅助胸腔镜手术
VCV	容量控制通气
VF	室颤
VILI	呼吸机相关性肺损伤
VSD	室间隔缺损
VT	室性心动过速
VTE	静脉血栓栓塞
VTI	速度时间积分

第一部分

术后早期处理

第一章

正常心脏术后患者

简介

心脏外科手术涉及复杂病理生理过程，但是大部分患者都能顺利康复，仅有小部分患者会发生严重并发症。更有极少数患者因其术前的自身情况和(或)手术操作的影响，病情十分危重，需要密切的医疗干预。这类患者往往在离开手术室时，就已经需要大量的支持措施和有创性监测。识别有可能发生并发症的患者十分重要，也是心脏重症监护医生必备的技能。患者能否顺利康复的关键在于尽早地发现和解决问题，这就需要我们对细节足够重视，对正常的术后恢复流程全面理解，系统地观察病情，充分利用各项监测仪器提供的数据，做出精准的临床判断。

手术和体外循环对机体的影响

炎症反应

大型外科手术和体外循环会引起全身炎症反应，所有心脏手术的患者都会在某种程度上发生炎症系统的激活，即使是非体外循环下的心脏手术。对于绝大多数患者来说，这种炎症反应的临床表现非常明显，且在小部分人群中表现十分棘手。

低温

体外循环期间，需将患者的体温降至32℃，甚至更低。尽管停机前会进行复温，但停机后热量向灌注较差的组织再分布有可能会引起中心温度的二次降低。一旦麻醉药效逐渐减退，低体温将会引起反射性寒战，这将导致心排血量增加，呼吸做功增多，来满足肌肉收缩活动。正常情况下，复温速度为每小时0.5 ~ 2℃，复温的顺利完成建立在正常的心排血量和有效循环血量的基础上。

对呼吸的影响

心脏手术后，由于麻醉所致的肺不张、体外循环引起的肺萎陷以及炎症反应导致的肺水增多等共同作用，患者的气体交换功能会受到一定程度的损伤。另外，心脏手术麻醉中相对较大剂量的阿片类药物应用，有可能引发术后的呼吸抑制。疼痛也会引发肺不张，适当的镇痛药物应用也是必要的。

尿量和液体平衡

体外循环会严重打破患者的液体平衡，体外循环的预充液会使体液增多，液体负荷增加，但由于毛细血管渗漏，血管内的有效容量减少。另外，体外循环会增加肾脏损伤的风险。CPB过程中，我们习惯性应用利尿剂以滤除多余的水分，这有可能使术后早期的几小时内尿量剧增，而此时患者往往需要的是液体正平衡来维持足够的前负荷。

疼痛

一般情况下，正中开胸手术的疼痛程度较腹部手术低，也能够通过一系列的干预措施得到控制。

心功能

体外循环期间心肌缺血、术中操作和再灌注损伤（心肌顿抑）都会使心肌收缩力受到影响，在术后早期这种损伤的临床表现可能更为显著。

出血

体外循环伴随着一系列的出凝血变化，如凝血功能障碍、纤溶亢进、血液稀释，以血小板质量和数量的改变。但是，仅有极少数的患者有明显的临床表现。

典型临床过程

以下是心脏术后患者的典型临床过程，随着现代科技的进步，这一过程也在不断改善。

入ICU

- 低中心温度（34～36℃）。
- 较大的中心外周温度差（10℃）。
- 多尿。
- 深度镇静。
- 充分通气。
- 气体交换良好。
- 多个引流。

- 凝血正常。

- 强心药和升压药的应用。

- 贫血（Hb 70 ~ 110g/L）。

- 仰卧位。

- 血糖正常或偏高。

- 心率相对较慢，有可能依赖起搏器。

第1小时

- 中心温度上升（0.5 ~ 2℃/h）。

- 中心外周温度差仍偏大。

- 可能会寒战。

- 多尿（100 ~ 300ml/h）。

- 继续镇静。

- 气体交换稳定。

- 引流量达200ml。

- 升压药支持循环，同时有低血压的趋势，需要适量的液体支持（500 ~ 1000ml）。

- 强心药物用量增加或减少。

- 需使用胰岛素控制血糖。

- 补钾。

1~4小时

- 复温至36.8℃。

- 中心外周温度差趋于正常（<3℃）。

- 尿量逐渐正常［0.5 ~ 1ml/（kg·h）］。

- 头高位>30°：气体交换稳定或随着体位改变后得以改善。
- 血压稳定。
- 升压药物用量稳定。
- 小剂量强心药物。
- 液体用量减少。
- 稳定的、正常的酸碱水平。
- 通常情况下液体正平衡（1L）。
- 引流量减少至<50ml/h。
- 红细胞容积稳定或上升；Hb>70g/L。
- 气体交换良好或改善。
- CO_2正常或轻度升高（浅麻醉状态）。
- 轻度镇静，患者有指令性反应。
- 疼痛较小或无痛。
- 自主呼吸。
- 可能拔管。
- 需使用胰岛素控制血糖。
- 补钾。
- 心律稳定，起搏器依赖性降低。

4~6小时

- 与1~4小时基本相同。
- 随着镇静剂停用，升压药物用量减少。
- 大部分患者能够拔管。

常规处理

绝大多数患者需要进行如下干预：

呼吸

心脏手术后早期几小时内，患者往往需要进行机械通气。经典的呼吸机参数设置为小潮气量（7ml/kg）和一定的PEEP（5cmH$_2$O）来预防肺不张，并且尽可能早地转为自主呼吸模式。患者一旦达到拔管标准即可直接撤机，无须采取渐进性模式。CO$_2$略高可能是麻醉的后遗反应，而不是呼吸肌无力，如果患者的整体临床状态尚可，某种程度上可以接受这种高CO$_2$状态。

拔管指征：

- 神清，对刺激有反应。

- 安静。

- 持续的自主呼吸。

- FiO$_2$<0.5时SaO$_2$>95%。

- CO$_2$<7.0kPa。

- 中心温度≥36.8℃。

- 无过度失血（见本书"液体及电解质管理"）。

- 循环平稳。

复温

- 积极复温，可使用暖风机辅助。

- 一般情况下，增加麻醉深度或静脉注射25～50mg哌替啶可缓解寒战，如寒战程度较重，可应用非去极化肌松剂，但必须确保患者是无意识状态。

强心药和升压药

术后早期几小时内，可能需要小剂量的强心药或升压药来辅助循环 [如低于0.1μg/（kg·min）的肾上腺素或去甲肾上腺素，或者低于8μg/（kg·min）的多巴胺]，几小时后即可停药。一般来说，去甲肾上腺素仅用于心室功能良好的患者。每个患者的治疗目标不同，如果有足够证据证明患者的器官灌注良好，可在一定程度上允许较低的血压（比如：尿量正常、神智清楚、末梢循环好）。

液体和电解质管理

- 维持K^+在4.5 ~ 6.0mmol/L。

- 应用胰岛素使血糖维持在5.0 ~ 10.0mmol/L。

- 应用胶体液维持前负荷。

- 拔管后患者即可进水。

- 输注红细胞使Hb＞70g/L。

镇痛和止吐

目前术后镇痛药物的应用尚无统一意见，以下是大家普遍认可的一些观点：

- 滴定式应用阿片类药物，以达到镇痛效果。

- 按需使用止吐药（如昂丹司琼10mg，静脉注射；普鲁氯嗪3mg含服）。

● 常规应用对乙酰氨基酚1g，每6小时1次。

危险信号

出现以下任一情况，都需引起高度重视：

● 复温失败。

● 碱剩余超出–5mmol/L。

● 低血压，对补液或小剂量升压药无反应。

● 少尿［<0.5ml/（kg·h）或应用利尿剂后3小时内尿量 <1ml（kg·h）］。

● 外周灌注不良。

● 低心排（<2.2L/m^2）。

● 胸腔引流液过多：

　· 1小时>300ml。

　· 连续2小时>200ml/h。

　· 连续4小时>150ml/h。

● CVP>15mmHg。

● 需FiO$_2$>0.5维持正常氧饱和度。

● 频发或持续心律失常。

● 12小时内液体正平衡超过2L。

第二章

风险预测及预后

预后判断模型

预后判断模型是基于多种危险因素的分析对患者的预后进行推测，有时也被称为风险预测模型或疾病严重程度评分。

什么是预后判断模型

- 以患者可测量危险因素为基础建立统计学模型来推断患者预后。
- 危险因素通常包括：
  - · 生理参数。
  - · 慢性健康状态。
  - · 入ICU诊断。
- 通常在入ICU24小时内完成评估。
- 院内死亡率是最常用的也是最可靠的终点参数。

成人综合ICU常用的预后判断模型：
- APACHE（急性生理与慢性健康评分——表2.1）。
- SAPS（简化急性生理评分）。
- MPM（死亡概率模型）。
- ICNARC（重症医学国家审计与研究中心系统）。

预后判断模型是如何形成的

- 分别获取危险因素和结局的精确数据。
- 危险因素的选取是基于文献回顾、现有预后判断模型和专家意见。

- 危险因素的相对权重取决于回归模型。
- 模型的优劣通过以下两方面评价：
  - 鉴别不同患者具有不同预后的能力。
  - 真实反映某一终点事件发生率的能力。

预后判断模型的作用

预后判断模型可以帮助医生、管理者、决策者和患者等相关人员作出合理的决定。

常应用于如下几种情况：

- 基准管理：应用标准化死亡率（SMRs）评价ICU医疗质量。
  - SMR是观察人群的死亡率与预期死亡率之比，用来比较ICU与参考人群（如同等平均水平）的不同。
- 疗效考核：协助ICU对比既往和目前的疗效变化。
- 资源合理利用。
- 临床试验：基于不同的危险因素挑选患者群体设计临床试验。
- 临床决策：
  - 由于模型效果不一定确切，作为决策工具可能并不十分精准。

表2.1 APACHEII评分

年龄评分（APS）

分值	4	3	2	1	0	得分
年龄（岁）	≥75	65~74	55~64	45~54	≤44	

急性生理学评分（APS）

参数	4	3	2	1	0	得分
直肠温度（℃）	≥41	39~40.9	—	38.5~38.9	36~38.4	
	≤29.9	30~31.9	32~33.9	34~35.9	—	
平均动脉压（mmHg）	≥160	130~159	110~129	—	70~109	
	≤49	—	50~69	—	—	
心率（次/分）	≥180	140~179	110~139	—	70~109	
	≤39	40~54	55~69	—	—	
呼吸频率（次/分）	≥50	35~49	—	25~34	12~24	
	≤5	—	6~9	10~11	—	

续表

项目					
氧合作用 PaO_2(mmHg) FiO_2<0.5 (A-a) DO_2(mmHg) FiO_2≥0.5	<55 ≥500	55~60 350~499	— 200~349	61~70 —	>70 <200
血液酸碱度 动脉血pH	≥7.7 ≤7.14	7.6~7.69 7.15~7.24	7.25~7.32	7.5~7.59	7.33~7.49
无ABG: HCO_3^- (mmol/L)	≥52 <15	41~51.9 15~17.9	18~21.9	32~40.9	22~31.9
血Na^+(mmol/L)	≥180 ≤110	160~179 111~119	155~159 120~129	150~154	130~149
血K^+(mmol/L)	≥7.0 <2.5	6~6.9	2.5~2.9	5.5~5.9 3~3.4	3.5~5.4

续表

Cr（急性肾衰竭时分数加倍）（μmol/L）	≥305	170~304	130~169	—	54~129
	≤54	—	—	—	—
血细胞比容（%）	≥60	—	50~59.9	46~49.9	30~45.9
	<20	—	20~29.9	—	—
白细胞计数（×10⁹/L）	≥40	—	20~39.9	15~19.9	3~14.9
	<1.0	—	1.0~2.9	—	—
Glasgow评分	等于15减去实际GCS分值				
慢性健康状况评分（CPS）					
评分法	凡下列器官或系统功能严重障碍或衰竭的慢性病，如行急诊手术或未手术者加5分，择期手术者加2分				
心血管系统	休息或经微活动时出现心绞痛或心功能不全的表现，如：心悸、气急、水肿、肝大、肺部啰音等或符合美国纽约心脏协会制定的心功能4级标准				

续表

呼吸系统	慢性限制性、阻塞性或血管性肺部疾病所致病人活动严重受限，不能上楼或做家务或有慢性缺氧、高碳酸血症、继发性红细胞增多症、严重肺动脉高压（mmHg）或需呼吸机支持
肝脏	经活检确诊肝硬化伴门脉高压，以往有门脉高压致上消化道出血、肝衰竭、肝性脑病或肝昏迷史
肾脏	接受长期透析治疗
免疫功能障碍	接受免疫抑制剂、化疗、放疗、长期激素治疗，或近期使用大量激素，或患白血病、淋巴瘤或AIDS等抗感染能力低下者

器官衰竭评分

与预后判断模型不同，器官衰竭评分用于评价身体主要脏器系统（心血管系统、呼吸系统、肾脏、肝脏、血液系统、神经系统）的功能障碍程度。

- 可每日评估（不仅限于入ICU24小时内）。
- 根据器官衰竭程度赋予分值。
- 方便计算。
- 可辅助监测ICU患者临床轨迹。
- 最初并非为风险预测所设计。
- 由于监测困难，胃肠道及内分泌系统未纳入。

成人综合ICU常用的器官衰竭评分：

- SOFA（序贯器官衰竭评分）。
- MODS（多器官功能障碍评分）。
- LODS（Logistic器官功能障碍评分系统）。

心脏手术预测模型

心脏术后死亡往往与患者术前的危险因素相关。院内死亡率是心脏手术术后监护质量的重要评价指标。为对比不同医院、不同医生的院内死亡率，需将患者的术前危险因素进行校正。

常用的心脏外科术前危险因素评估模型有：

- EuroScore；
- Parsonnet Score。

EuroScore

- 来自欧洲8个国家128家医院的14 799例患者的数据.

- 在欧洲被广泛采用。

- 模型包含以下3部分内容：
  - · 患者相关因素；
  - · 心脏相关因素；
  - · 手术相关因素。

- 两个模型（表2.2）。

- 加性模型：
  - · 更方便使用；
  - · 可在床旁应用；
  - · 分值方便相加；
  - · 低估高风险组患者风险水平。

- Logistic模型：
  - · 应用Logistic方程；
  - · 与加性模型风险因素相同；
  - · 更适用于高风险组患者。

- 修正案——EuroScore 2010：
  - · 来自不同国家超过300个中心的数据；
  - · 针对不同的患者群体提供更准确的风险预测。

Parsonnet Score

- 建立于2000年，数据来源于美国的10个医学中心的 10 703例患者。

- 数据计算基于简单的分值相加，同时与图表相结合

（图2.1）。

● 有助于患者和家庭评估心脏手术风险。

表2.2　EuroScore

危险因素	描述	分值	β系数
患者相关危险因素			
年龄	>60岁，每增加5岁加1分	1	0.0666354
性别	女性	1	0.3304052
血肌酐	>200μmol/L	2	0.6521653
心外动脉系统疾病	以下任一情况：跛行；颈动脉闭塞或狭窄>50%；曾经或择期行腹主动脉、肢体动脉或颈动脉介入治疗	2	0.6558917
肺部疾病	长期应用支气管扩张剂或类固醇激素的肺部疾病	1	0.4931341
神经系统功能障碍	严重影响活动或日常功能的神经系统疾病	2	0.841626
术前重症状态	以下任一情况：室性心动过速、室颤或猝死；术前曾经历心脏按压；术前曾气管插管；术前曾使用强心药物、IABP；术前曾有急性肾衰竭（无尿或尿量<10ml/h）	3	0.9058132
活动性心内膜炎	患者仍在接受心内膜炎的治疗	3	1.101265

续表

危险因素	描述	分值	β 系数
既往心脏手术	需打开心包的心脏手术	3	1.002625
心脏相关因素			
不稳定型心绞痛	需药物干预的不稳定型心绞痛	2	0.5677075
近期心肌梗死	<90天	2	0.5460218
左室功能不全	左室射血分数 30%~50%	1	0.4191643
	左室射血分数 <30%	3	1.094443
肺动脉高压	肺动脉收缩压 >60mmHg	2	0.7676924
手术相关因素			
急诊手术	手术必须在下一工作日前进行	2	0.7127953
室间隔破裂		4	1.462009
冠状动脉旁路移植术合并其他手术	除冠状动脉旁路移植术外，同时行其他大型心脏手术	2	0.5420364
胸主动脉手术	升主动脉、主动脉弓或降主动脉疾病	3	1.159787

数据来自 Roques F, Michel P, Goldstone AR, Nashef SAM, 'The logistic EuroScore', European Heart Journal, 2003, 24, 9, pp. 1–2, Oxford University Press and European Society of Cardiology。

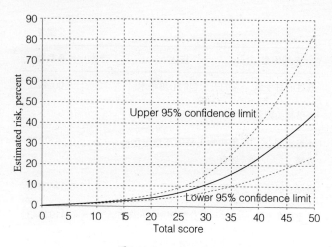

图2.1　Parsonnet score

AD, Bernstein and V Parsonnet. Bedside estimation of risk as an aid for decision-making in cardiac surgery. The Annals of Thoracic Society, 2000, 69, 3. P823-828。

延伸阅读

Afessa B, GajicO, Keegan MT. Severity of illness and organ failure assessment in adult intensive care units. Crit Care Clinics, 2007, 23: 639-58.

Altman DG, VergouweY, Royston P, et al. Prognosis and prognostic research: validating a prognostic model. BMJ, 2009, 338: 605.

Bernstein AD, Parsonnet V. Bedside estimation of risk as an aid for decision making in cardiac surgery.Ann Thorac Surg, 2000, 69: 823-8.

Nashef SAM, Roques F, Michel P, et al. European system for cardiac operative risk evaluation (EuroScore). Eur J Cardiothorac Surg, 1999, 16: 9-13.

Roques F, Michel P, Goldstone AR, et al. The logistic EuroScore. Eur Heart J, 2003, 24: 1-2.

低风险病人快通道

快通道概念

在心脏外科病人的现代管理中，首要目标是达到患者快速和持续的康复。

随着手术和麻醉的改进，同时在选择病人和术前准备方面提高，使得快通道的流程也在不断发展。

明确快通道的特征，能够减少术后重症监护资源的使用。病人在专门的术后监护病房恢复，并从这里过渡到心脏外科病房。

低风险病人快通道的原则

关键因素包括：

- 病人：低风险群体，心功能良好，并发症最小。
- 手术：更好的止血，最少的失血，精细化伤口管理。
- 麻醉：达到血流动力学稳定并且使用短效的麻醉药物。
- 恢复室：快速恢复，术后不用镇静，快速的止血流程，尽早拔管。

与传统的重症监护方式相比，采用上述原则时病人更加安全。

与历史对照相加，并不增加并发症发生的风险。

但是，研究同样指出尽管实现了患者快速恢复与拔管，并不能直接降低住院时间，因此加强快通道概念变为广义快速恢复流程的一部分，才能有效发挥其潜力。

快通道方案的实例

目前有两个版本的心脏术后的快通道方案。它们有相似之处，但也取决于医院的资源和行政机构设置。

- 恢复室概念（图3.1）：意味着病人或在苏醒室拔管然后转移到恢复室，或者在到达恢复室后立刻拔管。病人的恢复由受过专业训练的恢复室护士和有经验的麻醉师和外科医生共同管理，随时解决患者相关情况。当达到预先标准时，病人直接被转入外科监护病房（HDU）。

- 心脏恢复室概念（图3.2）：在这一版本方案中，医院设立靠近手术室的恢复单元。所有适合的拔管后病人到达心脏恢复室后，或者根据严谨的方案进行恢复，以避免不必要的延迟。一旦病人达到恢复的条件，即可转入外科监护病房。如果恢复室床位允许，病人可能不转出，24小时后转普通病房。

两种模式中病人出现恶化和其他原因不适合，都将转入ICU。

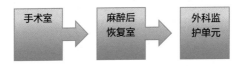

图3.1　恢复室概念

摘自Dunnig J et al., 'Guideline for resuscitation in cardiac arrest after cariac surery', European Journal of Cardio–Thoracic Sugery,2009,36,pp.3–28. 经欧洲心胸外科协会、欧洲胸外科协会和Oxford大学允许印刷。

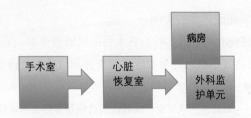

图3.2　心脏恢复室概念

摘自Dunnig J et al., 'Guideline for resuscitation in cardiac arrest after cariac surery', European Journal of Cardio-Thoracic Sugery,200,36,pp.3-28.经欧洲心胸外科协会、欧洲胸外科协会和Oxford大学允许印刷。

延伸阅读

Ender J, Borger MA, Scholz M, et al. Cardiac surgery fast-track treatment in a postanesthetic care unit. Anesthesiology, 2008, 109: 61-6.

Häntschel D, Fassl J, Scholz M, et al. Leipzig "Fast-track" protocol in cardiac anaesthesia. Effective, safe and economical. Anaesthesist, 2009, 58: 379-86.

Svircevic V, nierich AP, Moons KG, et al. Fast-track anesthesia and cardiac surgery: a retrospective cohort study of 7989 patients. Anesth Analg, 2009, 108: 727-33.

加速康复

什么是加速康复

加速康复（ER）是高质量的外科管理路径，目的是能够让病人恢复更好、更快。加速康复后的主要目标是：

- 降低发病率与死亡率。
- 稳定的心理康复。
- 减少住院时间。
- 提高功能性能力。
- 减少炎症反应。
- 减少慢性疼痛的发生。

加速康复需要更高的手术技巧和非侵入性外科干预，更好的外科疼痛的理解和控制，更新的技术熟练的全身与局部麻醉，更多的基于循证医学的围手术期护理支持作为保障。

采用加速康复后对心脏手术病人潜在的益处包括：

- 花费（ICU，员工，能力的改善）。
- 患者的体验（更早地出院）。
- 经济（康复到有工作能力）。
- 临床（降低住院并发症）。

加速康复的内容

作为多学科的方案，加速康复关注适用于外科路径的各组成部分、各个要素的工作理念且均有循证医学的数据支持。

下面的内容被认为对加速康复有积极的作用：

- 预评估：综合资讯，提高患者的积极性。
- 时间安排：合适的外科团队与资源。
- 病人的准备：减少空腹时间，更早进食，允许饮用含有碳水化合物饮料。

- 外科技术：最少的侵入性方案、止血、常温手术、局部麻醉。
- 麻醉技术：短效药物、局部麻醉、心血管系统稳定。
- 早拔管。
- 引流：及时拔除胸腔引流管、中心静脉导管和尿管。
- 物理疗法：加强肺部物理疗法和运动。
- 营养：早期经口进食，营养均衡。

延伸阅读

Holte K, Kehlet H. Fluid therapy and surgical outcomes in elective surgery: a need for reassessment in fast-track surgery. J Am Coll Surg, 2006, 202: 97-89.

Kehlet H. Fast-track surgery. An update on physiological care principles to enhance recovery. Langenbecks Arch Surg, 20, 396: 585-90.

Wilmore DW, Kehlet H. Management of patients in fast-track surgery. BMJ, 2001, 322: 473-6.

第四章

心脏监护病房中的复苏

心脏外科高级生命支持 / 032

心脏外科高级生命支持

　　心脏外科高级生命支持（CALS）课程与以往一些认识不同，因为它需要处理开胸术后患者的心搏骤停，因此区别于标准的欧洲复苏委员会（ERC）高级生命支持（ALS）指南。CALS形成了欧洲协会的心胸外科（EACTS）指南。

　　这些对标准的高级生命支持的修改已经被欧洲复苏委员会采用，并且加入到"特殊情况–心脏外科术后"章节。下面文中所指的仅限于心脏ICU中那些开胸术后10天内发生心搏骤停的病人。

与"标准的"病房骤停不同之处

- 有很多技术熟练的人员。
- 骤停被立即识别。
- 更宽泛的治疗方法。
- 病人通常被严密监护且已行气管插管。
- 开胸是复苏的标准部分——开胸术后病人由于引流管的存在4Hs和4Ts基本排除，再次开胸后都会发现心脏ICU中的骤停大多与机械性原因相关，比如心包填塞、移植物破裂、起搏失效。

心搏骤停管理的关键内容

- 病人骤停前的早期识别。
- 团队成员及时到场。
- 当需要除颤或药物时采用改良的治疗策略（图4.1）。

- 用简单的开胸器械。
- 使用"一体化"的无菌纱布（中心可粘贴窗口的）——不预先遮盖伤口。
- 如果开胸迅速及时成功率可高达48%。

"标准的"高级生命支持（ALS）改良后的关键点见图4.2。

骤停的识别

- 不要被监护仪所束缚。
- 如果床旁有设备，在心脏按压之前进行心脏除颤或起搏。
- 通过A线判断复苏效果。
- 调整主动脉球囊反搏为压力触发模式。

气道

- 在喧杂的ICU环境中，张力性气胸的识别可能是比较困难的。

除颤

- 室颤时可于再次开胸前行三次除颤电击——同时需要心内除颤电极板。
- 心搏停止——使用起搏器，DDD模式，心率90次/分，最大的输出电压，必要时使用心内起搏电极。
- 无脉性电活动（PEA）——关闭起搏器显示被隐藏的室颤。

团队领导者

- 早期决定开胸。
- 手术服和手套，快速简易洗手（如果需要）。

● 伤口不要使用清洁药品——晾干的过程会延长开胸时间。

● 心脏按压后如将伤口纱布已揭开，使用"一体化"的纱布。

● 在无菌纱布上行心脏按压直至开胸器械可以使用。

● 开胸后可以行直接心脏按压/电击，同时寻找骤停的原因。

药物

● 不要给肾上腺素（一旦心包填塞解除容易导致灾难性的高血压）。如果发现药物使用错误或者可能错误停用所有的注射。

协调者的任务

● 协调获得帮助。

● 帮助其他人穿手术衣并传递开胸器械。

开胸的缺点

● 手术刀不是在无菌盒里包装的——使用的是一次性手术刀。

● 开胸本身是有害的——有时不开胸心包填塞也是可以解决的。

● 心内按压是有危险的——要避免触动左乳内动脉，桥血管和起搏器导线。

● 仅使用两只手技术——一只手轻柔地放在左心室的后方。

● 单手技术可能导致大拇指穿透右心室或者造成瓣环的破坏。

急诊二次开胸包的内容（只有5条）

● 胸骨牵开器。

● 钢丝钳。

- 大钳。

- 剪刀。

- 粗针持。

延伸阅读

Dunning J, Fabbri A, Kolh PH, et al. Guideline for resuscitation in cardiac arrest after cardiac surgery. Eur J Cardiothorac Surg, 2009, 36: 3–28. M <http://ejcts. oxfordjournals.org/content/36/1/3.long>.

Dunning J, Nandi J, Ariffin S, et al. The Cardiac Surgery Advanced Life Support Course (CALS): delivering significant improvements in emergency cardiothoracic care. Ann Thorac Surg, 2006, 81(5): 1767–72. M <http://dx.doi.org/10.1016/j.athoracsur.2005.12.012>.

Mackay JH, Powell SJ, Osgathorp J, et al. Six–year prospective audit of chest reopening after cardiac arrest. Eur J Cardiothorac Surg, 2002, 22(3): 421–5.

The Cardiac Surgery Advanced Life Support course: M <http://www.csu–als.com>.

A video of this protocol in practice can be found at: M http://www.youtube.com/watch?v=PHgYZDgQJgc.

A handbook of this protocol can be found at: M <http://www.lulu.com/content/4428266>.

CALS manual: M <http://webapp.doctors.org.uk/Redirect/www.lulu.com/content/442826>.

Demonstration of chest opening: M <http://webapp.doctors.org.uk/Redirect/www.youtube. com/watch?v=PHgYZDgQJgc>.

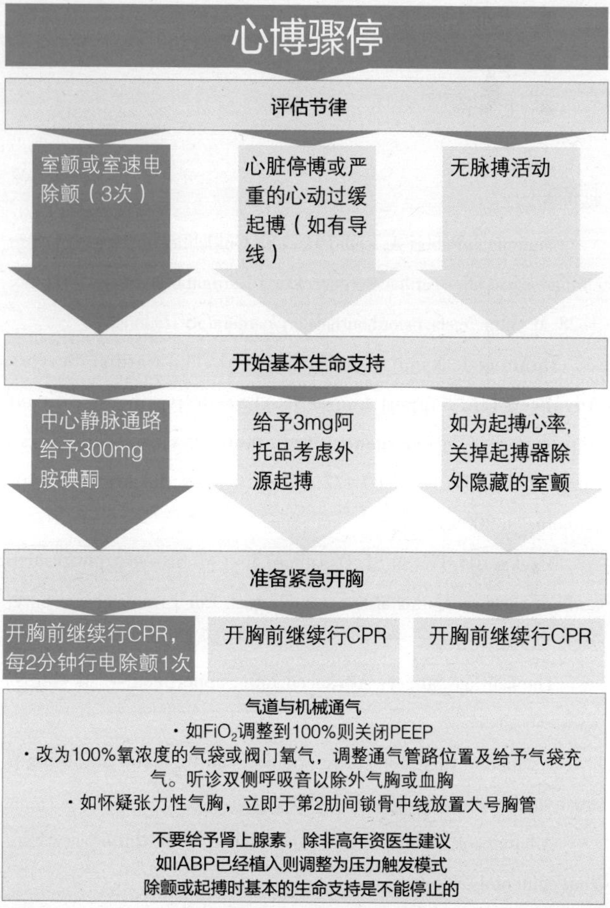

心博骤停

评估节律

| 室颤或室速电除颤（3次） | 心脏停博或严重的心动过缓起搏（如有导线） | 无脉搏活动 |

开始基本生命支持

| 中心静脉通路给予300mg胺碘酮 | 给予3mg阿托品考虑外源起搏 | 如为起搏心率，关掉起搏器除外隐藏的室颤 |

准备紧急开胸

| 开胸前继续行CPR，每2分钟行电除颤1次 | 开胸前继续行CPR | 开胸前继续行CPR |

气道与机械通气
· 如FiO₂调整到100%则关闭PEEP
· 改为100%氧浓度的气袋或阀门氧气，调整通气管路位置及给予气袋充气。听诊双侧呼吸音以除外气胸或血胸
· 如怀疑张力性气胸，立即于第2肋间锁骨中线放置大号胸管

不要给予肾上腺素，除非高年资医生建议
如IABP已经植入则调整为压力触发模式
除颤或起搏时基本的生命支持是不能停止的

图4.1 心搏骤停方案

摘自Dunning J.et al.' Guideline for resuscitation in cardiac arrest after cardiac surgery', European Journal of Cardio-thoracic Surgery,2009,36,pp.3-28, 经欧洲心胸外科协会、欧洲胸外科学会及Oxford大学允许印刷。

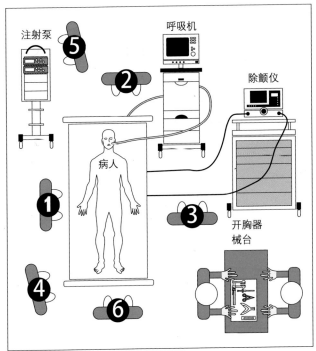

注射泵

呼吸机

除颤仪

病人

开胸器

械台

心博骤停时的6个关键点
1. 胸外心脏按压
2. 气道与呼吸保障
3. 除颤
4. 团队领导者
5. 药物与注射泵
6. ICU团队协作者

图4.2 心搏骤停时的6个关键点
摘自Dunning J.et al.' Guideline for resuscitation in cardiac arrest after cardiac surgery', European Journal of Cardio-thoracic Surgery,2009,36,pp.3-28, 经欧洲心胸外科协会、欧洲胸外科学会及Oxford大学允许印刷。

第五章

心肌缺血与心肌梗死

简介

心肌缺血是心脏外科术后病人心功能异常的重要原因。

正确识别心肌缺血的征兆是很有必要的，尤其在心肌梗死的恶性循环发生之前。

心肌缺血的可能原因包括：

● 氧供和氧需之间的不平衡导致的心内膜下心肌缺血。

● 冠状动脉或动脉桥血管痉挛。

● 冠状动脉桥或冠状动脉本身血栓形成或闭塞。

● 机械因素例如冠状动脉搭桥术后冠状动脉桥扭曲。

如何诊断心肌缺血

在CICU以下情况发生时考虑心肌缺血：

● 无征兆的心力衰竭。

● 桥血管相关区域心电图ST段的改变。

● 阵发性的ST段抬高或压低可能由冠状动脉痉挛所致。

● 超声心动图显示新发的室壁运动异常。

● 清醒病人出现心绞痛。

右冠状动脉供应左心室下壁、室间隔后部以及右心室（图5.1）。心电图表现为下壁导联 Ⅱ、Ⅲ、aVF的改变。

左冠状动脉的左前降支供应前壁和前间壁。心电图导联上表现为肢导 Ⅰ 和胸前导联$V_1 \sim V_3$的改变。

左冠状动脉的回旋支供应左心室侧壁和后壁。心电图

导联上表现为肢导 Ⅰ 和侧壁aVL的改变。

85%的病人是右冠状动脉"优势型",右冠状动脉通过后降支(PDA)供应室间隔下部。

心脏外科术后由于心包反应导致的非特异性的ST段和T波改变是很常见的,使得心肌缺血的识别变得困难,心室内的传导阻滞也使困难加重。

心肌缺血的ECG定义

当存在左心室肥厚(LVH)和左束支传导阻滞(LBBB)时:

ST段抬高

相邻两个导联从J点开始ST段抬高有以下特点: $V_2 \sim V_3$ 导联男性ST段抬高≥0.2mV,女性≥0.15mV和(或)其他导联ST段抬高≥0.15mV。

ST段下移和T波改变

两个相邻导联新出现的水平型或下斜型下移≥0.05mV;和(或)两个相邻以R波为主的或R/S>1的导联T波倒置≥0.15mV。

相邻导联指的是成组导联,如:

● 前壁导联$V_1 \sim V_6$导联。

● 下壁导联 Ⅱ 、Ⅲ 、aVF。

● 侧壁/高壁导联 Ⅰ 、aVL。

心肌氧供的决定因素

● 贫血(Hb<8.0g/dl)易发生心肌缺血。

● 心动过速:心肌氧供由舒张期长短决定。

- 低血压：舒张压与舒张末期压力梯度。左心室心肌灌注在舒张期，右心室在收缩期与舒张期均有灌注。
- 诸如肾上腺素与多巴胺等正性肌力药导致的氧需求增加。

心肌氧需求由心率与收缩压决定，可以由心率与压力乘积量化，因此应避免高血压与心动过速，心肌缺血归因于心肌氧供与氧需的失衡。

心肌缺血或心肌梗死的超声心动图

新发的室壁运动异常可能提示心肌缺血或心肌梗死。这提示冠状动脉的一部分支配区域或全部区域的缺血。也可能是整体左室或右室收缩和（或）舒张功能失调。部分病例可能发现有二尖瓣关闭不全或室间隔缺失（VSD）。

正常冠状动脉也可能出现心肌缺血的情况。

可疑心肌缺血的排查

- 12导联心电图。
- 超声心动图。
- 手术干预的评估。

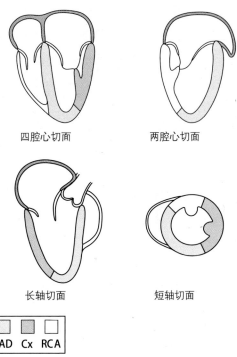

四腔心切面 　　　两腔心切面

长轴切面 　　　短轴切面

LAD Cx RCA

LAD: 左前降支；Cx: 回旋支；RCA: 右冠状动脉

图5.1 经典的心肌灌注区域由其主要的左室冠状动脉支配

其他类型可能有正常的解剖变异或者冠状动脉并行血流疾病。再版摘自美国超声学会杂志，12,10, Shanewise.et al. 'ASE/SCA guidelines for performing a comprehensive intraoperative multiplane transesophageal echocardiography examination: recommendations of the American Society of Echocardiography Council for Intraoperative Echocardiography and the Society of Cardiovascular Anesthesiologists Task Force for Certification in Perioperative Transesophageal Echocardiography', pp.884-900,Copyright 1999,经美国超声心动学会及Elsevier允许。

心肌梗死的诊断

心脏外科术后心肌梗死的诊断相对困难。心肌标记物如肌钙蛋白的升高与心脏外科手术导致的各种程度的心肌细胞坏死相关。可能原因为:

- 外科创伤。
- 心脏操作。
- 冠状动脉夹层。
- 心肌保护不充分和再灌注损伤造成的全部或局部区域缺血。
- 氧自由基损伤。
- 再血管化不完全。

尽管如此,生物标记物的显著升高与不良预后仍然相关。

欧洲心脏病学会(ESC)/美国心脏病协会(AHA)于2007年重新定义了急性心肌梗死的类型。

5种心肌梗死的类型(心脏外科术后)

基于肌钙蛋白基础值,CABG术患者心脏标记物升高超过上限参考值(URL)99%才意味着围手术期心肌坏死。符合以下情况:

- CABG术后72小时内生物标记物超过5倍参考值上限99%。
  - 新发生的病理性Q波或新发的左束支传导阻滞(LBBB)。
  - 或造影有新的桥血管阻塞或本身冠状动脉闭塞。

· 或影像学证据表明CABG相关的心肌梗死造成了新发的心肌显影缺失。

● 生物标记物升高与不良预后相关。

处理：主要原则

早期干预目标为减少缺血

● 控制心动过速，心率为100次/分以下。

● 血压正常化：平均动脉压（MAP）为70～100mmHg。

● 应用血管扩张药物如硝酸甘油降低舒张末期压力。

● 如果血压偏高减少正性肌力药物。

● 纠正低血压。

● 低血压可能与血容量不足、缺血造成的心肌功能异常、使用血管扩张药物有关。

● 注意：正性肌力药物可能会增加心肌氧需。

● 出血已经控制应服用阿司匹林。

如果简单的方法无效

● 考虑尽早植入IABP，对改善氧供/氧需平衡有益，且可早期脱离正性肌力药物。

● 如果怀疑桥血管失功应考虑外科干预。

● 如有可能可行急诊冠状动脉造影行PCI。

如果术后心肌梗死诊断成立，治疗与未行心脏手术的病人类似，由于术后因为出血的风险高，此类病人是溶栓的禁忌证。

心肌梗死可能合并：

- 心律失常。

- 心源性休克。

- 器官功能不全。

- 室间隔破裂。

- 乳头肌断裂或严重的二尖瓣关闭不全。

支持治疗以下列为目标:

- 如果可能重新建立冠状动脉灌注。

- 维持系统灌注。

- 避免出现脏器功能不全。

- 治疗心律失常。

- 识别与治疗任一并发症。

- 阿司匹林与他汀类进行二次预防。

心源性休克患者可能需要以下治疗:

- IABP。

- 正性肌力药物。

- 血管扩张药,如米力农。

- 心室辅助装置(VAD)。

要点

心肌缺血时,任何努力都应以尽早识别可矫正的原因为目的,例如再次手术处理桥血管或者PCI是可以改善缺血的。

出血的管理

简介

在英国，心脏外科手术用血量占总用血量的15%。所有的心脏手术患者术后或多或少有一些引流液。由于各个医院手术相关的措施不同术后输入的血制品的种类和量不尽相同：

● 体外循环管路的类型，包括氧和器、滤器及插管。

● 肝素及其拮抗剂。

● 灌注温度。

● 体外循环时间。

手术或非手术原因导致的出血通常会造成血流动力学不稳定和（或）心包填塞，同时随之而来的输血都会带来不良的后果和死亡率的增加。大出血很难界定，定义也不同，一个比较好的定义是：

● 第1小时失血>300ml。

● 连续2小时每小时失血>200ml。

● 连续4小时失血>150ml。

血液会积聚在打开的胸膜腔内，间断出现胸液多的表现。

据估计约约有20%的病人出现术后出血，其中5%需要二次开胸探查。外科出血和真正出凝血异常导致的出血常常很难区分。但是未处理的外科出血会导致凝血障碍，尽早进行二次开胸手术会减少不必要的输血和血制品的使用。

术后出血的高危因素包括：

● 年龄>70岁。

● 术前贫血。

- 女性。

- 小体重/低BMI。

- 急诊手术。

心脏手术和体外循环

心脏手术体外循环过程中影响凝血和纤溶。血液与非内皮化的体外循环管路接触会释放组织因子，进而激活细胞和体液系统，包括凝血的级联反应、补体和纤溶系统。血小板和白细胞的激活导致的临床效应包括水肿、组织损伤、纤溶亢进和消耗性的凝血障碍。

术后非手术原因的大量失血与血小板功能障碍，凝血功能受损以及纤溶亢进有关。

影响因素及疾病相关问题包括：

- 全身肝素化。

- 血液等容稀释导致的血小板及凝血因子的稀释。

- 大量回收血液的输入可能会增加稀释的影响。

- 术后早期的低温和长时间的体外循环。

- 抗栓药物治疗。

- 抗血小板治疗。

- 华法林治疗——抑制维生素K依赖的凝血因子Ⅱ、Ⅶ、Ⅸ、Ⅹ。

大量出血

高达5%的心脏手术病人在早期术后期间需要二次开

胸探查。高于预计失血量的稳定病人可以返回病房治疗，不稳定的病人最好在ICU的环境中进行管理（图6.1）

出血包括：

● 快速或持续显性失血：

· 第1小时出血>300ml。

· 连续2小时出血>200ml/h。

· 连续4小时出血>150ml/h。

● 表现为血流动力学不稳定以及需要持续输血的隐性出血

· 考虑到胸腔积液的可能，进行胸部X线检查（CXR）以及胸腔超声检查。

● 局限于心包腔，表现为心包填塞。

如果未进行治疗，出血及其并发症会进展为心搏骤停。

持续评估及积极的处理对于避免凝血障碍及大量输血造成额外的并发症十分重要。

二次开胸探查的决定是复杂的。在决定是否进行二次开胸手术时要充分考虑病人的术前状态包括最近的抗凝治疗、体外循环持续时间以及在手术室中的任何外科操作上的困难。

二次开胸更有可能发生如下的并发症：

● 肾衰竭。

● 脓毒血症。

● 房颤。

● 机械通气延长。

● 住院时间延长。

● 死亡率增加。

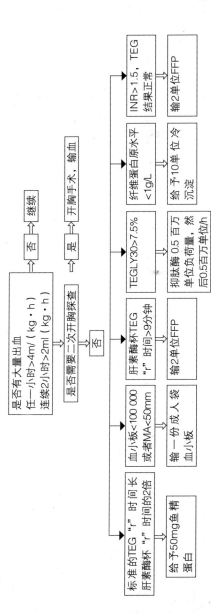

图6.1 凝血障碍的管理

改编自 P Diprose,' Reducing allogeneic transfusion in cardiac surgery: a randomized double-blind placebo-controlled trial of antifibrinolytic therapies used in addition to intra-operative cell salvage', British Journal of Anaesthesia,2005,94, 3, pp. 271-278, by permission of the Board of Management and trustees of the British Journal of anaesthesia and Oxford University press。

显性出血

心脏手术出血的病理生理学是很复杂的，需要多种措施来减少血液丢失及输血。

输血

● 输血保持术后Hb>7g/dl。

● Hb>10g/dl，无证据支持输血。

● 考虑到在体外循环中大量胶体的输入，在术后即刻Hb浓度较低是正常的，术后最初几小时内患者的尿量增加细胞比容会逐渐提高。

隐性出血

在术后2～4小时病人需要比预期更多的容量补充，同时有可能伴随着心动过速和低血压，输血可以短暂缓解但很快再次出现，需要输红细胞维持血红蛋白7g/dl，这时要考虑患者有隐性出血的可能

● 了解术中胸腔是否打开很重要，因为血液有可能积聚在胸腔。如果有胸腔积液，胸片会显示透过度降低。

● 术中劈开胸骨时可能会损伤腹膜，进而出现腹腔积液。

● 上、下消化道都可能出现隐性出血，在出血原因不能明确时要考虑消化道出血的可能。

● 如果有IABP植入要考虑腹膜后出血的可能。

● 术中取下肢静脉可能会出现持续的出血，在寻找隐藏的出血时应该检查腿。

心包填塞

心包填塞是血液聚集在心包腔中，造成左室充盈减少，进而引起一系列血流动力学改变的临床综合征。心包腔内<150ml液体迅速聚集时即可发生。

生理

正常的心脏充盈是双峰的：

- 心室收缩随后心包内压力下降，静脉回流增加（CVP的x下降）。
- 舒张期三尖瓣开放右室充盈（y下降），这在心包填塞病人是减少或者是消失的。

当跨室壁压不能克服心包内压力时收缩期充盈消失。右房及右室塌陷，静脉回流受阻。心排血量最初是由心动过速来维持。左室充盈和心排血量下降，肺血管床的良好的顺应性使得血液淤积在静脉循环中。

瓣膜手术后通常会进行心包重建（缝合），在冠状动脉搭桥手术却很少实施。尽管胸膜开放后有很大的潜在空间，在右房局部的填塞也会造成严重的血流动力学影响。

术后放置纵隔引流管是常规。尽管有一些措施来保持通畅，但也有可能会堵塞。

早期发现及治疗心包填塞在术后管理中十分关键。通常在低心排的病情复杂病人中共存。

典型表现包括：

- 心率增加。

- 奇脉（吸气时收缩压过度降低）。在心包填塞病人可能会降低20～40mmHg，但是在低血压及机械通气病人中很难诊断。
- 颈静脉压力升高（JVP）/CVP增加。
- 心电图ECG——低电压或者电交替。
- 血压降低。
- 心排血量降低。
- 尿量减少。
- CXR出现心影增大。

不典型表现：

- 复温失败。
- 未预料到的心律失常。
- 心排血量低于预计值。
- 代谢性/乳酸性酸中毒。

心包填塞在低心排的病人中诊断尤为困难。在临床高度可疑的下列情况时心脏超声是一种有用的辅助诊断手段。

- 高危病人。
- 高于平均水平的纵隔引流液突然消失。
- 病人未能按预期恢复。

超声心动图

超声心动图不能排除心包填塞。典型超声表现包括：

- 前/后/整体的无回声区。
- 右室游离壁舒张期塌陷（主动脉瓣水平胸骨旁短轴

切面）。

● 右房舒张晚期受压/塌陷。

面临的困难

● 由于胸骨切口、引流管、起搏电极使得经胸入路困难。

● 机化的血块与心包和纵隔的结构很难区分。

● 普遍存在的左侧胸腔积液。

鉴别诊断

● 张力性气胸。

● 低血容量性休克。

● 急性右心衰竭。

● 心肌梗死。

● 充血性心力衰竭。

延伸阅读

Diprose P, Herbertson MJ, O' Shaughnessy D, et al. Reducing allogenic transfusion in cardiac surgery: a randomized double blind placebo controlled trial of anti-fibrinolytic therapy used in addition to intra-operative cell salvage. BJA, 2005, 94(3): 27-8.

Society of Thoracic Surgeons Blood Conservation Guideline Task Force, Ferraris Va, Ferraris SP, Saha SP, Hessel EA 2nd, Haan CK, et al. Peri-operative Blood transfusion and Blood Conservation in Cardiac Surgery: the Society of Thoracic Surgeons and Society of Cardiovascular Anaesthesiologists Clinical Practice Guideline. Ann Thor Surg 2007; 83: S27-86.

第七章

术后低血压

简介

低血压是心脏术后早期常见的并发症，发生率约为75%。由于血压易于测量，被用作评估组织灌注受损。但是，事实上，血压和流量对于区域灌注同等重要。

目前尚没有全球公认的定义低血压，在本章我们将定义低血压在收缩压<90mmHg或平均压<65mmHg。

了解血压和流量之间的关系是必要的。在许多方面，平均压是一个比收缩压更重要的测定值，后者受到更多的衰减和血管阻抗的影响，并且很少与流量直接相关。

当评估一个危重病人，灌注压力应通过从平均压中减去静脉压计算。高静脉压患者需要较高的平均压来获得足够的灌注压。

灌注压与心脏指数（CI）及全身血管阻力（SVR）成正比，并可通过药物或机械干预影响这些指数。

血管床的自动调节可以导致稳定的血流形成一定的血压范围，脑循环中灌注压在50~150mmHg范围内，在各种疾病状态中自动调节曲线可能向右移，如长期高血压或自动调节功能受损。

分析心外科术后低血压患者时，了解术前基础血压是很重要的。

除了血压以外的其他反映灌注的指标也要考虑，如：

● 尿量。

● 动脉血H^+。

● 血浆乳酸浓度。

● 混合静脉氧饱和度。

平均动脉压的设定应根据围手术期相关因素，如高血压史和基础心功能等具体分析。

低血压的处理：总的原则

诊断

低血压常见于以下情况（表7.1）。

● 前负荷降低（低血容量）。

● 心脏功能受损。

● 后负荷降低（血管麻痹）。

表7.1 术后早期低血压：常见原因、检查、典型干预

诊断	平均压	静脉压	心率	处理	检查
低血容量	--	--	++	液体复苏	Echo
心力衰竭	--	++	++/0	升压药，IABP，VAD	Echo，PAFC，ECG
心包填塞	--	++	++/0	外科干预	Echo，胸片
张力性气胸	--	++	+/-	胸腔闭式引流	胸片
血管麻痹	--	+/-	+/-	去甲肾，加压素，亚甲蓝	Echo，胸片

注：IABP：主动脉球囊反搏；VAD：心室辅助装置；Echo：床旁超声；ECG：心电图；PAFC：肺动脉漂浮导管。

前负荷

● 保证前负荷。

● 评估补液试验的反应（图7.1）。

● 当心隐性失血。

前负荷一般很难评估。绝对的CVP是一个非常差的测量前负荷指标、平均动脉压、HR、CVP的动态变化以及的指标，其他有关灌注的间接指标可能会更好。

脉压变化大可能表明低血容量提示补液有效。

在对补液试验没有反应的患者中，需要更多的信息指导治疗。

完整评估用药史、心功能、手术相关情况及临床检查可增加识别可能原因的能力。

床旁超声心动图可以帮助区分低血容量、心脏功能受损及血管麻痹。肺动脉漂浮导管插入（PAFC）将有助于区分低心排综合征和血管麻痹。

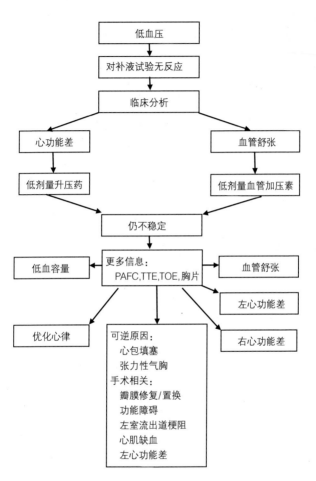

图7.1 心脏手术后低血压的管理流程

低血压的可逆原因

节律紊乱

心脏节律的变化可导致低血压。如果可能的话，心率和心律应进行评估和纠正。当快速性心律失常导致严重低血压和器官灌注不足，应考虑直流电复律。如果心外膜起搏导线在术中已放置，心动过缓可由起搏器支持。房室同步丧失在心功能受损/舒张功能下降/左室肥厚的病人中会造成严重的影响，DDD起搏可能是有益的。

低血容量和心包填塞

出血过多会引起低血压，外科胸腔引流增多（>200ml/h）可诊断。

注意隐性出血也可能会发生，特别是在胸腔已经打开的病人中。临床检查和X线胸片会发现一个明显的血胸。

低血压可能是由于心包填塞引起。心包填塞的特征包括：

- 低血压。
- 心动过速。
- CVP增高。
- 灌注不良（毛细血管充盈时间长和灌注指标不良倾向）。

有怀疑时超声心动图检查可明确诊断（见低血压管理的总体原则）。

低血压的具体手术相关原因分析

● 局部心肌缺血。

● 瓣膜置换或修复功能障碍。

● 瓣膜置换或修复后左室流出道（LVOT）梗阻。

对于可疑心外科手术相关低血压应识别其可逆的原因。

心肌表现不佳可能是由于局部心肌缺血。如果在某个单一的冠状动脉区域出现心电图的变化和（或）超声心动图提示匹配的室壁运动异常，应该怀疑心肌缺血。心肌缺血可能提示CABG相关技术问题再次手术或冠状动脉血管造影及PCI可能会解决。

如果在瓣膜修复或置换术后，持续低血压是有问题的，这可能表明手术失败。瓣膜成形环裂开、机械瓣卡瓣，这些均可通过经食道超声心动图诊断并常提示需再次手术。

二尖瓣或主动脉瓣置换术后左心室流出道梗阻可引起早期低血压，但是，如术中超声表现可疑梗阻，病人转入ICU时应与ICU医生交班。

低心排综合征的特点（CI < 2.2L/min）

● 低CO。

● 末梢凉。

● 毛细血管再充盈时间延长。

● 低血压。

● 增加的H^+和乳酸浓度。

- 尿量减少。
- 混合静脉氧饱和度降低（<60%）。

治疗

- 合适的心率：80～90次/分。
- 节律（目标为正常窦性心律和房室同步）。
- 优化前负荷。
- 解决任何可逆原因。
- 药物支持：正性肌力药物，儿茶酚胺、磷酸二酯酶抑制剂、钙增敏剂。
- 稳定的内环境（K^+，Ca^{2+}，H^+）。
- 纠正盆血，改善氧供。
- 机械支持：IABP或VAD。
- 降低后负荷。

血管麻痹综合征

血管麻痹综合征发生占术后早期心脏手术患者的8.8%。可根据以下5个标准定义：

- 低血压：< 50mmHg。
- 低充盈压：CVP<5mmHg；低肺动脉楔压（PCWP<10mmHg）。
- 正常或高CI>2.5L/（$m^2 \cdot min$）。
- 低外周阻力：SVR<800（$dyn \cdot s/cm^5$）。
- 需要缩血管加压药物。

高危病人

- 移植病人。

- 低射血分数（EF）%。
- 使用血管紧张素转化酶（ACE）抑制剂。

相关因素

- CPB。
- 体外循环时间长。
- 全身炎症反应综合征（SIRS）。
- CPB中抑制剂药物应用时间长。

治疗

- 超声和（或）PAFC确定诊断。
- 减少血管扩张剂的使用（硝酸甘油、米力农和镇静药物）。
- 缩血管收缩药物：
  - 去甲肾上腺素：输液开始剂量$0.05\mu g/(kg \cdot min)$。
  - 血管加压素：输液从2 IU/h（范围0～4 IU/h）。
  - 亚甲蓝：亚甲蓝浓度为1%（10mg/ml）。负荷量给予1.5mg/kg。配到50ml灭菌水中，注入时间为20～30分钟。

张力性气胸

临床体征包括：

- 低血压。
- 高气道压力。
- 动脉血氧饱和度低。
- 胸腔引流出气体。
- 听诊双侧呼吸音不对称。
- 有气管移位的证据。

如果患者是相对稳定的，可以有时间行胸部X线片进行诊断。在紧急情况下，如果临床怀疑气胸存在，应用排气插管插入第二肋间隙缓解症状。一旦稳定下来，应在无菌条件下放置胸腔引流。

延伸阅读

Levin Rl, Degrange MA, Bruno Gf, et al. Methylene blue reduces mortality and morbidity invasoplegic patients after cardiac surgery. Ann Thorac Surg, 2004, 77(2): 496–9.

第八章

葡萄糖、乳酸及酸碱生物化学

简介

酸碱生物化学、乳酸代谢以及葡萄糖代谢是复杂的。对于一个具体的病人，可能很难解释测定值潜在的具体机制。然而，这些检测作为潜在的生理紊乱的指示剂，用于指导治疗和判断预后是有用的。

尽管存在潜在复杂性，实际上通过努力可以获得的数据中所含的临床价值。

酸碱生物化学

概述

生物组织中的氢离子浓度是严格控制的，因为氢离子浓度的微小变化已经发生了大量的代谢反应变化。血浆氢离子浓度，相当于细胞外液中氢离子浓度，是唯一的可以方便测量的氢离子浓度。然而，这只反映一个生理区域，不能反映细胞内的可靠信息。

pH是一种传统的来自物理学的描述氢离子浓度的记号。它实际上是氢离子浓度的负对数，用以描述大范围内的变化是有用的，这是一个非线性的曲线。氢离子浓度[H^+]能更好地描述相关临床范围的变化。

水溶液中的氢离子浓度反映了水的离解程度，它受溶解的离子、温度和缓冲液的影响。

有两种常见的概念化的控制生物溶液氢离子的方法。这些包括传统的Herdersen–Hasselbalch或碳酸氢钠为中心的框架及Sterwart（强离子）假说，在实践中，通过数学换算后这些描述是等价的。强离子理论是有用的，是因为它提供了一个直接的概念以解释氯离子和其他现象，如稀释性酸中毒的临床重要性。然而，其本身并不容易计算，并且氢离子浓度的因果机制的真实性仍然值得商榷，尚待实验证实。

Sterwart假说

溶液的氢离子浓度只取决于3个变量，来源于一个四阶多项式方程。包括：[SID]、[Atot]和PCO_2。SID：强离子差指的是固定阳离子和阴离子的净电荷浓度差（mmol/L），能充分游离在溶液中；[Atot]是部分解离弱酸的浓度（白蛋白，其他血清蛋白和无机磷酸盐）；PCO_2指的是溶解的CO_2分压。

因此[SID]公式为

$$[SID] = [Na^+] + [K^+] + [Ca^{2+}] + [Mg^{2+}] - [Cl^-] - [其他强阴离子]$$

很容易看到（至少是定性）高氯血症（相对于[Na^+]）与酸中毒及低氯血症与碱中毒的关联性。同样，由于脱水或稀释的变化导致血容量的变化会改变强离子差的绝对大小，最终导致血浆[H^+]的变化。

血气分析

临床血气分析的基础是以碳酸氢盐为中心的方法。它假定血浆中的酸度取决于挥发性酸（CO_2）的浓度和非挥发性酸（所有其他酸除了CO_2）的浓度。

过量的CO_2引起的酸称为呼吸性酸中毒。缺乏CO_2引起的碱性被称为呼吸性碱中毒。同样，过量或不足的非挥发性酸分别称为代谢性酸中毒和代谢性碱中毒。这些效应可以互相代偿，代谢性和呼吸性效应常常同时出现。实际的$[H^+]$产生的综合变化，称为酸中毒（高$[H^+]$）和碱中毒（低$[H^+]$）。

有效的血气分析方法，基于3个关键变量：$[H^+]$、SBE（标准碱剩余）和PCO_2。呼吸性酸中毒是由血浆中的二氧化碳积累造成的。CO_2是酸性的，它可以形成碳酸：

$$CO_2 + H_2O = H_2CO_3 = H^+ + HCO_3^- \quad (Eqn \ 8.1)$$

PCO_2定义呼吸性酸中毒或碱中毒的大小。高PCO_2提示呼吸性酸中毒，低PCO_2指示呼吸性碱中毒。

CO_2是代谢的最终产物，并通过肺排出体外。过量的CO_2一般是产生过多或清除减少的结果。术后早期CO_2清除减少最常见的病因是阿片类介导的呼吸抑制（与此相反的通气时间长的危重病人中机械性呼吸功能不全、气体交换差是重要的因素），处理方式包括镇痛±临时延长机械支持时间进行调整。术后早期最常见的CO_2产生增多的原因是寒战。

关键点

考虑到寒战是病人复温后呼吸性酸中毒的原因。对于气管插管的病人给予哌替啶（25mg，静脉注射，如有必要重复一次）治疗以充分镇静，如果无效，应用神经-肌肉阻滞（只有在麻醉病人中应用）。

代谢性酸中毒

SBE、标准碱剩余，定义代谢性酸中毒或碱中毒的大小。

SBE是在PCO_2正常时需要滴定细胞外液$[H^+]$回到正常时的酸或碱的量。这个词"标准"是指用血红蛋白缓冲作用校正后的值，以估计整个身体的细胞外液碱剩余校正而不是样品中血浆碱剩余。按照惯例，碱剩余是描述为mEq/L碱，所以负的碱剩余指的是酸中毒。

代谢性酸中毒的关键是基础病因的诊断和治疗。术后早期代谢性酸中毒的重要原因包括低心排（常伴有高乳酸）和肾功能不全（H^+排泄不全，乳酸通常也不正常）。短暂的乳酸性酸中毒可能在病人术后早期几个小时内进展，特别是在接受外源性肾上腺素治疗的患者。

代谢性酸中毒的治疗

用碳酸氢钠形式直接治疗代谢性酸中毒仍有争议，尚缺乏临床证据。理论的争论是矛盾的。临床实际中可能会采取以下方法：

● 仔细查找和处理潜在原因。

● 中度异常（约碱过剩-10）进行自我纠正。

- 急性心功能失代偿的代谢性酸中毒的患者，给予碳酸氢钠以部分纠正酸中毒可增加心脏收缩力和外源性正性肌力药物及升压药的疗效，这可能有助于一个良性循环的恢复。

- 根据血气结果滴定50~100mmol等分的碳酸氢钠，同时注意监测避免容量超负荷。在机械通气的患者，同时增加通气量，以严格保持正常CO_2水平，或轻度低碳酸血症。CO_2自由扩散穿过细胞膜，与碳酸的中和（见Eqn8.1）则可能加重细胞内酸中毒。

纠正现有酸中毒所需的碳酸氢钠量计算公式为：

$$剂量（mEq）= 0.3 \times 重量（kg）\times SBE（mEq/L）\quad (Eqn\ 8.2)$$

大多数临床医生则认为，总的校正量过于积极。

关键点

温度校正。血气和酸碱结果应该在37℃进行解释而不是病人的实际温度（与体外循环alpha稳态pH管理类似）。

关键点

在术后即刻，病人的酸碱状况将反映了术中的液体管理。酸性预冲液将留下一个小的残留的代谢性酸中毒。

混合效应

代谢性和呼吸性酸中毒可以共存，例如，在无意识或机械通气的心源性休克患者。在这种情况下对[H^+]的效应将会增加，存在酸血症。当身体尝试使[H$^+$]正常化时，代谢性和呼吸性的效应可能会向相反的方向，例如，在长时间的Ⅱ型呼吸衰竭的情况下。在这种情况下，代偿几乎都是不完整的，[H$^+$]提示主要异常的方向，例如，如果[H$^+$]高有一个原发性酸中毒的代偿性呼吸性碱中毒。然而，主要线索要通过病史提供。

关键点

血气的结果和酸碱情况应始终在临床病史中进行解释。

乳酸

代谢物乳酸由丙酮酸产生，后者是一种正常的代谢产物。

乳酸代谢及其调控在整体水平和细胞水平上都是复杂的。其浓度的变化可能反映出了产生或清除的变化。增加的血浆乳酸水平本身并不会被认为是有害的。乳酸在肌肉的无氧代谢中生成，乳酸浓度升高反映了组织灌注不充分，例如，低心排造成的，但是，术后其他原因引起的乳酸增加还包括β$_2$受体刺激（肾上腺素）的产生增加和全身炎症反应（细胞因子介导的刺激）。

乳酸的升高，应仔细寻找循环功能不全的表现，但它本身不能诊断不良情况。如果乳酸浓度正常则是比较有利的。

观察性研究表明进入重症监护中高乳酸（＞3mmol/L）与增加的病死率相关。

关键点

使病人远离肾上腺素等升压药能够是使升高的乳酸恢复正常。

葡萄糖

在心脏手术后，由于应激反应和外源性 β 刺激，血糖浓度升高。

没有强有力的证据证明心脏手术后的血糖处理与其他危重病的情况有所不同。血糖应根据规定采用连续输注胰岛素调整并保持在3.5～10.0mmol/L。严格控制血糖的主要危险是低血糖。

高血糖和乳酸血症之间的因果关系尚不清楚。

血糖控制的一个重要特点是保证入量。因此，应持续24小时内给予肠内或肠外营养。如果因为某些原因营养支持被中断的话，胰岛素输注应停止或减少，并密切监测血糖浓度。

术语

全血葡萄糖浓度与血浆中的值不同，由于红细胞的高脂质含量，葡萄糖在整个红细胞的浓度较低。血细胞比容正常的情况下全血葡萄糖浓度可以通过乘以1.11转化为血浆葡萄糖浓度。2001年开始，无论实际应用的何种测量方法，所有的实验室测定值应该报告为血浆浓度。

延伸阅读

Grogono AW. Acid–Base Tutorial. Available at: M <http://www.acid–base.com>.

Kurtz I, Kraut J, ornekian V, et al. Acid–base analysis: a critique of the Stewart and bicarbonate–centered approaches. Am J Physiol Renal Physiol, 2008, 294: F009–F03.

第九章

术后用药

术后用药及注意事项

术后重症监护需要获得基本信息、注意细节、避免遗漏。大多数术后用药遵从标准方案（表9.1）。心脏外科手术患者通常需要大量的药物，其中一些必须持续到术后及部分其他药物则应停止。本章介绍心脏外科手术术后常规用药。

预防性抗生素

● 预防外科手术部位感染药物常规持续到术后。不同地区的规定可能会有所不同。手术后预防性应用一般不会持续超过24小时。见抗生素用法。

预防应激性胃溃疡

● 机械通气超过48小时的患者预防性应用是必不可少的。

● 合并大的外科手术、低灌注、全身抗凝及潜在的凝血问题等情况使病人发生应急性溃疡的风险增高，预防性应用应在术前开始。

电解质

● 低钾血症和低镁血症是术后常见的，病人发生心律失常的风险增加。

● 血浆钾应保持>4.0mmol/L，或如果存在心律失常应>4.5mmol/L。

● 镁是一种安全有效的抗心律失常药，常用于防止术后心律失常。

· 注意：镁快速输注可引起低血压和心动过缓。

止吐药

● 应可按要求治疗术后恶心呕吐。术后肠梗阻和阿片类药物也可能引起恶心呕吐。

寒战

● 寒战增加了氧需，应该避免。

● 由寒战引起需要重新镇静和进一步复温。

● 哌替啶治疗有效。

血糖控制

● 心脏手术后高血糖是常见的，在糖尿病或非糖尿病患者中均与死亡率和并发症发生率增加相关。

● 血糖应采用连续胰岛素输注进行控制，保持血糖水平在3.5 ~ 10mmol/L。心脏外科术后控制血糖能降低死亡率。

· 警告：避免低血糖。

深静脉血栓预防

● 患者由于大手术，活动少，大隐静脉缺失，肢体固定等的促凝血作用，存在深静脉血栓的风险。

● 由于对体外循环心脏手术相关的出血风险，皮下注射低分子肝素（LMWH）术后第1天应用。

· 举例：如达肝素5000IU，皮下注射，每日1次。

心律失常（房颤）预防

● 术后早期在无禁忌证患者中给予β受体阻断剂是标准治疗，以减少房颤和（或）房颤相关并发症的发生。（通常开始于术后第1天在不需要接受正性肌力药物的患者，见二级预防）。

● 胺碘酮可以对有β受体阻断剂应用禁忌证的高危患者进行有效的预防。

表9.1　手术当日开具的术后处方示例

镇静镇痛	
异丙酚	0~5μg／ml静脉靶控输注
对乙酰氨基酚	1g，静脉注射，6小时1次
吗啡	护士控制静脉注射直到拔管 然后5~10mg 皮下注射，必要时可达每小时1次
预防性抗生素	
青霉素	1g，静脉注射，6小时1次（3次）
庆大霉素	麻醉诱导时单次给予
预防应急性溃疡	
雷尼替丁	50mg，静脉注射，8小时1次直到拔管
电解质	

续表

氯化钾	12.5~25mmol，必要时静脉输注
硫酸镁	10~20mmol，静脉注射，必要时
止吐药	
昂丹司琼	4mg，静脉注射，必要时，可多达8小时1次
控制颤抖	
哌替啶	25~50mg，静脉注射，必要时
葡萄糖控制	
速效胰岛素	50IU配制到50ml盐水中泵入，根据血糖结果调整速度

注：本表是作者单位的正常做法，但不应被视为绝对。参照当地指南。

冠状动脉搭桥、瓣膜手术后用药

冠状动脉搭桥术后的药物治疗

预防冠状动脉移植术后血栓形成

● 阿司匹林预防术后早期移植大隐静脉（SVG）血栓形成，应手术后6小时内或出血停止后给予：

· 如阿司匹林300mg，顿服（随后75mg，每日口服，长期维持）。

· 术后48小时之后给予阿司匹林对SVG通畅的益处消失。

● 对不耐受阿司匹林的患者而言氯吡格雷是一种可接受的替代阿司匹林以维持桥通畅率的药物。

· 相对于阿司匹林的优势尚未确立。

· 手术之前长期服用双重抗血小板药物的患者（阿司匹林和氯吡格雷），例如支架患者，术后应重新开始服用。

二级预防（术后第1天）

● 建议MI、ACS或LV功能障碍的所有患者开始和继续β受体阻断剂治疗，除非有禁忌证（见ERC / EACTS指南，延伸阅读）。

● 所有无禁忌患者均应该开始或考虑应用β受体阻断剂。

· 禁忌证：哮喘或支气管痉挛，心率低于60次/分或起搏器依赖，收缩BP<100mmHg，或应用正性肌力药物。

· 低剂量开始，逐渐加量。

· 如比索洛尔1.25mg，每日1次，口服。

● 除非有禁忌，在所有LVEF<40%、高血压、糖尿病、慢性肾脏病等的所有患者都应开始或继续应用ACE抑制剂。

● 所有患者（特别是左心功能不全的患者）中应逐步考虑开始应用ACE抑制剂：

· 禁忌证：急性或不稳定肾损伤，收缩压<100mmHg，或应用正性肌力药物。

· 如雷米普利2.5mg，每日1次，口服。

● 他汀类药物应建议所有患者应用：

· 禁忌证：急性肝病，肝功能持续异常

- · 如辛伐他汀40mg，每日1次，口服。

预防冠状动脉痉挛

- ● 桡动脉移植物特别容易痉挛，因此常规应用血管扩张剂：
  - · 如硝酸甘油1~5mg/h，静脉注射，术中开始应用。
  - · 例如氨氯地平5mg，每日1次，口服，持续3~6个月。

瓣膜手术后的药物

预防瓣膜血栓形成

- ● 所有机械瓣膜的患者均需要抗凝治疗。
- ● 生物瓣膜手术后3个月内有血栓栓塞风险。
- ● 推荐口服抗凝药以下几种情况：
  - · 所有机械瓣膜患者终生抗凝，不论瓣膜型号或生产日期。
  - · 生物瓣或二尖瓣修复的患者具有其他需要终生抗凝的适应证需要抗凝，如心房颤动和左室功能受损。
  - · 所有生物瓣或二尖瓣修复包含人工瓣环的患者术后前3个月抗凝（目前，在没有其他抗凝适应证的病人中也广泛使用阿司匹林作为前3个月抗凝治疗的选择）。
- ● INR目标值取决于瓣膜的位置、形成血栓的风险和瓣膜类型（表9.2）。
- ● 华法林应于术后第1天应用，除非因出血胸腔引流仍然较多。

表9.2 瓣膜手术后目标INR值

机械主动脉瓣：无风险因素[a] –低/中/高风险瓣膜[b]	2.5/3.0/3.5
机械瓣主动脉瓣：风险因素[a] –低/中/高风险瓣膜[b]	3.0/3.5/4.0
机械二尖瓣 –低/中/高风险的瓣膜[b]	3.0/3.5/4.0
生物瓣膜：主动脉瓣–无危险因素[a]	阿司匹林
生物瓣膜：主动脉瓣–风险因素[a]	2.5（3个月）
生物瓣膜：二尖瓣	2.5（3个月）

注：a风险因素：心房颤动，左心房 >50mm，射血分数 <35%，额外的瓣膜置换术，血液高凝状态，血栓栓塞病史。

b瓣膜风险：低风险：美敦力，St Jude，Carbomedics公司。中等风险：数据不足的双叶瓣，Bjork–Shiley。高风险：Lillehei–Kaster, Omniscience, Starr–edwards。

欧洲心脏学会、心脏瓣膜手术后患者的管理建议、欧洲心脏杂志，2005，26：2463–71。

延伸阅读

Task Force on Myocardial revascularization of the European Society of Cardiology (ESC) and the European Association for Cardio–thoracic Surgery (EACTS), et al. Guidelines on myocardial revascularisation. Eur Heart J, 2010, 31: 2501–55.

术前用药

长期的基本药物

神经系统疾病的药物

癫痫

- 全身性大发作在围手术期发生可以增加发病率和死亡率，因此术前存在有此类疾病的患者应继续服用抗癫痫药物。

- 许多抗癫痫药物都可以稀释为悬浮液通过鼻胃管吸收。苯妥英钠、丙戊酸钠与左乙拉西坦可胃肠外给药。卡马西平可以直肠给药。加巴喷丁、拉莫三嗪、托吡酯没有胃肠外吸收的形式，口服有禁忌的药物需要转换替代剂型时需与神经科医师协商。

帕金森病

- 建议术前与专家会诊。

- 足够的抗帕金森病治疗对于满意的术后呼吸和延髓肌功能而言是至关重要。

- 多巴胺能药物应当尽快重新应用以减少术后神经恶性综合征的风险（中度急性戒断）。

- 很多多巴胺受体激动剂和左旋多巴/脱羧酶合剂可通过鼻胃管。皮下注射阿扑吗啡或罗替戈汀外用制剂（Neupro®）可供口服禁忌患者应用。

- 需要注意的是，应避免与吩噻嗪、丁酰苯类、甲氧氯普胺、可乐定等其他药物合用。

重症肌无力

- 必须仔细管理抗胆碱酯酶药物以避免重症肌无力危象

及术后呼吸衰竭。

- 患者血流动力学稳定，仍然机械通气时，通过胃管给予病人常规剂量的抗胆碱酯酶药物。
- 如果口服新斯的明有禁忌，吡啶斯的明常规剂量的1/30替代应用。
- 在重症肌无力中，许多药物会使肌肉症状加重。氨基糖苷类抗生素应避免使用。
- 注意：重症肌无力患者常使用糖皮质激素治疗，需要额外补充。

呼吸系统疾病的药物

气管插管的病人通过连接到呼吸机的雾化器或定量吸入器吸入支气管扩张剂和类固醇。谨防 β_2 受体激动剂的心动过速。

糖皮质激素

- 术前长期应用糖皮质激素治疗的患者，由于其对下丘脑垂体肾上腺轴的抑制需要术前给予补充。
- 每日服用＞10mg泼尼松龙或停止治疗＜3个月的患者存在风险。
- 对于大手术，除了麻醉诱导时单次给予外，术后48～72小时注射氢化可的松25～50mg，每日3次。应用较高剂量血管加压素的患者可能需要更长的时间。

重新应用术前用药

心血管药物

在缺血性心脏病患者应该开始 β 受体阻断剂、ACE抑制剂、他汀类药物（见二级预防）。术后降压药物、抗心绞痛药和利尿药的要求可能不同，可以不给予或滴定至完全起效。

糖尿病药物

一般来说，静脉输注胰岛素持续到病人能正常饮食时，此时推荐术前口服降糖药物或皮下注射胰岛素。

- 1型（和应用胰岛素的2型患者）：停用长效胰岛素，改为短效胰岛素，每日胰岛素总量分3~4次给予直到血糖稳定，然后重新给予长效制剂。

- 2型：应谨慎使用某些药物：

  · 磺脲类药物刺激胰岛素的分泌，可能引起低血糖。使用高剂量该药物的患者应从小剂量开始逐渐加量。

  · 在肾功能不全、严重肝功能损害或充血性心脏衰竭患者中，避免再次应用二甲双胍。

  · 充血性心脏衰竭、有液体潴留或肝功能异常等患者中，不应再应用噻唑烷二酮类药物。

精神疾病的药物

一般可在术后第1天应用，注意以下要求：

- 延长Q-T间期药物（尤其是与Ⅲ类抗心律失常药相关）。
- 选择性5-羟色胺再摄取抑制剂与其他药物联合影响了5-羟色胺水平（如曲马朵和昂丹司琼）。

镇静镇痛

- 见药理。

信息交接和监护计划

简介

有效的沟通是良好的团队工作的重要组成部分，反过来能使病人更加安全。大多数人为错误并不是技术知识或能力差的结果，而是"非技术"的原因，比如沟通。

在一个多学科的团队和不同层次之间的临床团队进行有效的沟通可能是困难的，不同的沟通方式的复杂性包括等级、民族和性别的影响。

有效的交接班沟通是至关重要的环节，主要是在转入ICU时、上下班交接和从ICU转出时。在重症监护环境中，24小时内一个病人的监护在多学科团队中"交接"至少有15次之多。

信息丢失或不完整是入ICU或随后的交接中的一个常见的错误和对病人不利的原因。

在交接过程中信息干扰或障碍增加认知需求导致效率低下增加的错误风险。当病人出现问题的时候，这种认知上的压力会扩大。

良好的细节察觉能力和有效的角色作用和任务分配源于有效的沟通。

交接需要准确简洁的交代与病人相关的信息。这个过程可以通过一个标准的书面交接来辅助表中记录详细的客观临床数据。口头移交包括一个简短的概述和临床关注的重点、主要的任务或治疗计划，所有同一学科及不同学科的康复专业人员之间遵照执行。没有必要口头重复交接单上所有的临床数据，这将增加听者的临床认知负担。

一个能够有效地交接方法是使用改进的SBAR工具，由Kaiser 医疗机构开发，是一个简单的聚焦设定方式能产生适当的和及时的预期反应。SBAR包括以下：

- 情境
  - · 识别自我，病人，床位。
  - · 简述当前问题及持续时间。
- 背景
  - · 诊断。
  - · 在ICU病房的天数。
  - · 目前的呼吸支持。
  - · 目前的药物治疗。
  - · 近期生命体征。
  - · 相关实验室结果。
- 评估
  - · 你认为是怎么回事？
  - · 你的观点是什么？
- 反应
  - · 什么行动是必需的？
  - · 需用多少时间？

入ICU

为病人的转入进行准备

- ICU多学科团队待命/计划、各司其职。
- 设备的准备和检查。

- 液体的准备。
- 从手术室移交与病人有关资料，包括：
  · 气管插管（ETT）型号、管路、正性肌力药物等。

病人到达ICU

- 病人监测转移。
- 病人支持转移（呼吸机、血管活性药、胸腔引流管）。
- 口头交接：
  · 一人进行对话，其他所有团队人员观察和聆听。
  · 交接期间不进行其他的任务。
  · 简明清晰的交接。
  · SBAR技术。
  · 交接表允许交接更加主观。
- 结束时鼓励所有工作人员的提出疑问。
- 最后总结计划。

交接后

- ICU团队工作分配。
- 适当的查体及查阅病例等。
- 多学科监护计划落实。

ICU病房交接班和转入普通病房

书面交接信息可以用来提供具有主观临床印象的客观临床数据，应用SBAR格式可以进行非常全的任务描述。

- 情境：
  - 简明概述。
  - 病人姓名。
  - 主要诊断。
  - 床位。
  - 年龄。
  - 体重。
- 背景：
  - 诊断。
  - 入住ICU时间。
  - 基于系统的简要回顾。
  - 目前治疗。
- 评估：
  - 当前存在的问题。
- 反应：
  - 明确的任务和时间表。
  - 参与的临床团队。

结论

在任何一个ICU病房内，如果想提供高超的多学科监护，有效和高效的沟通起着核心作用。

书面和口头沟通能相辅相成，使得沟通和监护计划起到作用。书面数据应提供准确的事实，使用SBAR格式口头交接，让参与者更加关注临床上的相关事实、任务等。

在ICU内的所有专业人员都应该不断地寻求提高监护的水平的交接。通过花费较短时间来思考在病人的每个阶段如何交接，使我们能够确保病人的安全是最重要的，且能提供最佳的、及时的监护。

延伸阅读

Institute for Healthcare Improvement website: <http://www.ihi.org/ihi>.

NHs Institute for Innovation and Improvement website: <http://www.institute.nhs.uk/>. Scottish patient Safety programme website: <http://www.patientsafetyalliance.scot.nhs.uk>.

第二部分

器官功能不全

第十一章

心脏

左心室衰竭

左心室功能评估及处理在本书中其他章节中已有所涉及。本章总结了左心室的解剖和生理以及与相关章节有关的左心室功能评估及处理的内容。

左心室解剖及生理

解剖

左心室接收来自肺静脉经过肺气体交换的富氧血并将它泵入体循环。它包括：

- 二尖瓣，构成左心室流入道。

- 圆锥形的心尖部，包括5个肌小梁。

- 连接至主动脉瓣的流出道。

左心室的心肌纤维由许多大片状交联的结构构成。心肌收缩力的产生呈螺旋形，产生辐射状的收缩力和纵向的收缩。在短轴上左心室呈圆形。

生理

- 左心室是一个高压力系统。

- 冠状动脉灌注发生在舒张的4个时期：等容舒张期、快速充盈期、减慢充盈期和心房收缩期。

- 在心脏Frank-Starling定律下，在一定范围内每搏量随心脏前负荷的增加而增加。

- 左心室对于后负荷增加的代偿反应为心肌收缩力增加，后负荷长期增加会导致心肌肥厚。

左心室功能评估

心排血量

在第24章中，中心静脉导管、肺动脉漂浮导管和微创心排量监测章节介绍了有创肺动脉漂浮导管和微创心排量监测对心源性休克进行评估和指导治疗的指征和优点。肺动脉漂浮导管可以直接测量肺动脉压，混合静脉氧饱和度以及心排血量，脉压分析、经胸生物阻抗测量和经食管多普勒超声用微创的方法提供了间接心排量测量的信息。

解剖和功能评估

在第32章床旁超声章节中描述了在心脏ICU中进行经胸超声及经食道超声的指征。可利用超声评估左心室的大小、充盈程度和收缩力。还可以发现局部室壁运动异常以确定罪犯血管。

左心室功能不全的管理

处理：一般原则和可逆因素的处理

第7章低血压和低心排章节中描述了左心室功能不全处理的一般原则。除此之外还描述了包括心肌缺血在内的可逆性原因的确定和处理。

心肌收缩：药物支持

第27章循环支持章节中详细讲述了不同种类正性肌力药物的作用和它们的应用指征。正确选择和安全应用某一种特殊的血管活性药物取决于对药物心血管作用的知识、临床指征和临床应用的理解。

心肌收缩：机械辅助

第27章循环支持章节中描述了机械及体外生命支持的指征。包括应用IABP、短期心室辅助装置和体外膜肺氧合。

右心室衰竭

右心室的解剖和生理

右心室在结构和功能上与左心室有很大不同。对右心的评估和处理都更为困难。它与左心的相互依赖性使我们应该更为小心的评估和优化右心室功能受损的患者。

解剖

右心室接收由体静脉回流的血液并将它们泵入肺循环。包括：

● 三尖瓣下的窦部（流入道）。

● 薄的游离壁（提供收缩力）。

● 连接至肺动脉瓣的漏斗部（流出道）。

右室收缩时从窦部向漏斗部呈蠕动性收缩。与左心室相比，右心室收缩更加依赖纵向的缩短。

从侧面看右心室为三角形，在横切面上呈新月形。

心室相互依赖

右心室包裹左心室：右心室收缩时约30%的能量来源于左心室。

左心室和右心室位于容量固定的心包腔内。在这一容量固定的空间内右心室过度扩张将会通过减少左心室的前负荷而损害左心室的功能。

生理

● 右心室是低压力系统（图11.1）。

● 右心室室壁张力低。冠状动脉在舒张期和收缩期都有灌注。右心室后负荷急剧增加将减少冠状动脉灌注从而影响收缩功能。

● 右心室前向血流受阻增加右心房压力，导致体静脉回流受阻。

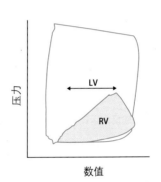

图11.1 压力容量环

右心室：射血发生在收缩早期且面对低阻力血管床。

摘自Heart, F Sheehan and a Redington, 'Non-invasive imaging: the right ventricle: anatomy, physiology and clinical imaging', 94, 11, copyright 2008, with permission from BMJ publishing Group Ltd。

右心室

● 是一个室壁薄低压力系统。

● 对容量极其敏感。

● 在功能上与左心室相互依赖。

● 右心室对前负荷或后负荷增加的反应是心室扩张。

右心室功能评估

右心室复杂的形态使得对其容量状态和功能的评估尤为困难。目前临床的评估方法为超声主观评价加代替的收缩力指标。对于右心室的评估应结合多种指标。

右心室扩张

经食管超声食管中段四腔心切面或经胸超声心尖四腔心切面：

● 右心室大小应当为左心室的一半。

● 应当由左心室构成心脏心尖部。

室间隔反向运动

经食道超声经胃左心室短轴切面或经胸超声胸骨旁短轴切面：

● 室间隔收缩期反向运动反应右心室收缩负荷过重。

图11.2a中所示患者显示了球形的左心室及正常的室间隔运动。图11.2b中显示了在收缩末期及舒张早期室间隔的反向运动，提示右心室收缩负荷过重。

(a)   (b)

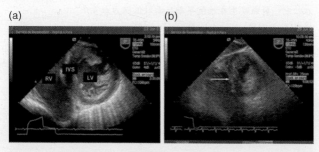

图11.2　经食道超声左心室短轴切面

摘自A. Vieillard-Baron, 'assessment of right ventricular function', Current Opinion in Critical Care, 15, 3, pp. 254-260, copyright 2009, with permission from Wolters Kluwer。

心肌收缩力的替代指标

三尖瓣环收缩期下移幅度TAPSE（正常值>16mm）

三尖瓣环收缩期下移幅度可通过经胸超声利用M超在心尖四腔心切面测量，测量三尖瓣环在舒张末期和收缩末期之间的下移距离。

面积变化分数（正常值>35%）

其他反应右心室功能的指标包括：

心电图

- 右心室高负荷。

- 新发房颤。

肺动脉漂浮导管

- 是唯一可直接测量右心压力的方法，也是心排血量监测的金标准。

- 直接测量肺动脉压可持续监测降低肺动脉压治疗的效果。

- 肺动脉楔压间接反映了左心充盈压力及左心前负荷。

右心室功能不全的管理

右心功能不全经常在ICU中被忽视。在过去的十年内人们对于右心室血流动力学的理解有了很明显的进步，并且理解了其在维护整体心功能中的重要性。

右心室可由以下原因造成功能衰竭：

- 容量超负荷（前负荷）。

- 收缩力受损。

- 压力负荷过重（后负荷）。

何时怀疑右心室功能不全

在心脏ICU怀疑右心室功能不全的情况有：

- 中心静脉压不成比例的增加（提示前负荷增加，尤其伴有三尖瓣关闭不全）。

- 心肌再灌注后发生顿抑。

- 无论是由于持续低血压还是冠状动脉闭塞造成的右心室缺血及梗死。

- 左心室充盈不足但中心静脉压高伴随右心室扩张。

- 感染性休克。

- 肺动脉高压（原发性或继发性）。

- 急性呼吸窘迫综合征（15%发生右心功能不全）。

- 继发于左心功能不全（心室间相互作用）。

处理：一般原则

优化通气

- 调节吸入氧浓度维持正常氧合。

- 避免胸腔内压力过高：

  · 潮气量6 ~ 8ml/kg，避免吸气压力大于30mmHg

  · 避免自发性呼气末正压。

- 避免导致肺血管收缩的因素，如低氧血症、酸中毒和（或）高碳酸血症。

维持窦性心律（目标值90 ~ 110次／分）

- 对快速房性心律失常考虑使用电复律。

- 或者对有症状的心动过缓进行起搏治疗。

优化前负荷

● 如果不确定应用100ml晶体液进行容量负荷实验并评估容量反应性。

● 如果容量负荷过重，第一时间静脉推注利尿药物，如对利尿药物无反应应考虑超滤。

● 如果容量不足，选择适当的液体并继续每次快速补充100ml直到容量满意。

● 支持心肌收缩力：

　· 药物方法（详见药物支持章节）。

　· 外科方法（详见机械循环辅助：体外生命支持。

减轻后负荷

● 应用肺动脉扩张剂，如吸入一氧化氮或雾化吸入依洛前列醇。

● 一旦稳定考虑静脉推注或口服血管扩张剂，如西地那非或依前列醇。

● 减少血液制品应用。

图11.3中总结了一般原则。

关键点

　在右心衰竭时一定要避免低血压，这会导致右心室缺血、进一步低血压的恶性循环。

延伸阅读

Haddad F, Couture P, Tousignant C, et al. Right ventricular function in cardiovascular disease, part Ⅱ: pathophysiology, clinical importance, and management of right ventricular failure. Circulation, 2008, 117: 1717–31.

心肌收缩力：药物支持

在右心衰竭的治疗中尚未证实哪种正性肌力药物是最佳的。下面列出了一些有效的药物。要根据患者的血流动力学状态和当地指南来决定用药。图11.3展示了推荐的用药方案。

肾上腺素

● 起始剂量0.05 $\mu g/(kg \cdot min)$ [范围0.02～0.2 $\mu g/(kg \cdot min)$]。

● 直接作用在 α_1、β_1、α_2、β_2 受体。

● 不良反应：

· 致心律失常。

· 高血压。

· 高血糖。

· 增加心肌氧需。

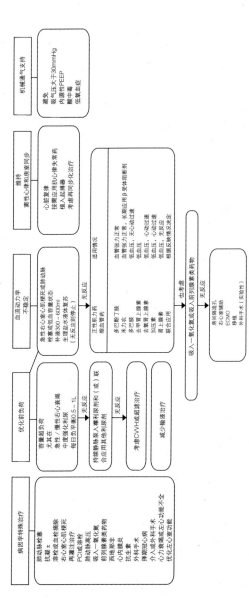

SR：窦性心律；PCI：经皮冠状动脉介入；AV：房室的；ECMO：体外膜肺氧合；CVVHF：持续静脉静脉血液滤过

图11.3 右心衰竭的处理

血流动力学不稳定是指出现低血压或有低心排表现（心肾衰竭）。摘自Haddad F, Couture P, Tousignant C, Denault AY. Right ventricular function in cardiovascular disease, part II: pathophysiology, clinical importance, and management of right ventricular failure. Circulation 2008;117: 1717-31, copyright 2008, with permission from american Heart association and Wolters Kluwer。

多巴胺

● 起始剂量5μg/(kg·min)[范围2.5~25μg/(kg·min)]。

● 高剂量时在强心的同时有血管收缩作用。

● 是去甲肾上腺素的内源性前体，主要激动β₁受体。高剂量时正性肌力作用由β₁受体介导。血管收缩作用由α₁和5-羟色胺受体介导。

● 不良反应：

· 药物渗出可导致局部坏死。

· 由于导致异常钙超载有致心律失常作用。

米力农

● 起始剂量0.375μg/(kg·min)[范围0.1~0.75μg/(kg·min)]。

● 正性肌力及扩血管作用。

● 磷酸二酯酶抑制剂抑制cAMP降解。

● 不良反应：

· 致心律失常作用。

· 需要同时合并使用缩血管药物。

多巴酚丁胺

● 起始剂量2.0μg/(kg·min)[范围0~20μg/(kg·min)]。

● 正性肌力、正性频率作用，大剂量时有扩血管作用。

● 是人工合成的儿茶酚胺类物质作用在β₁、β₂、α₁受体。

● 不良反应：

· 致心律失常作用。

· 高剂量时引起低血压。

· 快速耐受，输注超过96小时使药物的血流动力学作用降低50%。

去甲肾上腺素

● 起始剂量0.05 μg/(kg·min)[范围0.02~0.2 μg/(kg·min)]。

● 血管收缩作用。

● 内源性 α_1、α_2 受体激动剂（中度 β_1 受体激动作用）。

● 不良反应：

·减少肾脏和脾脏血流。

·增加肺血管阻力。

·致心律失常作用。

血管加压素

● 起始剂量2IU/h（范围0~4IU/h）。

● 直接收缩血管。

● $AVPR_1A$ 受体肽类激动剂。

● 不良反应：

·局部组织坏死。

·减少脾脏血流。

去氧肾上腺素

● 起始剂量0.5 μg/(kg·min)[范围0.4~0.9 μg/(kg·min)]。

● 血管收缩剂。

● α_1 受体激动剂。

● 不良反应：

·反射性心率减慢。

·严重外周及内脏血管收缩作用。

机械辅助

短期机械心脏辅助有如下方式：

- IABP。
- 体外心室辅助——短期：
  - 短期心室辅助装置。
  - ECMO。

右心功能极度衰竭的患者可考虑应用右心室辅助装置。可单独使用或与左心室辅助装置合用。

短期心室辅助装置辅助期限为几日或数周。在装入辅助装置前一定要有明确的治疗目的，包括等待心脏功能恢复、作为移植的过渡或作为终生治疗。如果伴随有低氧血症应当使用ECMO在心脏辅助的同时进行氧合支持。

英国常用的短期装置包括Levitronix Centri Mag™心室辅助装置。可进行右心辅助、左心辅助或双心室辅助。血泵位于体外，为非搏动性血流，但残余心室功能的射血可产生搏动血流。

更多关于机械循环辅助的内容请参考机械循环辅助章节：体外生命支持。

关键点

在实施任何形式的机械辅助前要有明确的治疗目的。

延伸阅读

Shuhaiber JH, Jenkins D, Berman M, et al. The papworth experience with the LevitronixCentriMag ventricular assist device. J Heart Lung Transplant, 2008, 27: 158-64.

减轻后负荷

肺动脉高压

● 静息时肺动脉平均压≥25mmHg或运动时＞30mmHg。

重度肺动脉高压的紧急处理：

● 寻求专家帮助。

● 高流量吸氧可有效扩张肺动脉。

● 特殊的肺动脉扩张剂——一线用药：

　· 如果患者有气管插管，吸入一氧化氮。

　· 如果没有插管，雾化吸入伊洛前列素。

● 应用静脉或口服药物撤离吸入一氧化氮，如西地那非、依前列醇。

● 如果右心衰竭药物治疗无效考虑ECMO和右心辅助装置。

● 慢性肺动脉高压在紧急情况下可行房间隔切开，在心房水平右向左分流降低右心后负荷，但这会造成发绀。

一氧化氮

● 通过专用的通气管道给药。

● 起始剂量20ppm（范围0~20ppm）。

● 效应为cGMP介导的平滑肌舒张。

● 不良反应：

　· 应避免湿化预防硝酸的生成。

　· 应谨慎撤药，避免肺动脉高压反弹。

伊洛前列素

● 首剂：$2.5\mu g$雾化吸入。

- 之后5μg每日6～9次（每次间隔＞2小时）。

- 为吸入性前列环素 PGI_2。

- 不良反应：

  · 低血压。

西地那非

- 静脉推注，10mg，每日3次。

- 口服，20mg，每日3次。

- 为磷酸二酯酶-5抑制剂，阻碍一氧化氮的代谢。

- 不良反应：

  · 重度左心室狭窄性疾病避免应用。

  · 低血压。

  · 潮红，头痛。

可逆性因素

一旦开始治疗应当明确可逆性因素并进行纠正。

右心室心肌顿抑

- 在缺血或再灌注后一过性（通常在24小时内）收缩或舒张功能障碍。

- 术中吸入麻醉可提供缺血预适应。

- 正性肌力药物可改善顿抑心肌功能。

右心室心肌梗死

- 典型三联表现：低血压、CVP升高、肺野清晰。

- 诊断：

  · 心电图：下壁导联（Ⅱ、Ⅲ、avF）和（或）右心室导联（胸骨右侧导联）ST段抬高。注意不要忽视后壁导联改变（$V_1 \sim V_3$ST段压低伴R波型主波）。

- 超声心动图：是诊断右心室扩张伴随收缩功能障碍的主要工具。

● 如果在心脏外科术后发生要立即考虑再血管化治疗。可以进行外科手术但更多的人选择PCI。时间就是心肌！

肺动脉高压——获得性，二尖瓣疾病

● 二尖瓣重度狭窄（瓣口面积＜1.0cm²）与可逆性肺动脉高压有关。二尖瓣置换术后应当加强支持以渡过围手术期。

● 未经治疗的重度二尖瓣狭窄可经超声心动诊断。经食道超声可以显示二尖瓣损伤的机制并可评估经导管球囊瓣膜成形术的可行性。如果不可行则需要尽快进行二尖瓣置换。

肺动脉高压——获得性，血栓栓塞疾病

● 尽管心脏外科术后早期发生率很低，肺栓塞可在长期住院的患者中及非手术的患者中发生。

● 出现心源性休克的肺栓塞死亡率为20%～50%。

● 肺栓塞的处理取决于血流动力学的稳定性。如果无休克表现（心动过速或低血压）则给予肝素抗凝足以。如果血流动力学因肺栓塞而不稳定则应行肺动脉再通治疗，方法有：

- 溶栓。

- 经导管碎栓。

- 外科手术取栓。

瓣膜疾病

主动脉瓣狭窄

病因学

大部分有症状的主动脉瓣狭窄患者都为老年人，首要的病因为瓣膜退行性钙化，有些为风湿性改变但多伴有其他瓣膜受损。

对于年轻人应高度怀疑先天性瓣膜异常如二瓣化畸形。也与主动脉缩窄有关。

主动脉瓣狭窄要和左室流出道梗阻鉴别。

定义

- 跨瓣流速和跨瓣压差取决于左心室收缩功能，要根据具体情况来进行诠释。瓣膜狭窄程度相同但左心功能减低的患者其跨瓣压差会比左心功能正常患者低（表11.1）。

- 干预的时机取决于是否有症状。

表11.1　主动脉瓣狭窄分级

项目	瓣口面积（cm^2）	平均压差（mmHg）	跨瓣流速（m/s）
轻度	>1.5	<25	<3.0
中度	1.0～1.5	25～40	3.0～4.0
重度	<1.0	>40	>4.0

病理生理

为了克服左心室流出道的梗阻左心室发生向心性肥

厚。室壁厚度及张力的增加使心内膜更易受缺血打击。心室功能逐渐衰竭。衰竭的心室扩张室壁逐渐变薄。

自然病程

主动脉瓣狭窄的进展过程中有很长一段时间患者可没有症状，猝死的风险也较低。主动脉瓣重度狭窄的症状是呼吸困难、活动受限、晕厥。症状首发后的平均生存时间为2~3年且猝死风险很高。

处理要点

主动脉瓣置换术的适应证为：

● 有症状的重度主动脉瓣狭窄。

● 中度或重度主动脉瓣狭窄行冠状动脉手术、主动脉手术或其他心脏瓣膜手术时。

无症状的主动脉瓣狭窄患者有以下情况时应考虑换瓣治疗：

● 运动反应异常或疾病有可能快速进展，如果瓣口面积 $<0.6cm^2$ 以及预测的外科手术死亡率低应考虑手术换瓣。

● 左室收缩功能障碍。

经皮主动脉瓣球囊瓣膜成形：

● 血流动力学不稳定者作为手术治疗的过渡方法。

● 作为主动脉瓣重度狭窄不适合手术患者的姑息疗法。

经导管主动脉瓣置换在以下患者中可作为主动脉瓣置换的替代方法：

● 存在合并症手术风险高。

● 胸部条件不允许——既往胸骨切开、胸部放疗、主动脉脆弱不能行主动脉插管。

术后注意要点

主动脉瓣置换术后的常规注意事项详见本书中的第一部分，特殊注意事项如下：

- 左心室室壁增厚术中心肌保护可能不到位，体外循环后心肌顿抑时间可能会延长。

- 顿抑的心脏对容量很敏感要仔细维护足够的前负荷。心室充盈比较依赖心房的充盈，推荐使用DDD起搏模式。除此之外，增厚的室壁需要较高的灌注压以保证心肌的灌注，必要时需要加用血管加压素。

- 手术矫正了左心室的高后负荷状态，一旦心肌收缩功能恢复，容易出现高血压。

- 房室传导阻滞是术后并发症，一部分患者需要安装永久起搏器。

- 要关注术后抗凝治疗。

主动脉瓣下梗阻

主动脉瓣下狭窄可为主动脉瓣环水平以下静态或动态梗阻。可为原发病变或与二尖瓣修复或心房心室手术操作有关。

病因学

- 肥厚梗阻性心肌病形态学特点为左心室肥厚，可合并二尖瓣异常。主动脉瓣下梗阻发生在室间隔高度肥厚或S形室间隔患者。

- 二尖瓣前叶收缩期前向运动（SAM）可在二尖瓣修复后出现，由于Venturi效应二尖瓣前叶被吸入左室流出道。

- 主动脉手术后室间隔中部梗阻及SAM征。

● 固定的分散性主动脉瓣下狭窄可与其他一些先天性异常同时存在（室间隔缺损、动脉导管未闭、主动脉缩窄）也可为后天获得性损伤。

临床表现

可从轻度的活动后症状到晕厥，心脏外科手术中患者可表现为脱离体外循环困难。

处理

内科治疗的要点：

● 维持正常范围内缓慢的窦性心律。

● 避免低血容量。

● 避免应用正性肌力药物。

外科纠正潜在病损为最终治疗。

主动脉瓣关闭不全——慢性

病因学

慢性主动脉瓣关闭不全大部分由老年退行性病变所致。

定义

慢性主动脉瓣关闭不全常伴有左心室扩张。手术介入的时机取决于左心室功能及扩张程度（表11.2）。

病理生理学

左心室容量负荷加重，舒张末期容量增加。为了保证射血分数左心室增厚，且顺应性的增加可以防止舒张末压的增加。长时间舒张末压增加导致左心室扩张，增厚的心肌使心内膜更容易发生缺血。左心室功能逐渐衰竭。

表11.2 慢性主动脉瓣关闭不全分级

项目	彩色多普勒左室流出道射血宽度	多普勒血流最窄处宽度(cm)	反流比例(%)
轻度	<25%LOVT	<0.3	<30
中度	25%~65%LOVT	0.3~0.6	30~50
重度	>65%LOVT	>0.6	>50

自然病程

疾病的进展过程长，预后与左心室大小有关而不是与症状有关。规律的复查和影像学检查非常必要。

处理要点

● 主动脉瓣置换指征：

· 重度主动脉瓣关闭不全出现症状或左心室收缩功能障碍。

· 重度主动脉瓣关闭不全行CABG术时。

● 主动脉瓣置换在以下患者中是合理的：

· 重度主动脉瓣关闭不全，左心室收缩功能保留，但左心室重度扩张（>75mm）。

● 以下患者可考虑行主动脉瓣置：

· 中度主动脉瓣关闭不全同时行升主动脉手术或冠状动脉手术。

术后注意要点

术前左心室扩张，收缩功能减低，瓣膜置换后左心室后负荷增加：

- 要谨慎维持心室前负荷。

- 考虑早期应用正性肌力药物。

- 房室传导阻滞是术后并发症，一部分患者需要安装永久起搏器。

- 要关注术后抗凝治疗。

主动脉瓣关闭不全——急性

病因学

急性主动脉瓣关闭不全多与细菌性心内膜炎和主动脉夹层有关。左心室尚未扩张。

定义

严重程度的分级与慢性主动脉瓣关闭不全一致，但左心室内径无改变（表11.3）。

表11.3　急性主动脉瓣关闭不全分级

项目	彩色多普勒左室流出道射血宽度	多普勒血流最窄处宽度（cm）	反流比例（%）
轻度	<25%LOVT	<0.3	<30
中度	25%~65%LOVT	0.3~0.6	30~50
重度	>65%LOVT	>0.6	>50

病理生理

尚未适应的左心室容量负荷急性增加导致左心室舒张末压和左房压增加。患者典型表现为肺水肿和心源性休克。对于左心室顺应性减低的患者恶化速度更快，如主动脉瓣关闭不全是继发于主动脉夹层的高血压患者。

自然病程

即使在重症监护的情况下，急性重度主动脉瓣关闭不全患者也常因肺水肿、室性心律失常、电机械分离或循环衰竭而死亡。细菌性心内膜炎患者手术时机的选择取决于危急的程度。理想的标准是在抗生素治疗6周感染消除后再进行手术，但有时患者恶化加重时也可不参照此标准。

处理要点

细菌性心内膜炎患者手术时机的选择取决于心肺损伤的程度。理想情况下术前应完成足够疗程的抗生素治疗。

内科治疗可拖延恶化的进程：

- 应用多巴酚丁胺或多巴胺来增加前向血流，应用硝酸甘油减轻后负荷。
- 主动脉瓣置换为最终的治疗。

术后注意事项

瓣膜置换后要注意感染情况。

主动脉瓣关闭不全——功能性

病因学

功能性主动脉瓣关闭不全由主动脉根部扩张引起。瓣叶结构通常正常伴随窦部扩张。左心室通常没有扩张。

定义

严重程度的分级与慢性主动脉瓣关闭不全一致，左心室内径无改变。

病理生理学

功能性主动脉瓣关闭不全的病理生理改变与慢性主动脉瓣关闭不全一致。左心室容量负荷的增加导致左心室持续扩张最终发生失代偿。

处理要点

决策的制定要考虑到主动脉瓣关闭不全的后果以及升主动脉疾病本身。

主动脉根部病变可由马方综合征、夹层或继发于高血压或主动脉瓣二瓣化的慢性扩张导致。

总体而言，对于主动脉根部或近段升主动脉疾病合并任何程度的主动脉瓣关闭不全患者出现以下情况时应考虑主动脉瓣置换和主动脉根部重建：

- 超声提示升主动脉扩张或主动脉根部扩张大于等于5cm（也有建议大于4.5cm考虑手术）。
- 每年增长大于等于0.5cm。

术后注意事项

术后处理同主动脉瓣关闭不全患者，但要额外注意控制血压以保护升主动脉。

二尖瓣狭窄

病因学

二尖瓣狭窄最常见于风湿性心脏病。

先天性二尖瓣狭窄和其他原因导致的二尖瓣梗阻很少见。其他原因包括左房黏液瘤、球瓣血栓、黏多糖蓄积症和重度瓣环钙化。

定义

二尖瓣狭窄是在二尖瓣水平左室流入道的梗阻。正常二尖瓣瓣口面积为4 ~ 5cm^2（表11.4）。

表11.4 二尖瓣狭窄分级

项目	瓣口面积（cm^2）	压力减半时间（ms）	平均压力下降（mmHg）
轻度	1.6 ~ 2.0	71 ~ 139	<5
中度	1.0 ~ 1.5	140 ~ 219	5 ~ 10
重度	<1.0	>219	>10

病理生理

左心房逐渐扩张，导致房颤发生、肺动脉高压、左房血栓形成及体循环栓塞。

自然病程

二尖瓣口面积>1.5cm^{2}时可无症状。呼吸困难与心排量下降及跨二尖瓣血流增加有关，最初为劳力性呼吸困难，逐渐进展为静息时也有呼吸困难。症状随房性心律失常及肺动脉高压的进展而加重。

处理要点

二尖瓣手术的适应证为重度二尖瓣狭窄和中度二尖瓣狭窄伴严重的症状，肺动脉高压或同时合并中度至重度二尖瓣关闭不全。

术后注意事项

二尖瓣置换术后注意事项遵循本书中第一部分的原则，特殊注意事项为：

● 肺动脉高压在二尖瓣置换术后可历经数月才能缓解，因此术后早期患者容易出现右心衰竭。

● 术后房颤很常见。

二尖瓣关闭不全——器质性

病因学

器质性二尖瓣关闭不全的病因包括所有引起瓣叶异常的原因。目前风湿热的比例逐渐下降，而退行性病变成为器质性二尖瓣关闭不全的常见原因。

定义

见表11.5。

表11.5 器质性二尖瓣关闭不全分级

项目	最窄处血流宽度（cm）	反流面积/左房（%）	PISA半径（cm）
轻度	<0.3	<20	<0.4
中度	0.3~0.7	21~39	0.4~1.0
重度	>0.7	>40	>1.0

病理生理学

左心室逐渐扩张，左室收缩功能随着左室舒张末压的增加而逐渐恶化。评估左心室收缩功能时应谨慎，因为二尖瓣关闭不全可高估左心室功能。

同时左心房容量负荷增加,可发生房颤和继发于肺淤血的肺动脉高压。

自然病程

二尖瓣关闭不全可为急性,此时患者快速出现症状,也可为慢性,症状缓慢出现。

左心室功能恶化或因房颤出现失代偿时患者出现左心衰竭的症状。肺动脉高压的发生会出现气短。

处理要点

二尖瓣可经手术修复或置换。二尖瓣置换时可去除或保留二尖瓣结构。

尽管缺少随机研究,人们认为二尖瓣成形在具备医疗技术手术技巧和患者可行性的情况下是最佳的外科治疗方法。保留二尖瓣结构使术后左室功能更加优化。

急性重度二尖瓣关闭不全有手术指征。对于慢性二尖瓣关闭不全患者当出现症状、出现房颤或肺动脉高压时则应当考虑手术治疗。

术后注意事项

术后注意事项遵循本书中第一部分的原则:

● 左心室舒张末径大,要小心维护前负荷。

● 肺动脉高压可能需要几个月的时间来缓解,患者在术后早期容易发生右心功能不全。

二尖瓣脱垂

定义

二尖瓣脱垂是在收缩期二尖瓣一个或两个瓣叶向左心

房甩动，可伴有或不伴有二尖瓣关闭不全。

瓣叶脱垂的定义是在胸骨旁长轴及其他切面上瓣叶超过二尖瓣环水平2mm以上。

病因学

二尖瓣脱垂可为家族性或非家族性。

自然病程

二尖瓣脱垂的自然病程各不相同，大部分为良性结局。

当伴随二尖瓣关闭不全时会出现左心房扩张和随之出现的房颤和继发于肺静脉淤血的肺动脉高压。二尖瓣关闭不全还会导致左心功能不全和充血性心力衰竭。

腱索断裂时二尖瓣瓣叶可能成为连枷状。

处理要点和术后注意事项

同器质性二尖瓣关闭不全。

二尖瓣关闭不全——功能性

病因学

二尖瓣形态正常，二尖瓣关闭不全继发于心肌缺血后左心室几何形态改变。功能性二尖瓣关闭不全见于缺血性左心功能不全和心肌病。

自然病程

如同定义所述，功能性二尖瓣关闭不全与左心功能不全有关，因此预后差。

处理要点

功能性二尖瓣关闭不全的治疗方法的证据支持水平

较低。对于重度二尖瓣关闭不全的患者主要的外科技术为在行冠状动脉再血管化的同时置入二尖瓣成形环。历史数据显示手术风险高，然而对于有经验的外科中心手术结果仍比较满意。轻至中度二尖瓣关闭不全的处理仍不十分清楚。

术后注意事项

同器质性二尖瓣关闭不全。

三尖瓣关闭不全

定义

三尖瓣关闭不全在超声上经常可以看到。病理性三尖瓣关闭不全常与继发于容量负荷或压力负荷的右心功能不全有关（表11.6）。

表11.6　三尖瓣关闭不全分级

项目	肝静脉血流	血流最窄处宽度	反流面积/左房（cm²）	PISA半径（cm）
轻度	收缩期主导	未定义	<5	<0.5
中度	收缩期低频	<0.7cm	5~10	0.6~0.9
重度	收缩期反相	>0.7cm	>10	>0.9

病因学和病理生理

重度三尖瓣关闭不全基本都是瓣环扩张和不论是压力超负荷还是容量超负荷引起的右心功能不全的结果。

● 右心室压力超负荷：

- 左心疾病。

- 肺源性心脏病。

- 原发性肺动脉高压。

● 右心室容量超负荷：

- 房间隔缺损。

- 右心室疾病。

● 由外伤或心内膜炎导致的三尖瓣关闭不全。

自然病程

患者可耐受重度三尖瓣关闭不全数年，但最终死亡率仍较高。手术干预死亡率高，最大的挑战是对重度三尖瓣关闭不全患者手术时机的选择。

处理要点

最主要的外科方法为置入三尖瓣成形环。瓣膜置换手术的死亡率为7% ~ 40%。

术后注意事项

术后注意事项遵循本书中第一部分的原则。

这类患者极易出现右心衰竭。见右心衰竭的处理。

三尖瓣狭窄

病因学

三尖瓣狭窄很少见，通常与风湿性心脏病有关。由于风湿性改变主要累积二尖瓣且以二尖瓣症状为主，三尖瓣狭窄通常容易被忽视。

右房肿块可表现为非瓣膜性右心室梗阻。

定义

三尖瓣狭窄是右心室流入道在三尖瓣水平的梗阻。正常三尖瓣口面积为 $>7.0cm^2$（表11.7）。

表11.7　三尖瓣狭窄分级

项目	瓣口面积（cm^2）	平均压力下降	流入VTI
正常	> 7.0	–	<
重度	< 1.0	> 5mmHg	> 60cm

病理生理学和自然病程

三尖瓣狭窄的症状通常被其他伴随瓣膜异常的症状所掩盖。

可出现右心衰竭进展的症状。

处理要点

可考虑行三尖瓣球囊瓣膜成形，但随之而来的三尖瓣关闭不全的比率也会增高。

保守的外科手术或瓣膜置换取决于解剖改变和医生的经验。

术后注意事项

术后注意事项遵循本书中第一部分的原则。

这类患者极易出现右心衰竭。见右心衰竭的处理。

肺动脉瓣

肺动脉瓣病变通常与先天性心脏病有关。详见第19章成人先天性心脏病。

常见心律失常及处理

缓慢型心律失常

术后因缓慢型心律失常需要安装永久起搏器的患者占4%，大部分为主动脉瓣手术。最常见的异常为结性心律，窦房结功能障碍和完全性房室传导阻滞。有一部分患者在术后早期需要心率支持以达到目标心率。

心外膜起搏是心脏外科术后心率支持的主要方式。经静脉心内膜临时起搏作为候选。经皮起搏及药物治疗可作为临时的方法。

起搏

大部分术后患者均有心外膜起搏导线用于心率管理。

当缓慢型心律失常引起低血压且没有其他的即刻治疗手段时可通过体外除颤器进行经皮起搏。可选择心率直到发生夺获。此过程中患者感觉很不舒服可能需要同时应用镇静。

经静脉心内膜起搏需要在X线引导下经静脉在右心室内放置临时起搏电极。

药物治疗

阿托品

● 静脉推注0.1~0.6mg。

- 极量3mg。

- 抗胆碱能药，增加窦房结冲动频率来增加心率。

- 竞争性毒蕈乙酰胆碱受体拮抗剂，减少迷走神经张力。

- 不良反应：

  · 作用时间短，对房室传导阻滞无效。

  · 血管扩张作用。

  · 减少出汗及泪液分泌。

  · 中枢神经系统作用——混乱、激越。

  · 瞳孔扩张。

异丙肾上腺素

- 静脉推注20μg。

- 继而以1~4μg/min静脉泵入滴定调整剂量。

- 变时变力及外周血管扩张作用。

- 不良反应：

  · 致心律失常作用。

  · 罕见反常气道阻力需要停药。

考虑到直接或间接性变时作用，如肾上腺素（直接作用）和多巴酚丁胺（间接作用），对适合的患者可同时选择正性肌力及变时作用。

快速型心律失常——心房颤动

快速型心律失常特别是房颤在CABG术后的发生率为40%，在CABG联合瓣膜手术后发生率为60%。

危险因素

术前房颤、高龄、左心室射血分数减低和低钾血症及低镁血症患者术后房颤的风险增加。高峰时间为术后3天。

预防

药物预防房颤发生有一些循证医学证据支持。维持血钾、血镁及血钙在正常高限是有效的一线预防措施。

胺碘酮和β受体阻断剂可用于心脏术后房颤的预防。

治疗

血流动力学不稳定的房颤患者需要同步直流电复律。

心室率控制

CABG术后血流动力学稳定的房颤可进行心室率控制，因为80%的房颤会在24小时内转复为窦性心律，90%的房颤在6周内转复为窦性心律。

心室率控制的措施包括：

- 电解质：维持血钾、血镁及血钙在正常值高限。
- 胺碘酮可用于心室率控制，还有药物复律的作用。
- β受体阻断剂可很好地控制心室率，但不全适用于术后极早期。
- 地高辛可用于房颤的心室率控制。

持续房颤

瓣膜术后更容易出现持续房颤，一小部分CABG术后也可出现持续房颤。

房颤持续大于48小时应当考虑个体化抗凝治疗。术后抗凝要充分平衡防止血栓栓塞及脑卒中的收益与出血风险之间的关系。

耐受心室率控制的患者可不进行心脏复律治疗。不耐受心室率控制的患者可选择药物复律或择期同步直流电复律。

一旦应用药物治疗房颤，有必要在出院后6周内对持续治疗进行评估。

快速型心律失常——室性心律失常

CABG患者发生室性心律失常对预后影响各不相同。脱离体外循环时常发生非持续性室速和室颤，常与缺血再灌注有关，多为良性。后期出现的室性心律失常通常与可逆性的潜在病理生理改变，如心包填塞或心肌缺血，应当及时发现及处理。

预防

● 可应用胺碘酮预防室性心律失常。

● 维持电解质（钾、镁、钙）在正常值高限。

无脉室速和室颤；有脉室速但循环不稳定

室颤和无脉室速应当立即电复律。

有脉室速但循环不稳定者在电复律前应当给予镇静。

反复室颤或无脉室速需要进行CALS及早期开胸探查、心内心脏按摩和体内除颤，可能还需再次体外循环支持（见心脏外科高级生命支持）。

有脉室速且循环稳定

即使循环稳定持续室速患者仍然需要复律治疗。包括应用胺碘酮行药物复律或同步直流电复律。焦虑患者需要给予镇静。

特殊情况

尖端扭转室速（QRS主波方向围绕基线改变的多形性室速），如患者病情稳定可给予镁剂治疗。

延伸阅读

Scottish Intercollegiate Guidelines Network (SIGN).Cardiac Arrhythmias in Coronary Heart Disease. SIGN Guideline 94. Edinburgh: SIGN, 2007.

第十二章

肺

急性肺损伤/急性呼吸窘迫综合征

简介

急性呼吸窘迫综合征（acute respiratory distress syndrome，ARDS）是一种以呼吸窘迫、难治性低氧血症、肺顺应性下降、胸片上双肺弥漫性浸润影为主要特征的临床综合征。

定义

ARDS是危重患者肺部病变的一种严重表现形式。急性肺损伤（acute lung injury, ALI）虽然与ARDS的病生理机制相似，但其严重程度较轻，预后也相对较好。

ALI/ARDS诊断标准：

- 急性起病。

- 胸片提示双肺浸润影。

- 肺动脉楔压（pulmonary artery wedge pressure, PAWP）≤18mmHg或没有左房压升高的临床证据。

- ALI：$PaO_2/FiO_2 < 40$（300mmHg）。

- ARDS：$PaO_2/FiO_2 < 27$（200mmHg）。

Murray肺损伤评分有助于鉴别重度急性呼吸衰竭患者（表12.1）。

表12.1 Murray肺损伤评分

分值	0	1	2	3	4
PaO$_2$/FiO$_2$ (mmHg)	≥300	225~299	175~224	100~174	<100
胸片 (肺实变)	无	局限于 1/4肺区	局限于 2/4肺区	局限于 3/4肺区	所有肺区 均有
PEEP (cmH$_2$O)	≤5	6~8	9~11	12~14	≥15
肺顺应性	≥80	60~79	40~59	20~39	≤19

注：最终分值=各项得分总和/使用的项目个数。无肺损
伤：0分；轻至中度肺损伤：0.1-2.5分；重度肺损伤：
>2.5分。
本评分经美国胸科医师协会授权转载。2014美国胸
科医师协会版权所有。引自Murray JF Matthay MA et
al. An expanded definition of the adult respiratory distress
syndrome. Am Rev Respir Dis.1988;138：720–723。

发病率

ALI的发病率报道不一，欧洲和澳大利亚约为每年
16~34/100 000人，而美国约为每年78/100 000人。

20年前，无论是ALI还是ARDS患者的死亡率均高达
50%~70%，如今已降至30%~40%。死亡率下降的原因
并不完全清楚，但很大程度上归功于生命支持技术的发展
以及机械通气策略的应用。

危险因素

非裔美国人和男性ALI/ARDS患者的死亡率更高，可

能与基因遗传倾向有关。

- 肺内危险因素：
  - ·肺炎；
  - ·误吸；
  - ·肺挫伤；
  - ·吸入性损伤；
  - ·肺栓塞；
  - ·溺水。
- 肺外危险因素：
  - ·脓毒血症；
  - ·休克；
  - ·创伤；
  - ·胰腺炎；
  - ·输血；
  - ·体外循环。

近年来，输血相关的ALI（transfusion-related ALI, TRALI）和新型病毒的出现（严重急性呼吸综合征，简称 SARS）已成为ALI的重要危险因素。

病理生理学
急性期

- 正常肺泡-毛细血管屏障的破坏使富含蛋白的液体渗漏到肺泡内；中性粒细胞、红细胞和成纤维细胞全部进入肺泡。
- 肺泡巨噬细胞分泌促炎症因子。

- 肺泡内也存在抗炎症因子，但ALI/ARDS时抗炎与促炎平衡被破坏，故以促炎症因子的效应为主。
- 急性期凝血功能异常。由于纤溶异常，富含血小板和纤维蛋白的血栓形成，导致肺内广泛微血管堵塞。

消散期

- 取决于肺泡上皮细胞的修复能力及肺泡腔内富含蛋白的液体清除速度。
- II型肺泡上皮细胞增生，随之分化为I型肺泡上皮细胞。
- 肺泡腔内液体的清除速度取决于钠离子经II型肺泡上皮细胞的主动转运能力，以及水分子在渗透压作用下经I型肺泡上皮细胞表面通道的被动扩散能力。
- 不溶性蛋白质由巨噬细胞吞噬清除，中性粒细胞经细胞凋亡途径清除。

纤维性肺泡炎期

- 与更高的病死率有关。
- 早在ALI/ARDS发生后5 ~ 7天即可出现。
- 肺泡腔内充满了炎性细胞、纤维蛋白、胶原及纤维化的血管。

管理

ALI/ARDS的管理目标如下：

- 鉴别并处理潜在病因
  - 考虑抗感染治疗；
  - 考虑外科引流胸腔积液；

- · 发生导管相关血流感染时撤除侵入性管路。
- 提供支持治疗
  - · 充分的营养支持;
  - · 预防应激性溃疡;
  - · 预防深静脉血栓形成(DVT);
  - · 血流动力学的管理;
  - · 最佳的容量管理方案尚无定论。保守治疗策略应有助于改善肺功能,减少机械通气时间和重症监护时间。
- 应用肺保护性通气策略维持氧合
  - · 高潮气量和高压性通气会引起肺泡-毛细血管屏障的破坏,导致肺容积伤和肺气压伤。塌陷的肺泡反复开放与闭合所形成的剪切力可导致肺生物伤(中性粒细胞分泌炎性细胞因子),引起远隔器官的损害。
  - · ARDS协作治疗组制定了一个表格(表12.2),联合应用吸氧浓度(FiO_2)和呼气末正压(PEEP)这两个参数来维持ARDS患者的动脉氧合。
- 维持$PaO_2 > 8kPa$或SpO_2 88%~95%。

肺保护性通气策略

- FiO_2:维持$PaO_2 > 8kPa$即可。长时间吸入高浓度氧气会导致氧中毒,引起肺损伤。
- PEEP:通过复张萎陷的肺泡、改善通气/血流比(ventilation/perfusion, V/Q)、减少肺内分流等机制改善氧合。

● 小潮气量通气：根据预计的理想体重给予6ml/kg的小潮气量通气策略；维持气道峰压<30cmH₂O；允许性高碳酸血症（pH>7.1）。

表12.2 ARDS协作治疗组联合应用FiO₂和PEEP来维持ARDS患者的动脉氧合

FiO₂	PEEP
0.3	5
0.4	5~8
0.5	5~10
0.6	10
0.7	10~14
0.8	14
0.9	16~18
1.0	18~24

注：本数据来自"急性呼吸窘迫综合征协作治疗组"。引自Ventilation with lower tidal volumes as compared with traditional tidal volumes for acute lung injury and the acute respiratory distress syndrome', The New England Journal of Medicine,342,18,pp.1301–1308。

改善低氧血症的其他可选方法

● 肺复张（Recruitment manoeuvres, RM）和高PEEP

·目的是使塌陷的肺泡重新开放，这有助于改善氧

    合，并减少因肺泡反复开放与闭合所形成的剪切力引起的呼吸机相关性肺损伤。

· 然而，相对"正常"的肺泡会有过度膨胀的风险，这可能导致血流动力学不稳定。

· 最好在ARDS严重低氧血症的早期且气道平台压<30cmH$_2$O时，联合应用肺复张和高PEEP，或单用高PEEP来改善动脉氧合。

· 肺局部病变或气胸的病人不推荐采用肺复张和高PEEP的方法。

● 俯卧位通气

· 可通过复张重力依赖性肺不张区域来改善V/Q比例失调。

· 氧合确实可以改善，但并无明确证据支持死亡率能够降低。

· 变动病人体位时有一定操作上的不便，如各种有创性管路、气管插管/气管切开套管的意外脱出，有发生压力性溃疡和颜面部水肿的风险等。

● 高频振荡通气（HFOV）

· 通过高气道压达到肺复张和改善氧合的目的。

· 以高的通气频率、小潮气量在平均气道压的基线上下波动振荡的方式进行通气。

· 休克、气道阻塞、颅内出血或难治性气压伤的患者不宜应用。

· 镇静是必要的；因CO$_2$排出受限可能发生严重酸中毒。

● 一氧化氮（nitric oxide,NO）吸入

- · NO有效的血管扩张能力可促使血流向肺内通气良好的部位重新分布，从而减轻V/Q比例失调，改善氧合。
- · 机体吸收有限且快速失活。

● 糖皮质激素

- · 激素能抑制中性粒细胞活化、胶原沉积和成纤维细胞增殖，从而阻止病程进展至严重ALI/ARDS。
- · 临床研究表明，激素对早期ALI患者并无益处，而且早期应用激素的患者在确诊14天后的死亡率反而会升高。
- · 不推荐常规应用糖皮质激素。只有当患者出现危及生命的低氧血症且其他治疗措施均告失败时，才考虑应用激素。
- · 用法：应使用小剂量的甲泼尼龙（甲强龙）[1mg/（kg·d）]；若用药3天病情仍无改善，则应停药。

● 体外肺支持技术（extracorporeal lung support, ECLS）

- · 静脉-静脉生命支持系统可以将血液从病人体内引出到体外的循环管路中，再经过一个膜式氧合器进行气体交换，从而为肺脏的修复赢得时间。目前临床上应用的主要有两种ECLS类型：体外膜肺氧合（extracorporeal membrane oxygenation, ECMO）和体外CO_2清除，其中ECMO是体外循环的一种改进模式。
- · ECLS的主要风险来自于抗凝和大口径的中心静脉管路。CESAR研究（conventional ventilation or ECMO for

severe adult respiratory failure）结果表明，干预组6个
月时的生存率较高且未发生严重致残事件。

- 应在所有其他治疗措施均宣告失败时才考虑使用
  ECMO或体外CO_2清除技术，并且应在具有丰富体外
  肺支持经验的医疗中心开展。不宜应用于有抗凝禁
  忌和高气道压力下机械通气时间>7天的患者。

延伸阅读

ARDS Clinical Network website: <http://www.ardsnet.org.

呼吸机相关性肺炎

定义

NICE对"呼吸机相关性肺炎（ventilator-associated
pneumonia，VAP）"的定义为"之前不存在而在气管插管
或气管切开后机械通气≥48小时发生的肺炎"。

- 在美国，高达30%的进行机械通气的ITU患者罹患
  VAP。
- 罹患VAP的患者机械通气时间和ITU停留时间均显著
  延长。
- 罹患VAP的患者死亡率可增加30%；如果病原体是多重
  耐药菌，则死亡率高达70%以上。

诊断

VAP的诊断并非易事，理想情况下临床症状、影像学

表现和阳性的微生物学结果三者缺一不可。临床症状可能并不特异，影像学表现也可能不具特异性，且滞后于临床症状的变化。而微生物学结果则会受到以下因素的影响：

- 标本采集技术：
  - 痰标本；
  - 气管分泌物；
  - 支气管肺泡灌洗液；
  - 保护性标本毛刷。
- 近期的抗感染治疗。
- 病原体的致病性。
- 培养技术；定量 vs 非定量。

苏格兰ICU采用的实用诊断标准：

- 胸片上出现新发或持续性浸润影，并且具备下列任意2条：
  - 发热>38℃；
  - 白细胞增多或白细胞减少（>11×10^9/L或<3.5×10^9/L）；
  - 脓性气管支气管分泌物。

病原学

VAP的致病微生物根据ITU内的患者群体、住院时间和ITU停留时间、所采用的诊断方法的差异而有所不同。

- 约60%的VAP致病菌为需氧的革兰阴性杆菌（Gram-negative bacilli,GNB），最常见的G$^-$菌是铜绿假单胞菌和不动杆菌，其次是变形杆菌、大肠埃希菌、克雷伯菌和流感嗜血杆菌。

- 革兰阳性菌所致的VAP正日益增多，其中以金黄色葡萄球菌最多见。

- 20%～50%的VAP为多重细菌感染。

预处理因素

- 抗感染治疗疗程过长会增加多重耐药菌重叠感染的风险，也会延迟院内感染的出现时间。

- 气管内插管（ETT）、二次插管和气管切开术：气管内插管不仅能使病原菌绕过宿主正常的防御屏障，也能引起局部组织创伤。

- 鼻胃（NG）管、肠内营养、仰卧位。

- 呼吸机仪器：呼吸机管路可能是VAP感染的细菌来源。在合适的患者身上应用HMEs（heat and moisture exchangers）取代热加湿器，可降低VAP的发生风险。

预防

- 床头抬高35°。

- 每日"镇静唤醒"：减少机械通气的持续时间。

- 每日使用氯己定进行口腔护理：牙菌斑是VAP潜在致病菌的储存池。

- 预防消化性溃疡：应激性溃疡是ITU内危重患者消化道出血的最常见原因，并且死亡率是未发生出血患者的5倍。尽管服用硫糖铝的患者发生肺炎的概率似乎比服用改变胃内pH的药物要小，但H$_2$受体拮抗剂能更有效地预防消化性溃疡，也是推荐的首选药物。

● 预防DVT：所有长期卧床的患者都需要预防DVT。

延伸阅读

Meade MO,Cook DJ,Guyatt GH, et al. Lung Open Ventilation Study Investigators.Ventilation strategy using low tidal volumes, recruitment maneuvers,and high positive end-expiratory pressure for acute lung injury and acute respiratory distress syndrome: a randomized controlled trial.JAMA, 2008, 299(6): 637-45.

Mercat A,Richard J-CM Vielle B,Jaber S, et al. Expiratory Pressure(Express) Study Group.Positive end-expiratory pressure setting in adults with acute lung injury and acute respiratory distress syndrome: a randomized controlled trial.JAMA, 2008, 299(6): 646-55.

第十三章

肾脏

急性肾损伤

简介

肾脏的主要功能是:

● 调节机体的液体容量和渗透压。

● 排泄代谢终产物和外来异物。

● 调节酸碱平衡。

● 产生并分泌酶类和激素(促红细胞生成素、肾素、1，25-二羟维生素 D_3)。

如果健康人体内的液体容量、血压或酸碱平衡发生任何变化，机体会在数小时内自我纠正，然而疾病状态下这种调节机制会发生紊乱。

心脏手术后急性肾损伤(acute kidney injury，AKI)的真实发病率尚不明确，因为不同的研究对达到"急性肾损伤"定义时的肾功能受损速度或严重程度有不同的界定。不过，急性肾损伤确实是危重患者的常见并发症，也是术后死亡风险的独立预测因子。术后死亡风险与肾功能受损的严重程度成正相关，通常在ICU患者中的死亡率可高达50%。与肾功能可恢复的患者相比，血肌酐水平持续升高的患者死亡率更高。

所有接受心脏手术的患者都可能因为自身疾病或医源性因素而面临急性肾损伤的风险。表13.1中列出了一些比较特异的危险因素，而择期手术之前就应当充分考虑到这些因素。心脏术后急性肾损伤最常见的原因就是肾脏血流灌注的减少或中断，故应注意以下的预防措施：

- 保证适宜的血管内容量。
- 保证适宜的心排血量。
- 维持肾脏血流和肾脏灌注压。

小剂量应用多巴胺

小剂量应用多巴胺对AKI的预防或治疗均无临床获益。近期研究表明，对已经发生AKI的患者而言，多巴胺甚至会导致肾脏灌注进一步恶化。

呋塞米输注

呋塞米确实没有预防AKI发生或加速肾功能恢复的作用，相反，呋塞米使用不当会导致血管内容量减少并加剧肾功能恶化。袢利尿剂可用于对利尿剂仍敏感的血管内容量超负荷的AKI患者。

关键点：造影剂肾病

辨别出造影剂肾病的高危患者并认真评估其容量状态。操作之前和之后可用0.9%的氯化钠溶液或等渗的碳酸氢钠溶液进行扩容治疗。不推荐应用N-乙酰半胱氨酸。操作前期不宜应用利尿剂、NSAIDs、ACEI和二甲双胍等药物。由于二甲双胍只能经过肾脏排泄，所以服用二甲双胍的AKI患者发生乳酸酸中毒的风险会增高。如果患者的肌酐清除率<60ml/min，则使用造影剂之前应停用二甲双胍至少24小时。

表13.1　心脏手术后急性肾损伤的危险因素

术前	术中	术后
高龄	CPB时间延长	低心排综合征
女性	同期进行其他手术	急性心功能不全
慢性肾脏病	急诊手术	纵隔出血
糖尿病	既往心脏手术史	低血容量
慢性心力衰竭	主动脉阻断方式	横纹肌溶解
主动脉疾病		腹腔内高压
外周血管疾病		多脏器功能不全
慢性肝病		肾毒性药物
遗传因素		
IABP		
肾毒性药物		

关键点：肾脏病的生物标志物

　　肌酐是目前临床应用的唯一一种肾脏病的生物标志物，它检测简便，能比较特异地反映肾功能情况。然而，血肌酐水平并不能快速反映AKI的肾功能下降。因此，尿量成为了临床常用的肾功能监测指标。

延伸阅读

Bellomo R, Chapman M, Finfer S, et al. Low-dosedopamine in patients with early renal dysfunction: a placebo-controlled randomised trial. ANZICS Clinical Trials Group. Lancet, 2000, 356: 2139-43.

Friedrich JO, Adhikari N, Herridge MS, et al. Meta-analysis: low dose dopamine increases urine output but does not prevent renal dysfunction or death. Ann Intern Med, 2005, 142: 510-24.

Ho KM, Sheridan DJ. Meta-analysis of furosemide to prevent or treat AKI. BMJ, 2006, 333(7565): 420-5.

Ho KM, Power BM. Benefits and risks of furosemide in AKI. Anaesthesia, 2010, 65: 283-93.

Lauschke A, Teichgr ber UK, Frei U, et al. Low-dose dopamine worsens renal perfusion in patients with AKI. Kidney Int, 2006, 69: 1669-74.

定义和分期

"急性肾衰竭"这一医学术语暗示着肾功能已经严重受损。实际上，肾衰竭代表一个疾病的动态发展过程，从轻度肾损伤的早期阶段到肾功能进行性恶化到需要肾脏替代治疗（renal replacement therapy, RRT）的晚期阶段。血清肌酐水平的轻度升高也是患病率和死亡率的独立预测因子，所以目前多采用"急性肾损伤"的概念来描述肾功能的急性变化。

AKI通常被定义为"肾功能快速且持续性地下降"。英国肾脏病协会推荐采用"急性肾损伤协作组（Acute Kidney Injury Network, AKIN）"定义，后被KDIGO国际指南组进一步改进（表13.2）。

表13.2 KDIGO的AKI分级诊断标准

分级	血清肌酐	尿量
1	基础值的1.5~1.9倍 或 增加≥0.3mg/dl (≥26.5μmol/L)	<0.5ml/(kg·h), 6~12小时
2	基础值的2.0~2.9倍	<0.5ml/(kg·h), ≥12小时
3	基础值的3.0倍 或 肌酐升高至≥4.0mg/dl (≥353.6μmol/L) 或 开始进行肾脏替代治疗 或 年龄<18岁时,eGFR下降 至<35ml/(min·1.73m^2)	<0.3ml/(kg·h), ≥24小时 或 无尿≥12小时

注:改善全球肾脏病预后组织(Kidney Disease: Improving Global Outcomes, KDIGO)急性肾损伤工作组。引自KDIGO 2012 Clinical Practice Guideline for Acute Kidney Injury. Kidney Inter.,Suppl.2013;3:1–150,reproduced with permission。

AKI的诊断需满足以下标准之一:

● 血清肌酐水平在48小时内较基线值升高≥26μmol/L;

● 或者血清肌酐水平升高至基线值的至少1.5倍;

● 或者尿量<0.5ml/(kg·h),持续>6小时。

一般治疗

非肾脏替代治疗(non-RRT)的目的是预防进一步的

肾损伤并提供支持治疗，从而为肾功能的恢复赢得时间。治疗的首要任务是快速诊断并纠正潜在的导致急性肾损伤的病因。尽管心脏术后急性肾损伤最常见的原因是肾脏血流灌注的减少，但所有可能的病因都应逐一排除。脓毒症是危重患者急性肾损伤的主要原因，应该及时诊断、快速处理。

临床管理措施

- 评估液体平衡情况，优化血流动力学。
  - 临床评估——脉搏、平均动脉压、毛细血管充盈时间、颈静脉或中心静脉压力、格拉斯哥昏迷评分（Glasgow Coma Scale，GCS）、酸碱平衡、血乳酸和人血白蛋白的。
  - 保证充足的液体入量。
  - 考虑应用正性肌力药或缩血管药。
- 评估AKI的并发症。
  - 发生肺水肿时纠正低氧血症——持续气道正压通气（Continuous positive airway pressure，CPAP）或气管插管；机械通气可能是必需的，直至体内过多的液体被RRT清除。
  - 识别并治疗高钾血症。
  - 识别尿毒症相关征象——心包炎、尿毒症脑病、嗜睡、惊厥发作。
- 识别并纠正导致AKI的可逆性病因。
- 确定术前肾功能状态。
- 超声排除尿道阻塞。

- 识别并及时治疗脓毒症。

- 禁用肾毒性药物，根据肌酐清除率及时调整药物剂量。

- 治疗代谢性酸中毒。

识别尿量减少的原因

- 少尿可能不是低血容量所致。

- 尿量的影响因素有心血管参数、水化状态、利尿剂的使用、尿道阻塞与否、机体对损伤的应激性反应等。

关键点

高钾血症伴随ECG的改变是一种医学急症。

AKI病因

- 肾前性（肾血流灌注减少）：
  - 血容量减少、血压降低、心排血量减少、肾内血管收缩（药物、造影剂）、肝肾综合征。

- 肾性或肾实质性：
  - 血管性（肾动脉疾病、主动脉瘤/胆固醇栓塞）、肾毒性药物、感染、间质性肾炎、高血压危象、血管炎、肾小球肾炎。

- 肾后性（阻塞性）：
  - 前列腺增生、神经源性膀胱、输尿管内阻塞（结石、肿瘤、血栓、结晶）、输尿管外阻塞（肿瘤或腹膜后纤维化）。

高钾血症的处理

保持心脏节律稳定

- 如果ECG有改变，静脉推注葡萄糖酸钙或碳酸钙——ALS指南推荐。

停止外源性钾摄入

- 营养（口服/肠道内/肠道外），补钾制剂，静脉输注的液体（如Hartmann溶液）。

促使钾向细胞内转移

- 静脉缓注50%的葡萄糖 50ml+胰岛素 10U，推注时间不少于15～30分钟。
  - · 监测血糖水平。给药15～30分钟后起效，30～60分钟发挥最大效果。
  - · 如果持续高钾血症，可重复上述操作。
- 雾化吸入沙丁胺醇5～10mg，一天四次。
- 碳酸氢钠：
  - · pH降低会促使K^+从细胞内转移到血管外间隙，从而降低血清钾浓度。
  - · 如果容量空间允许，酸中毒合并高钾血症的患者可考虑应用500ml 1.26%的碳酸氢钠溶液。

促使钾排出体外

- 恢复肾功能，增加尿量。
- 口服（或直肠内给药）聚苯乙烯磺酸钙15g，每日4次。
- 如果高钾血症难以纠正，及时行RRT治疗。

高钾血症的心电图表现

- P–R间期延长，P波低平；

- T波高尖；
- QRS波群增宽；
- 正弦波形，可进一步进展至室颤或心搏骤停。

威胁生命的高钾血症心电图也可能是正常的。

液体管理

- 健康成年人平均每天约需要水1.5 ~ 2.5L（25 ~ 35ml/kg）、钠70mmol/L、钾40 ~ 80mmol/L。
- 通过扩张的血管和通透性改变的毛细血管丢失液体不明显的情况下也可发生液体容量不足。
- 所有的液体丢失情况均应纳入考虑，包括尿量、不显性失水、手术室内的液体丢失。
- 应认真判断液体丢失的类型，以便有针对性地选择补液种类。
- 一天之内体重的变化是反映液体平衡情况最好的指标。

众所周知，0.9%的氯化钠溶液输注过多会导致体内钠、氯超负荷和高氯性代谢性酸中毒。AKI患者输液应首选平衡电解质溶液（乳酸钠林格注射液或Hartmann溶液）而非0.9%氯化钠溶液。进行性恶化的AKI或高钾血症患者，补液治疗应选择不含钾的晶体液。

关键点

危重患者排泄体内过多的钠、水的能力是受损的，故发生间质性水肿的风险增高。

肾脏替代治疗

RRT是一种将水分和溶质从血液内清除到体外的方法。治疗过程中，血液在体外会流经一个半透膜，溶质经半透膜转移出去，然后再回流到人体内。这可以通过间歇性肾脏替代治疗（intermittent RRT, IRRT）或持续性肾脏替代治疗（continuous RRT, CRRT）来实现。紧急情况下IRRT通常采用血液透析的方式，CRRT通常是持续静脉-静脉血液滤过（continuous veno-venous haemofiltration, CVVH）的方式，但也可以联合应用这两种技术。

IRRT——血液透析

● 溶质经弥散机制清除。

● 这种清除方式快速且高效。

● 通过调节半透膜血液一侧的压力，液体被清除（超滤）。

CRRT——CVVH

● 溶质通过一个高渗透性的滤器经对流机制清除。

● 溶质经对流清除比经弥散清除的效率低，但前者可持续治疗的特性能弥补其效率低的不足。

● CVVH清除溶质的能力完全依赖于液体的清除，因此血滤治疗过程中需要在血液流经半透膜之前（前稀释）或之后（后稀释）补充"不含溶质"的置换液。

选择RRT治疗时，需充分考虑RRT的类型与参数、开始和结束治疗的时间、RRT的管路置入方式以及抗凝方案等问题。

RRT的类型选择

● 与IRRT相比，AKI患者选择CRRT在生存率方面并没有更大获益。

● 选择何种RRT类型并不影响AKI患者肾脏恢复的速度。

● 与IRRT相比，CRRT反复发生滤器血栓的风险显著升高。

● 由于CRRT可持续治疗的特性，对多脏器衰竭的患者而言CRRT血流动力学的稳定性更好，这也是大多数ICU更喜欢选择CRRT而不是IRRT的原因。

紧急RRT治疗的适应证

● 难以纠正的高钾血症，血清钾>6.5mmol/L。

● 难以纠正的容量超负荷。

● 难以纠正的严重代谢性酸中毒（pH<7.1）。

● 尿毒症表现（如尿毒症性心包炎、尿毒症脑病、惊厥发作或其他原因无法解释的精神状态改变）。

● 某种药物或酒精中毒。

IRRT优于CRRT的情况

● 药物中毒：清除特殊药物，如锂离子（Li^+）、茶碱等。

● 出血风险高：CRRT治疗过程中，血液在体外管路中循环的时间更长，而体外管路的凝血现象更常见，这就必须得抗凝治疗。

● 活动性：接受CRRT的患者很难进行康复和活动，如果患者不再需要卧床，可以考虑IRRT。

RRT的启动与结束

启动RRT治疗的最佳时间缺乏循证医学证据支持，然而，对ICU内多脏器衰竭的危重患者而言，应考虑尽早启动RRT治疗。当患者尿量≥400ml/24h且临床症状改善时，可考虑停用RRT。容量、电解质和代谢状态的精确评估非常重要，有临床指征时可考虑再次启动RRT治疗。

RRT的剂量

RRT的参数可通过调整血流速度、半透膜的面积或治疗持续时间而改变。持续性治疗模式应每天评估治疗参数，间歇性模式应在每次治疗启动前加以评估。

- IRRT：最佳循证医学证据认为，患者应每周接受至少3次治疗，并使Kt/V比值达到1.2。大多数患者要求每天治疗或隔天治疗以达到这个比值。

- CRRT：最佳循证医学证据认为，患者接受CRRT治疗量应相当于后稀释法超滤率≥25ml/（kg·h）。

抗凝治疗

由于IRRT和CRRT都有部分血液流经体外，这就需要抗凝治疗以预防体外管路中的血栓形成。选择抗凝药物时应充分考虑RRT类型和患者的出血风险。

- 肝素：RRT启动之初给予1000~2000U的负荷量，继以每小时300~400U持续输注。抗凝目标：外周静脉血的APPT值应控制在正常值的1.5~2倍。

- 局部枸橼酸钠抗凝：经滤器的动脉端持续输注等渗性枸橼酸钠溶液（102mmol/L）进行抗凝。

- 局部鱼精蛋白中和抗凝：RRT治疗后2~4小时出血风

险反跳性增高时，可考虑局部鱼精蛋白中和，但操作上有技术性难度。

RRT的管路管理

- 紧急情况下RRT的管路置入方式多选择静脉–静脉，置入部位则根据患者的临床状况而定。

- 静脉导管应在超声引导下置入，置入后应拍摄X线片确认导管位置。

- 颈内静脉导管应置入15~20cm，股静脉导管应置入20~25cm。

- 如果RRT治疗时间很可能延长（＞3周），则需要行经皮隧道静脉导管植入术。

血管通路的并发症

- 导管相关性菌血症：为方便体外治疗而留置的静脉导管应确保发生导管相关性血流感染的风险最小。应每日仔细观察导管置入部位，当临床疑诊导管相关性血流感染时，需及时更换临时导管的置入部位。

- 心律失常：高钾血症的患者经颈内静脉或锁骨下静脉植入静脉导管时，如果导丝触碰到心内膜，可能导致致命性和难治性心律失常。

- 透析管路内血栓形成：IRRT治疗期间，整个透析管路应该充满含有肝素（1000U/ml）的液体。当重新开始下一次RRT治疗时，之前管路内的肝素化的液体必须清除干净，以避免肝素进入机体循环中。

RRT的并发症

- 低血压：IRRT和CRRT都可能发生低血压。高的超滤率、左室功能减低、抗高血压药物的联合使用等都会使低血压的风险增大。

- 再循环：血液从滤器的出口端返回到入口端的过程中，没有首先流经机体的外周血管，此时即发生了再循环。股静脉置管或使用的静脉导管长度不够时更易发生。

- 感染：免疫系统的功能下调是多因素的，AKI患者发生感染的风险增大。

- 心律失常：血清电解质水平快速变化时容易发生心律失常。密切监测病情变化，必要时补充钾、磷、镁。

- 溶血。

- 空气栓塞。

- 透析膜破裂：会导致血液丢失及细菌进入血液内。治疗时超滤率（跨膜压）不要过高通常能避免发生这种情况。

- 透析膜反应综合征：少见并发症。临床症状从过敏反应到腹痛、发热、头痛等表现各异。

- 失衡综合征：由于血液中的尿素氮水平快速下降引起脑水肿，导致出现神经系统的症状与体征。通常在IRRT治疗过程中或治疗结束后不久发生。然而，由于目前多在疾病早期即开始RRT治疗，该并发症已很少见。

- 血源性病毒的传播。

慢性肾脏病

慢性肾脏病（chronic kidney disease，CKD）是一种人类常见疾病，其发病率正逐年上升。心血管疾病是CKD最严重的并发症之一，也是终末期肾病患者主要的致死原因。

CKD的定义

- 各种原因引起的肾脏结构或功能异常（即肾脏损害，病史≥3个月），伴有或不伴有GFR下降，且具有下述特征之一：
  - 病理异常；
  - 肾脏损害的标志物，包括血液或尿液成分异常、影像学检查异常。
- GFR≤60ml/（min·1.73m²），持续≥3个月，伴有或不伴有肾脏损害（表13.3）。

CKD进展的影响因素

减慢CKD的进展速度有助于降低致残率和病死率。控制高血压是最有效的干预措施，目前指南建议的血压控制目标如下：

- CKD患者应控制血压＜140/90mmHg。
- CKD合并糖尿病或蛋白尿 [白蛋白：肌酐比值（albumin：creatinine ratio，ACR）＞70mg/mmol 或蛋白：肌酐比值（protein：creatinine ratio，PCR）＞100mg/mmol]的患者应控制血压＜130/80mmHg。

其他影响因素有：

- 蛋白具有直接的毒性效应。ACE抑制剂和血管紧张素受体拮抗剂可以改善蛋白尿CKD患者的预后。

- 血糖控制不佳会使糖尿病肾病患者的肾功能下降速度加快。

- 吸烟与CKD的快速进展有关。

- 重叠发生AKI会加快潜在的CKD进展速度。

关键点

应根据当地的CKD指南对遗留肾功能损伤的AKI患者进行管理。出院医嘱里应包括CKD的管理计划和必要时推荐患者前去寻找专科医师帮助的建议。关于患者随访方面的内容推荐参考NICE的CKD指南。

表13.3 CKD的KDIGO分期

分期	描述	GFR[ml/(min·1.73m^2)]
1	肾损伤伴GFR正常或升高	≥90
2	肾损伤伴GFR轻度减低	60~89
3A	GFR中度减低	45~59
3B		30~44
4	GFR重度减低	15~29
5	肾衰竭	<15（或透析治疗）

注：KDIGO慢性肾脏病工作组。引自KDIGO 2012 Clinical Practice Guideline for the Evaluation and Management of Chronic Kidney Disease. Kidney Inter.,Suppl.2013;3：1–150,reproduced with permission。

CKD的并发症

- 心血管疾病：传统的Framingham危险因素适用于CKD 1~3期的患者，但却明显低估了进展期CKD患者的心血管疾病风险。他汀类药物可降低CKD 1~4期患者的心血管相关死亡率。对CKD 5期的患者而言，他汀类药的效果尚不明确，仍需要进一步总结经验。

- 高血压：血压是心血管疾病和肾脏疾病死亡的主要危险因素。所有伴有高血压的CKD患者都应饮食限盐。

- 贫血：eGFR<25ml/min（糖尿病患者<40ml/min）的贫血患者可考虑给予促红细胞生成素药物（erythropoiesis stimulating agent, ESA）治疗。开始ESA治疗之前需要排除肾损伤之外的其他导致贫血的原因并确保患者体内有充足的铁、维生素B_{12}和叶酸储备。血红蛋白的目标值为11~12g/dl。

- 甲状旁腺功能亢进和肾性骨病：中度至重度的CKD患者骨代谢紊乱，且血管病变加速。目前指南推荐CKD 3期及以上的患者血清钙浓度维持在正常范围内，血清磷酸盐浓度不超过1.8mmol/L，PTH水平不超过正常上限的2~3倍。那些已有肾性骨病征象的患者应听取专科医师建议。

- 代谢性酸中毒：CKD 3期及以上。

- 感染：CKD患者的细胞免疫和体液免疫功能均发生改变，导致感染风险增大。随着CKD的病程进展和贫血加剧，感染风险也会越来越大。

- 营养不良：进展期CKD患者经常会出现厌食、恶心，此时可能需要维生素补充治疗。

消化系统

心脏术后消化系统并发症

心脏术后消化系统并发症发生率不高（0.3%～3%），但很严重，死亡率从11%～72%不等，且在过去的20年内无明显下降，从较轻但处理棘手的肠梗阻到灾难性的肠坏死、肝衰竭均可发生。

常见并发症

- 消化道出血（发生率33%），死亡率20%。
- 肠系膜缺血（发生率14%），死亡率50%～100%。
- 胰腺炎（发生率11%），死亡率20%。
- 急性胆囊炎（发生率9%），死亡率26%。
- 消化性溃疡穿孔（发生率5%），死亡率36%。
- 肝衰竭（发生率2%），死亡率56%。

危险因素

引起消化系统并发症的危险因素很多，可分为术前、术中、术后三类，以下因素已被多变量分析证实：

- 术前因素：年龄大于70岁、低心排（风险增加22倍）、周围血管疾病、二次手术、慢性肾功能不全。
- 术中和术后因素：大量输血。体外循环时间长、心律失常（风险增加17倍）、主动脉球囊反搏的使用。

这些因素即可反映患者病情，也可体现手术的复杂程度。

消化系统并发症发生的原因尚不明确，但大多理论认为与低心排导致的内脏灌注不足、缺血有关。这个过程触发了体液调节并导致炎性介质介导的系统性炎症反应。

体外循环在消化系统并发症病因学中的作用仍有争议。一项随机对照试验表明：非体外CABG的消化系统并发症与体外CABG相比有明显下降，但这些结果并未被重复，大部分比较体外与非体外CABG的研究未发现差异。

一些围手术期干预措施能够降低消化系统并发症的发生，例如：应激性溃疡的预防、目标导向的血流动力学治疗、术中手术细节的完善。

缺血性肠病

心脏术后发生率0.6%，死亡率平均50%，但一些报道高达100%。术后机械通气和镇静，使得腹痛、腹肌紧张等常见征象难以发现。ICU内，多器官功能障碍的患者即使已经出现肠梗阻，仍仅仅表现出腹部膨隆，质软，缺乏特异征象。这使得缺血性肠病的及时诊断非常困难。

肠梗阻起病隐袭，症状不典型，可有如下表现：腹胀、鼻胃管回抽物增多、需更高水平的器官支持、炎性标志物的升高、高钾血症、难以解释的乳酸酸中毒、下消化道出血。上述表现均不典型，导致诊断延迟，死亡率增高。

肠系膜缺血可分为闭塞性、非闭塞性和非常少见的肠系膜静脉血栓形成。非闭塞性肠系膜缺血更常见，通常与低灌注以及血管活性药物应用有关，与闭塞性缺血发病相比发病及进展缓慢。当怀疑此病，且患者并无肠坏死征象（严重酸中毒、腹膜炎、CT可明确诊断）而需紧急开腹探查指征时，肠系膜动脉造影显示肠系膜动脉收缩造成的特征性的"香肠串"征可确诊。

早期处理包括；广谱抗生素、积极复苏以增加肠系膜血流、胃肠减压、造影时经动脉导管动脉内输注罂粟碱（负荷量60mg，随后0.7mg/kg每小时持续输注）。

若肠坏死的诊断明确，需急诊开腹手术。

闭塞性肠系膜缺血可由栓子或血栓形成引起，发病急、进展快。CT血管造影可以明确诊断。处理通常为：开腹手术、再血管化、切除坏死肠段。据报道重建肠系膜动脉血运的手段有：血栓切除、血管成型、血管内支架、溶栓，但上述手段在心脏术后患者的应用（尤其溶栓剂）仍需进一步证明。

肠系膜静脉血栓导致肠管肿胀，并最终导致动脉闭塞，通过增强CT可诊断。需紧急抗凝处理。

缺血性肠病的预后取决于早期诊断，而这需要高度的警惕性，积极排查，早期发现。手术原则如下：

- 肠管切除前应先充分再血管化，以使肠管损失最小化。
- 放宽二次开腹探查指征。目前认为肠缺血是低灌注引起的不可逆的器官功能障碍综合征的一部分，需多方面综合考虑，对已处于终末期的患者，需适当限制对其过度干预。

急性胰腺炎

任何有腹部症状和体征的心脏外科术后患者都应查血清淀粉酶，心脏术后30%～40%患者存在高淀粉酶血症，但仅有1%～3%出现胰腺炎。许多其他情况下，淀粉酶也会升高，如脏器穿孔、肠缺血。增强CT可明确诊断，并排除其他需要紧急手术干预的情况。

高淀粉酶血症本身无须特殊治疗，然而当出现胰腺炎的临床或影像学证据时，需支持治疗。

- 当大量体液积聚于腹膜后时，需调整液体治疗方案以补充有效循环血量的减少。

- 不再提倡"肠道休息"，而鼓励肠内营养（口服、鼻胃管、鼻空肠管均可），认为其优于全肠外营养。当存在呕吐、胃潴留、肠梗阻时，上述原则需调整。

- 除非有坏死，不推荐常规使用抗生素。

- 当病情有恶化，复查CT，诊断并处理胰腺坏死和感染性的坏死组织，目前更多是在放射引导下经皮穿刺引流，而非直接行坏死组织清除术。

急性胆囊炎

胆囊炎常发生于术后5～15天，很少表现为典型的右上腹痛，然而患者可进展为急性炎症反应综合征和（或）难以解释的血流动力学不稳定。糖尿病患者罹患该病风险高，且缺乏典型的临床表现。与正常人群的胆囊炎相比较，至少过半的心脏术后患者有非结石性胆囊炎，其中一半为坏疽性胆囊炎，因此赶在坏死、穿孔前（症状出现24小时内）处理非常重要，否则死亡率急剧上升。

- 处理需遵循个体化原则。

- 未穿孔的、不稳定的患者，可在超声引导下行床旁经皮胆囊穿刺。

- 其他情况允许时可在开腹或腹腔镜下胆囊部分或全部切除。或经内镜逆行胰胆管造影术进行和暂时性胆囊支架植入。

肝衰竭和高胆红素血症

心脏术后，25%患者胆红素会有升高，常在术后第一或第二天达峰值，死亡率约4%。肝衰竭的定义为：肝脏合成和代谢功能受损（凝血因子和白蛋白合成），可发展为肝性脑病。仅小于0.1%的心脏术后患者可发生，但其死亡率大于50%。肝衰竭多为多器官功能障碍综合征的一个表现，但也可能由药物引起。处理包括；

- 改善血流动力学和肝脏灌注；
- 停用肝毒性药物；
- 检测原有的潜在的肝脏和血液系统疾病；
- 行超声和CT排除胆汁阻塞、门静脉阻塞、肝静脉血栓。

心脏术后消化系统并发症发病率低，死亡率高，仍是心脏ICU最艰巨的诊断和治疗的挑战之一，需尽早寻求普外科医师的协助，以免延误诊断、治疗导致高死亡率。团队协作以保证需要的患者得到及时干预。但同时，对于死亡终点不可避免的终末期患者，过于积极的干预毫无意义甚至有些残酷，因此并不推荐。

急腹症的检查

心脏术后ICU患者可表现出多种腹部症状。未镇静和仅需较少支持治疗的患者可出现急性起病的比较明显的症状和体征，结合体格检查、实验室检查、影像学探查可更准确地诊断这些患者。但在疾病表现谱的另一端，是已出现多器官功能障碍、需多种生命支持治疗的患者可以仅表现出轻微隐匿的胃肠道紊乱。这些患者仍是诊断的巨大挑战之一，正确的诊断常常只能通过剖腹探查或尸检明确。

临床病史和检查

心脏术后患者常为镇静和机械通气状态。因此常无主诉症状，体征也不可靠，仅在晚期病变已不可逆时方才明显。也就是说，并没有可靠的实验室或影像学的指标（尤其对于肠系膜缺血）。唯一的客观"试验"是剖腹探查。因此，由有经验的普外科医生进行临床检查仍是决定是否需要外科手术的唯一（尽管不完美）方法。一份详细的病史应包括：

- 心脏手术的病史，术中、术后的过程，距离上次手术的时间；

- 既往消化系统病史，腹部手术史；

- "细微的"胃肠道并发症表现如腹部膨隆、喂养不吸收、鼻胃管回抽物增多；

- 无明确原因的器官功能恶化。

体格检查：

- 局部压痛比广泛压痛更有意义；
- 除非出现腹膜炎，否则腹部检查可无明显异常；
- 当有一些模棱两可的阳性发现时，由同一位外科医师进行重复检查是非常必要、极有意义的，因为这些意义重大的轻微改变很难被不同的医师发现。

实验室检查

并没有能够完全建立或排除肠系膜缺血的实验室检查，下列血液检查仅可作为辅助：

- 动脉血pH。
- 血乳酸。
- 血淀粉酶。
- 血磷酸盐。
- 肝功能检查。
- 全血细胞计数，白细胞计数。

但对于血流动力学不稳定、随时可能出现器官功能障碍的患者，上述大部分指标本就不正常，同时，酸碱平衡、乳酸、磷酸盐亦可被肾替代治疗改变。

影像学表现

- 腹部平片的发现常无特异性，例如一些晚期表现如膨胀扩张的肠管、增厚的肠壁、腹水。其作用更在于排除消化道穿孔和肠梗阻。
- 肠管积气会模糊超声和肠系膜双相多普勒的图像，参考价值有限。

- 肠系膜造影仍被认为是金标准，但因其有创、耗时，且需注入高剂量造影剂，在危重症患者中的应用仍有所局限。在稳定、经适当选择的、尚未明确梗死的患者，肠系膜造影是有效的，甚至可进行治疗性的介入干预，如血管内支架、血管成型以及非闭塞性肠系膜缺血患者经动脉注射罂粟碱。

- 多排CT以其更快的探测速度和更薄的扫描断层克服了以往机器的局限性。复杂的后期处理可呈现出堪比造影的肠系膜血管图像。在常伴有低心排和肾功能损伤的危重症患者，精确计时和造影剂剂量的限制降低了CT检查的敏感性和特异性（在可疑肠系膜缺血的病人，与开腹探查的一致性<50%）。但CT在诊断胰腺炎、肠梗阻、胆囊样、消化道穿孔方面也非常有用。

如患者出现麻痹性肠梗阻的临床和影像学表现，应立即早期使用高分辨率CT和（或）肠系膜血管造影积极探查。征象如下：

- 心脏术后3天使用通便剂后仍无胃肠道活动。

- 胃胀气腹部膨隆。

- 鼻胃管回抽量较多。

- 肠内营养不吸收。

归根结底，唯一客观、可靠的检查是剖腹探查，应在有可疑发现的患者中早期进行。当没有明确的坏死肠管时，即便剖腹探查，也很难与肠系膜缺血鉴别。在有限的关于诊断性剖腹探查的研究报道中，认为其是安全和准确的。

消化道出血

0.3%～1%心脏术后患者发生消化道出血，占消化系统并发症的1/3。

上消化道出血

心脏术后上消化道出血死亡率高达15%～35%，与其他住院出血的病人相比并无不同。缺血或再灌注损伤引起的应激性溃疡是最常见的病因。抗凝剂和（或）抗血小板药物的普遍应用使情况更加复杂。另一危险因素是机械通气时间延长。另外，有证据显示既往消化道出血或溃疡病史也增加出血风险。幽门螺杆菌未显示与出血相关。

75%的病例与胃酸增多的基础疾病有关：胃炎、胃溃疡、十二指肠溃疡、反流性食管炎。不常见的病变包括：静脉曲张（心脏术后病人罕见）、食管贲门黏膜撕裂综合征和动脉血管损伤（如Dieulafoy病）。

大部分上消化道出血是自限性的，显著、持续的出血需紧急处理。

处理原则

- 复苏。充分、稳定的血流动力学和血液灌注尤为重要。

- 预防性使用抗生素。对于换瓣患者，治疗性内镜检查可能导致一过性菌血症，引起心内膜炎。

- 内镜。实施时机根据情况而定：稳定的患者需行急诊内镜处理出血点；充分复苏后仍需插管的不稳定病人，内镜手段应作为复苏的一部分。

- 内镜下止血成功率大于90%，可能需要先洗胃清除血凝块以明显出血来源。联合治疗（肾上腺素注射或止血钳钳夹或局部烧灼止血）比单一治疗方法有效。附着在溃疡底部的血凝块应清除，以治疗其下的损伤。

- 静脉输注质子泵抑制剂可降低再出血风险。奥美拉唑80mg，静脉注射，随后8mg/h，连续72小时持续输注，后再口服奥美拉唑至少8周，服用非甾体抗炎药的患者应无限期维持。

- 当出血停止、病情稳定、可耐受喂养后，尽早恢复肠内营养。

- 当内镜手段失败，开腹探查、缝合出血点成为唯一选择，但该情况下死亡率接近45%。

下消化道出血

CICU病房发生的下消化道出血死亡率为17%～20%。最常见的病因仍为：憩室出血、血管发育异常。当停用抗凝、抗血小板药物治疗后，上述病变所致出血90%以上为自限性。其他原因为：结肠炎（多为缺血性）、肿瘤以及直肠肛门出血。此外需谨记：10%下消化道出血来自上消化道出血。

处理原则如下：

- 复苏和补液；

- 纠正凝血异常；

- 排除上消化道出血，尤其出血量大引起血流动力学不稳定时；

● 所有出ICU后能耐受的患者，需在数周内，经适当的肠道准备后，行结肠镜检，其主要目的为排除结直肠恶性病变。

少数未能止血的病人有如下选择：

● 未行充分肠道准备情况下行结肠镜检，此时诊断易受影响；

● 内镜下止血技术或许有效；

● 血管造影或CT血管成像确定出血点并行部分切除术；

● 以上治疗无效的病例，结肠次全切术可能是唯一有效的办法。

CICU的营养支持

简介

据估计10%～40%的住院患者存在营养不良。而重症患者ICU停留期间，更是每周丢失5%～10%的骨骼肌重量。因此，营养对于重症患者对抗分解代谢状态很重要。重症病人营养支持的文章很多，但是高质量的试验很少，以下推荐都是基于加拿大重症监护网、ESPEn（欧洲临床营养和代谢学会）和NICE。

要求

● 能量需求量由20～30kcal/kg增至25～30kcal/kg。

● 氮摄入量0.17～0.2g/kg(相当于1～1.25g蛋白质)。

上述值未考虑年龄、性别、肥胖、代谢状态。因此每位患者的需求量，仍需营养师个体化评估。

喂养

若CICU患者预计3天内无法经口进食，则24~48小时内即需开始营养供给（欧洲临床营养和代谢学会推荐）。肠内营养利用生理途径，廉价而安全，有利于胃肠道正常功能的维持。

肠内营养

最简单的技术是经鼻胃管：

- 降低误吸风险。
  - 鼻胃管位置应确认到位，妥善固定，并常规检查。
  - 保持45°头高位。
- 促进肠内喂养
  - 每4~6小时从鼻胃管回抽至无胃内容物1次，观察肠内喂养的动力和吸收情况，回抽量可根据实际情况变化，但不应超出400ml，如果可能，需保持少量胃内容物，以维持正常的胆囊功能。

较多的胃液量是患者不能接受全部预计体积营养的主要表现，可采取如下措施：

- 减少阿片类制剂的用量；
- 使用胃肠动力药，如甲氧氯普胺10mg，每日4次。注射红霉素也可取得满意的效果，用法为300mg，每日分次给药或250mg，每日4次或单次剂量70mg和200mg。
- 需保证喂养频率不因单次回抽液量而减少，监测吸收趋势和速度规律，并结合腹胀、反流、恶心、呕吐等临床症状进行评估。

如果上述方式不能满足营养需求，可考虑经空肠造口由鼻空肠管行幽门后喂养。为确保位置准确可能需要内镜或放射定位。

管理： 开始时以较低速度（25～30ml/h）；若可耐受，可增加25～30ml/h直至目标量。

目标： 液体量应由医疗团队决定，根据可用于营养的容量总量，选择标准的（1kcal/ml）或高能和（或）高蛋白质饮食（1.2～2.0kcal/ml）。

肠外营养

若肠内营养不能达到营养目标，应尽早考虑转为肠外营养。这需要多学科的营养团队进行评估和建议。需考虑进行肠外营养的指征：

● 当胃肠道功能彻底丧失或无法使用时；

● 当患者的营养需求大于可经胃肠道实现时。

肠外营养短期内可经外周静脉给予。经外周中心静脉导管置入（PICC）最为理想，或经中心通道的专用管腔。必需严格坚持无菌原则。

管理： 可选择加入电解质、多种微量元素的"多合一"混合营养液，或个体化配制肠外营养袋。

● 部分能量应由脂质提供，但没有充分的文章提供特定的脂类配方，当其他含脂质药物如丙泊酚同时输注时应予适当考虑。脂质输注速度小于每天1.5g/kg是安全的。

● 糖类可给予每天4～5g/kg，在所有的重症患者，用尽量少的葡萄糖以及必要时用胰岛素以避免高血糖（大于

10mmol/l)。

- 需提供充足的氮供给。根据临床评估电解质需要量，请药房加入肠外营养袋。

- 微量元素和维生素需药房配药时加好。

评估患者的容量要求，决定并相应调整输注速度，需用24小时持续输注。

监测

营养支持需评价功效和发现并发症。监测指标和频率取决于病情的严重程度和喂养的阶段。

- 生化指标：肾功能、电解质每天1次；

- 血糖至少每天1次；

- 骨密度每天一次，稳定后可两周1次；

- 肝功能两周1次；

- 液体平衡：每天评估液体平衡、患者体重。

- 营养状态：每周评估体重和氮平衡，如有异常需找到其解释。

- 微量元素和维生素状态：因感染状态的患者相关结果易受影响，需在营养支持之前先进行评估，结合生化指标考虑结果，并与检验部门进行讨论。

延伸阅读

Kreymann KG, Berger MM, Deutz NE, et al. ESPEN guidelines on enteral nutrition: intensive care. Clin Nutr, 2006, 25; 210–23.

National Institute for Health and Clinical Excellence (NICE). Nutritional support for adults oral nutritional support, enteral tube feeding and parenteral nutrition. Clinical Guideline 32. London: NICE, 2006.

Todorovic V, Mickelwright A (eds) on behalf of the Parenteral and Nutrition Group of the British Dietetic Association. A Pocket Guide to Clinical Nutrition. 4th ed. London: Parenteral and Enteral Nutrition Group, 2011.

第十五章

神经系统

谵妄

● 谵妄是一种认知状态的急性、波动性改变，以注意力不集中、意识状态的波动和思维错乱为特征。

● 部分神经精神病学改变常在心脏手术后发生，被称为是"泵-脑"或灌注后综合征。

● 其在危险因素、病理生理、临床表现上，与卒中有较多相似之处。

发生率

● 谵妄的发生率因判定方式、年龄、手术方式而不同，详见表15.1。

表15.1 谵妄的发生率因判定方式、年龄、手术方式而不同

判定方式	年龄	手术方式	发生率（%）
每日临床评估	成人患者	体外循环下CABG 非体外循环下CABG 瓣膜手术或联合病变	7.9 2.3 11.2
护士评估	<65岁 >65岁	CABG CABG	3 9
有效的诊断工具	>60岁	CABG，瓣膜病，联合病变	52

危险因素

● 多种危险因素增加心脏术后发生谵妄的危险（表15.2）。

病理生理

谵妄的病因复杂，且包含表15.2里危险因素的相互作用。

- 药物作用（包含镇静药，镇痛药和药物戒断反应）。

- 缺血（继发于栓塞和低灌注）。

- 炎性反应和感染。

- 环境因素（过度刺激和睡眠剥夺）。

- CPB对病理生理的影响被认为是发生谵妄的病因，但非体外循环术后仍不能避免谵妄发生。

- 导致谵妄发生的潜在神经病理生理机制了解较少，但有证据证明中枢神经递质失衡如胆碱能神经递质减少和多巴胺能神经递质增多可能起了关键作用。

表15.2　心脏术后发生谵妄的危险因素

术前因素	术中和术后因素
年龄增加	急诊手术
严重心脏疾病（EF＜30%，心源性休克）	心脏手术类型（瓣膜病或者联合手术）
系统性血管疾病（高血压，脑血管疾病，[a]外周血管疾病）	手术时间和CPB时间长
其他疾病（呼吸系统疾病，AF，肾脏疾病，糖尿病）	低灌注
认知功能损害[a]或存在抑郁[a]	大量输液
低白蛋白血症[a]	机械通气时间延长

续表

术前因素	术中和术后因素
过度饮酒	低氧
吸烟	

注：a预测术后谵妄的模型中的危险因素。

临床特征

● 谵妄可分为活动亢进型（烦躁不安，焦虑，攻击性），活动抑制型（退缩，安静，嗜睡）或混合型（表15.3）。

● 活动抑制型和混合型占所有谵妄病人的75%，由于诊断延迟，预后较差。

● ICU病人如果怀疑发生谵妄，可用CAM-ICU评估（图15.1）。

● 如不使用合适的评估工具评估，高达75%的谵妄病人将被漏诊。

临床及辅助检查

● 通过体格检查和回顾用药史。

● 进一步研究应在临床检查指导下进行，临床检查至少应包括血液检查（FBC、U和E，LFT，血糖，血钙）、心电图、感染筛查。

● 不存在局部定位体征时，可以不行脑影像学检查，其对谵妄的治疗无影响，且检查时常需要使用镇静剂可能会延长谵妄病程。

表15.3 Richmond镇痛镇静评分（RASS）

RASS	名称	描述
+4	有攻击性	有暴力行为
+3	非常躁动	试着拔出气管插管，胃管或静脉滴注
+2	躁动焦虑	身体激烈移动，无法配合呼吸机
+1	不安焦虑	焦虑紧张，但身体只有轻微的移动
0	清醒平静	
−1	昏昏欲睡	没有完全清醒，但可保持清醒超过10秒
−2	轻度镇静	无法维持清醒超过10秒
−3	中度镇静	对声音有反应
−4	重度镇静	对身体刺激有反应
−5	昏迷	对声音及身体刺激都无反应

ICU思维错乱评估（CAM-ICU）流程。

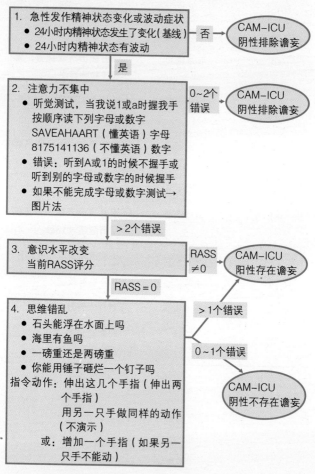

图15.1　Confusion assessment method for the ICU

预防

- 预防心脏手术神经系统并发症的策略（参见本书心脏手术神经系统并发症）。

- 一项随机对照研究发现，相比苯二氮䓬类药物，ICU镇静使用 α_2 受体激动剂右美托咪定可降低谵妄的发生率。

- 循证医学研究提出"ABCDE"集束化治疗策略，尽可能降低ICU机械通气病人的脑功能障碍的发生率。

  · 每日唤醒和自主呼吸试验。

  · 使用有效的量表监测谵妄。

  · 早期下床活动和锻炼。

- 谵妄的NICE指南主张对谵妄患者进行多因素干预，包括：

  · 减少环境刺激；

  · 避免低氧；

  · 保证充足的液体量和避免便秘；

  · 及早发现和治疗感染；

  · 确保合理的营养；

  · 发现和治疗疼痛；

  · 避免睡眠剥夺；

  · 避免感觉剥夺，确保视觉和听觉辅助设备工作良好；

  · 鼓励早期活动；

  · 检查药物使用及其不良反应。

治疗

● 最主要的策略是识别并治疗潜在病因。

● 使用语言和非语言方法减少患者的痛苦。

● 如果以上措施无效，可以从最小合适剂量开始短期使用氟哌啶醇或二代的奥氮平、喹硫平、利培酮。

● α_2受体激动剂常作为二线用药。右美托咪定在英国未被批准，可以使用可乐定治疗。

预后

心脏手术后，脑部并发症包括谵妄可延长ICU住院时间和增加院内死亡率。

有证据表明，心脏术后发生谵妄的患者，10年远期死亡风险增加。

然而，最近一项研究表明，与未行全身麻醉的全髋关节置换术和冠状动脉造影术相比，CABG术后3个月的认知功能并未下降。

延伸阅读

Curtis N, Sessler MS, Gosnell MJ, et al. The richmond agitation–Sedation Scale: validity and reliability in adult intensive care unit patients. Am J Respir Crit Care Med, 2002, 166: 1338–44.

Ely EW, Inouye SK, Bernard GR, et al. Delirium in mechanically ventilated patients: validity and reliability ofthe confusion assessmentmethodforthe intensive careunit(CaM–ICU). JAMA, 2001, 286: 2703–10.

Rudolph JL, Jones RN, Levkoff SE, et al.Derivation and validation of a preoperativeprediction rule for delirium after cardiac surgery. Circulation, 2009, 119: 229-36.

Young J, Murthy L,Westby M, Akunne A, O' Mahony R;Guideline Development Group. Diagnosis, prevention, and management of delirium: summary of NICe guidance. BMJ, 2010, 341: c3704.

心脏手术后神经系统并发症

简介

神经系统并发症是心脏手术后发病率和死亡率增加的主要原因，包含一组症状互相重叠的疾病，可以分为：卒中，脑病（常表现为神经认知紊乱包括谵妄）和周围神经病变。

卒中

- 卒中是急性脑血管疾病，脑梗死和脑出血导致的神经功能障碍，持续时间>24小时。
- 大部分心脏术后卒中是脑梗死所致。

发生率

- 不同作者报道的心脏手术围手术期卒中发生率差别较大。
- 表15.4是一个单中心大型的队列研究数据和胸外科医

生协会国家成人心脏外科手术数据库数据(STS NCD)。

● 联合手术、二尖瓣手术或主动脉手术围手术期卒中的发生率高。

表15.4　心脏手术围手术期卒中发生率单中心数据和 STS NCD数据库数据差别较大

心脏外科方式	STS NCD	单中心
CABG	1.4%	4.1%
瓣膜病	1.6%	3.1%
CABG联合瓣膜病	2.9%	7.9%

危险因素

● 除了女性这个危险因素外，大部分危险因素与全身血管疾病相同，如年龄增加，高血压，糖尿病，慢性肾脏病，外周血管病，脑血管疾病史，已知的升主动脉和颈动脉粥样硬化、房颤。

● 近期出现过MI，不稳定型心绞痛或中至重度左心室收缩功能障碍的患者的危险性升高。

● 目前已有一些预测模型，个体化评估患者存在的危险因素叠加作用。

病理生理

● 根据麻醉后唤醒时是否已经存在神经功能障碍，可分为术中卒中和术后卒中。

● 卒中的病因是多方面的，但升主动脉粥样硬化斑块脱落导致的栓塞被认为是最重要的一个原因。

- 栓子也可能来自心内血栓、严重钙化的瓣膜和颈动脉粥样硬化斑块。

- 气栓来自打开的心腔，插管部位或动脉吻合口。

- 脑部低灌注会导致分水岭区血管边界的栓子冲出减少，引起术中脑卒中。

- 炎性反应过程和高凝状态可能与术后卒中发生相关。

临床特征

临床表现取决于脑损伤部位和缺血范围，是局限性还是弥漫性缺血。

可有以下任意一种或几种表现：偏身瘫痪、共济失调、偏身感觉缺失、视觉障碍、构音困难、言语障碍、意识或认知障碍。

相关检查

- 脑部影像学检查可明确缺血性和出血性卒中，行此项检查可明确病因和排除可能的因素。

- AF和其他心律失常患者需行ECG检查。

- 超声心动图，可发现心内血栓和新的瓣膜病变。

- 常规检查包括血液检查，包括FBC、凝血功能、U和E、钙、血糖、LFTs和甲状腺功能检查。

- 应尽快行脑影像学检查以排除脑出血。

- CT可明确约50%的脑梗死。

- 可行磁共振（MRI）检查，弥散加权成像可检测微栓子导致的梗死，比T2和FLAIR成像更容易显示分水岭区的多发病变。

预防

● 已经有一些策略来避免神经系统并发症，但有证据支持的个体化神经保护技术较少。

● 术前使用评分系统进行充分的评估，识别高危患者，术后加强治疗。

● 非体外循环手术——避免CPB降低神经系统并发症的发生率并没有被完全认可，但可考虑行非体外循环手术。

● 外科技术——主动脉周超声引导和"非触摸技术（no touch）"可减少主动脉粥样硬化导致的栓塞。另外，使用改善血流特点和带滤器主动脉插管可能减少栓塞。

● CPB——相比鼓泡氧合器，膜肺氧合器可减少栓子。没有证据支持pH稳态管理优于α稳态管理及搏动性血流优于非搏动性血流。目标高血细胞比容（＞27%）和高MAP（＞50mmHg）可能有益。低温对于脑保护仍有争议。

● 多元脑监测——建议联合多种方法进行最优的脑监测，如经颅多普勒、脑电图，使用近红外广谱技术的脑饱和度监测。脑氧饱和度下降与神经功能缺损有关，但针对性治疗后并不能改善预后。

● 药物治疗——没有证据支持任何药物具有药理学上的脑保护作用，硫喷妥钠常在深低温停循环时使用。

● 心脏手术联合颈动脉内膜切除术——对于颈动脉狭窄的病人，没有证据表明联合手术可以降低卒中的风险，而预后可能更差。

治疗

● 抗血小板治疗——对CABG术后降低缺血性并发症包括卒中是安全有效的。阿司匹林300mg作为急性缺血性卒中的一线治疗。

● 抗凝治疗——不应作为急性卒中的常规治疗，如果有人工瓣膜，需要行抗凝治疗，需要外科医生和神经科医生共同评估风险获益比。

● 静脉溶栓剂在急性缺血性卒中的使用逐渐增加，但近期手术是静脉溶栓剂使用的禁忌证。

● 对于特殊病人的再灌注治疗，动脉内使用溶栓剂和机械性破坏血栓正在进一步研究中。

● 以下情况可考虑神经外科治疗：

· 大脑中动脉大面积梗死可考虑去骨瓣减压术。

· 原发性颅内出血合并脑积水。

● 支持治疗：

· 仅当SaO_2<95%时进行氧疗。

· 控制血压——如果有高血压急症（目标血压<185/110mmHg）。

· 控制血糖——高血糖与心脏手术后和卒中后预后不良相关。尽管没有证据支持可以改善预后，一般认为血糖应保持在4～11mmol/L。

- 温度——心脏手术和卒中后应避免高温，因其与不良预后相关。
- 非药物治疗方法预防深静脉血栓。
- 卒中的持续治疗应该包含一个专业的、多学科治疗组，来负责管理诸如营养、物理治疗和二级预防。

预后

数个研究表明，心脏手术后围手术期卒中与预后不良相关。例如，CABG术后卒中可增加ICU住院时间，增加住院时间，增加住院死亡率（14.4% vs 2.7%）。

延伸阅读

Hogue CW Jr, Palin CA, Arrowsmith JE. Cardiopulmonary bypass management and neurologic out-comes: an evidence-based appraisal of current practices. Anesth Analg, 2006, 103: 21-37.

McKhann GM, Grega MA, Borowicz LM Jr, et al. Stroke and encephalopathy after cardiac surgery: anupdate. Stroke, 2006, 37: 562-71.

Stamou SC, Hill PC, Dangas G, et al. Stroke after coronary artery bypass: incidence, predictors, and clinical outcome. Stroke, 2001, 32: 1508-13.

第十六章

免疫系统

炎性反应

大手术触发了全身性炎性反应，尤其是体外循环时由血液与人工管道表明接触所致。如果仔细观察，所有心脏术后病人均可观察到炎性反应的生化和生理改变。然而，仅少部分人出现临床表现，大手术相关的和感染触发的全身炎性反应（SIRS），临床上很难鉴别，SIRS合并感染称为脓毒血症。

尽管未行CPB，由于手术侵入、心脏操作和循环紊乱，非CPB心脏手术患者仍会发生典型的SIRS。

潜在的临床表现包括：

● 血管扩张和由此导致的低血压。

● 血乳酸增高。

● 毛细血管渗漏（循环低血容量，气体交换受损，肺顺应性下降）。

● 肾功能受损。

● 感染的易感性增加。

● 谵妄。

关键点

心脏手术后出现发热、白细胞计数改变、CRP升高，并不一定是感染的表现。术后48小时内，需要根据病史和其他临床征象（X线胸片改变，痰量增多）和细菌培养结果，来决定是否需要开始抗感染治疗。

急性呼吸窘迫综合征（ARDS）

心脏手术后很少发生典型的ARDS（灌注肺），是炎性反应表现的一部分，治疗同其他原因引起的ARDS，以支持治疗为主。

血管麻痹

少数情况下，心脏手术触发的炎性反应，有时会引起血管扩张，且对α肾上腺素受体和血管加压素受体抵抗（严重血管麻痹）。一氧化氮（NO）是导致炎性血管扩张的重要介质。亚甲蓝通过抑制一氧化氮介导的血管扩张（抑制一氧化氮合酶和抑制鸟苷酸环化酶），在其他缩血管药物无效的时候可用亚甲蓝治疗血管麻痹。

亚甲蓝的给药方案

病人心排指数良好的情况下，先给1.5mg/kg的负荷量（溶解到50ml灭菌注射用水，静脉输注＞30分钟），如果有效，则起效很快。这个剂量未见明显的副作用。尿液和皮肤的颜色可能出现异常，可能会干扰脉搏氧饱和度（但不影响氧合）。负荷剂量2小时后，以0.25～1.0 mg/（kg·h）泵入6小时。

延伸阅读

Faber P, Ronald A, Millar BW. Methythioninium chloride: pharmacology and clinical applications with special emphasis on nitric oxide mediated vasodilatory shock during cardiopulmonary bypass. Anaesthesia, 2005, 60: 575–87.

肝素诱导的血小板减少

肝素诱导的血小板减少（HIT 2型）是一种免疫介导的反应，形成针对肝素-血小板因子4（PF4）复合物的IgG抗体。肝素与PF4均没有抗原性，但两者有高度的亲和力，结合后形成复合物具有抗原性。抗体导致血小板病理性激活和单核细胞释放组织因子（促进血栓形成）。当某些情况如手术或烧伤时，循环中PF4因子增多，肝素暴露在这种环境中容易导致HIT。

还有一种非免疫性HIT或1型HIT，是一种自限性疾病，无须治疗。是由于肝素和PF4本身的结合，与抗体无关，在肝素暴露的最初几天内出现，引起血小板聚集和隔离，导致一过性的轻度血小板减少。

通常所说的HIT是指本章所讨论的2型HIT。

虽然有血小板减少，但HIT时是一种血栓前状态。严重的HIT可导致高达30%的死亡率。

暴露在普通肝素之后，HIT的发生率在1%～5%，是暴露在低分子肝素之后发生率的5～10倍。

ICU所有患者应常规监测血小板计数（通常每天1次）。

临床特点

血小板减少

- 常发生在肝素治疗5～10天之后。

- 停用肝素4～14天后血小板计数增加。

- 血小板计数低至（40～80）× 10^9/L（<20 × 10^9/L不建议

诊断）。

血栓形成

● 随临床环境不同而有所不同。

● 静脉比动脉更容易形成血栓（4∶1）。

● 常发生在血小板减少之后，但也发生在血小板减少之前。

● 包括DVT、PE、CVA、肢体缺血、心肌梗死和皮肤坏疽。

● 血液滤过的患者可表现为反复的管路堵塞。

● 由于抗体持续存在（抗体通常在4个月内消失），HIT可发生在肝素治疗终止之后。

小剂量的肝素，例如中心静脉导管和动脉导管肝素冲洗，即可引起HIT。

如不合并其他引起血小板功能障碍的因素，一般不会引起出血。

诊断

HIT的诊断需结合临床表现和抗体检测。

实验室检查

抗体检测可以分为血小板激活检测（血小板功能测定）和其他方法检测。血小板功能测定特异性很高（敏感性不足），对设备和操作要求较高。大多数实验室检查使用其他方法，如酶联免疫吸附测定法，具有很高的敏感性（接近100%），具有很高的阴性预测价值，但特异性不足。另外，由于检测的抗原中仅有一部分能激活血小板功能，所以会有较高的假阳性率（约50%HIT具有明显的临床症状）。理想情况下，诊断需要一个高灵敏度检测和功能检测，但这些仅能在特殊实验室中完成。

关键点

　　需要了解你所在实验室可以检测的HIT的抗体类型和意义。

　　由于存在上述困难，所以需要采用一个合适的方法进行鉴别，可以联合4Ts评分（表16.1）系统进行诊断。

　　4Ts评分≤3分提示HIT低风险，可以不予处理，不必停用肝素。≥6分提示HIT高危，4分和5分提示中等危险的HIT。如果评分≥4分（HIT中危和高危患者），需要停用肝素，并行抗体检测，可以不等抗体检测结果，立即用可替代肝素的抗凝剂行抗凝治疗，预防血栓形成。

表16.1　4Ts评分系统

类别	分值		
	2	1	0
血小板减少的程度	降低>50%或最低值在（20~100）×10⁹/L	降低30%~50%或最低值在（10~20）×10⁹/L	下降<30%或最低值<10×10⁹/L
血小板下降的时间	肝素暴露后5~10天或<1天，如果1个月内有暴露史	肝素暴露后>10天或者<1天，如果不清楚有无暴露史或在1个月到1年内有过肝素暴露	1年内无肝素暴露

续表

类别	分值		
	2	1	0
其他原因导致的血小板减少	无	可能	有
肺栓塞和其他临床表现	存在血栓栓塞，使用肝素后出现新的皮肤坏疽或急性全身性反应	无症状或复发性血栓栓塞或皮肤红斑性损害	无

注：Reproduced from Springer and Current Science, Current Haematology Reports,2,2,2003,pp.148－157,'Laboratory diagnosis of immune heparin-induced thrombocytopenia', Warkentin TE, Heddle NM, with kind permission from Springer Science+Business Media B.V。

　　然而，仅少部分（5%~30%）出现抗体的病人发展成血小板减少症，仅一部分（30%~70%）抗体导致的血小板减少的病人出现栓塞性并发症。另外，对于重症病人，有很多因素可以引起血小板减少。有少数（15%）HIT患者血小板计数正常。如果曾有肝素暴露史，且产生的抗体依然存在，再次接触肝素后会立即出现HIT。不同的方法和不同的实验室抗体检测结果可能不同（表16.2）。

表16.2 血小板减少症的鉴别诊断

①败血症
②药物
③血液滤过
④ECMO/VADS
⑤CPB
⑥稀释性
⑦夹层血管内凝血
⑧特发性血小板减少性紫癜
⑨肺栓塞
⑩肝脏疾病
⑪脾功能亢进
⑫恶性肿瘤
⑬免疫性疾病（如抗磷脂综合征，系统性红斑狼疮）
⑭血栓性血小板减少性紫癜（罕见）

治疗

HIT一旦诊断，处理原则如下：

● 停用肝素（包括低分子量肝素和小剂量冲管肝素）。

● 选择可替代的抗凝剂进行抗凝治疗。

见表16.3 心脏手术后发生HIT的治疗建议。

华法林和其他维生素k拮抗剂在HIT患者中的应用

华法林（和其他维生素K拮抗剂）在HIT的急性期禁

用，因为华法林治疗前几天会导致高凝状态。有报道华法林治疗后出现下肢静脉坏疽和严重皮肤坏死。对于出现HIT时已经开始华法林治疗的患者，应停用华法林并予维生素K拮抗。

血小板计数＞150×10^9/L且在合适的抗凝剂抗凝条件下，可以开始华法林治疗。注意使用剂量（起始剂量5mg/d）。

血小板输入

目前仍不清楚输入血小板是否会促进HIT患者的血栓形成，没有必要予预防性输入血小板，因为出血很少见。

可选择的抗凝剂

所有可替代的抗凝策略均要考虑其优点和缺点。对于不合并血栓栓塞的病人，抗凝剂需用至血小板稳定在平台期以后。抗凝方案如下。

- Xa因子抑制剂：
  - 达那肝素——半衰期24小时，没有特效拮抗剂。部分通过尿液排出，肾功能不全的时候有蓄积。检测抗Xa因子水平。少数会与HIT IgG起交叉反应。美国未批准上市。
  - 磺达肝癸那——合成的肝素类似物可形成抗PF4/肝素抗体，但并不引起HIT。半衰期18小时，肾脏排泄，没有特效拮抗剂。
- 直接凝血酶抑制剂：

半衰期短，通常静脉给药，没有特效拮抗剂。部分或大部分通过肾脏排泄，肾功能不全时有蓄积。

- 重组水蛭素。
- 阿加曲班。

通过肝胆排泄，肝衰竭时禁忌，APTT监测。

- 比伐卢定：

80%的药物通过酶降解，因此在肝肾功能不全时可用，在肾衰竭时需要调整剂量。

表16.3　HIT患者的心脏手术

临床特征	免疫学检测	功能检测	手术建议
既往HIT	阴性	阴性	使用普通肝素
亚急性HIT	阳性	阴性	推迟手术至免疫学检测阴性或使用比伐卢定
急性	阳性	阳性	推迟手术至免疫学检测和功能检测均阴性或使用比伐卢定

治疗持续时间

所有HIT患者均应行双下肢加压超声检查，明确有无DVT。合并DVT会影响治疗时间。

- 合并明确的静脉栓塞的HIT患者，抗凝治疗应持续3~6个月。
- 不合并静脉栓塞的HIT患者，至少30天内血栓栓塞危险性增高，应持续抗凝至少1个月。

延伸阅读

Cuker A, Crowther MA. Clinical PracticeGuidelineon the Evaluation and Management of Heparin-Induced Thrombocytopenia (HIT). 2009. available at: M <http://www.hematology.org/ practice/ Guidelines/2934.aspx>.

Linkins LA, Dans AL, Moores LK, et al. American College of Chest physicians. treatment and prevention of heparin-induced thrombocytopenia: antithrombotic therapy and prevention of thrombosis. 9th ed. American College of Chest Physicians Evidence-Based Clinical Practice Guidelines. Chest, 2012, 141(2 suppl): e4955-e5303.

第十七章

血液系统

凝血病

心脏外科几乎是唯一一个引发凝血异常的专科。有很多的原因导致心脏手术患者出现凝血异常。

血液稀释

● 体外循环1 ~ 1.5L胶体/晶体预冲导致红细胞稀释，在低血容量，如低体重的患者中这种效应被放大。

● 出血或术后低血压的容量补充治疗导致的血液稀释液。

● 另外，凝血因子也会被稀释，尽管有个体的变异，凝血因子 V 和 Ⅷ 是稀释后最常减少的。

出血

由于血液稀释、凝血因子丢失、血小板减少，随后的容量和红细胞的补充治疗可能会造成凝血异常的进一步发展。

血小板的破坏

● 除了体外循环术中对血小板的稀释外，滚压泵的机械性损伤、氧合器膜的吸附也会发生。

● 低温诱导的血小板脾隔离也有报道。

抗血小板治疗

● 大部分心脏病患者术前一直服用抗血小板药物。

● 多数病人单独服用阿司匹林，一些只服用氯吡格雷（或者其他作用于P2Y12受体的药物），一些人可能这两种药同时服用。

- 双重抗血小板治疗明显增加围手术期的出血风险，为了安全大多数的外科医生在手术前5天会停用氯吡格雷。
- 一些急诊的病人也可能应用血小板膜糖蛋白Ⅱb/Ⅲa受体拮抗剂如替罗非班，这类药物在血小板活化的最终途径中起作用，是十分强效的抗血小板药物。

肝素-鱼精蛋白不匹配

- CPB需要大量的肝素抗凝，术后进行肝素拮抗。
- 在术后充分拮抗肝素是非常重要的。
- 当剩余机血在术后时输入到患者体内时，一些医生会追加鱼精蛋白来拮抗血液中的肝素。
- 除了肝素/鱼精蛋白简单的不匹配之外，肝素—鱼精蛋白复合物随后可能会解离导致肝素反跳，出现出血，凝血的检查包括活化的凝血时间(ACT)应当重复检测。

肝素诱导的血小板减少

- 这种情况实际上是一种血栓前状态，是由血小板活化抗体与血小板因子4/肝素复合物结合导致。
- 血小板计数在肝素使用的第5~10天出现明显下降，在肝素治疗时出现的血小板计数减少应考虑到所有使血小板计数减少的情况。
- 治疗方法是停止肝素的使用，选择其他的替代药物，如达那肝素/比伐卢定。

华法林化

- 在择期手术中，华法林应提前几天停止使用，使INR恢复正常（<1.5）。

- 当仍有残余作用时，提前12小时以上使用小剂量的维生素K（0.5~1mg）静脉注射使INR恢复正常。

- 对于紧急逆转华法林的作用，正确的治疗方法是使用凝血酶原复合物的浓缩物，如Octaplex、Beriplex。新鲜的冰冻血浆（FFP）不选择作为治疗。

与人工表面的接触

- CPB破坏凝血，它激活了纤溶过程、破坏血小板、影响凝血因子功能。

- 体外循环管路有促进血栓形成物的大的人工表面、凝血酶的激活导致纤溶的活化、补体的激活及炎性介质释放。

- 血浆蛋白/因子的活化可以在血-空气界面发生，这是心脏手术中常见的情况。

温度

- 患者在体外循环术中通常会降温，在返回到ICU时仍然有着轻至中度的低温，这种情况会影响正常的凝血。

血液保护

从我们之前的讨论中不难看出心脏外科是一个用血量

很大学科。在英国，心外科的用血量占总用血量的15%左右。虽然输血被认为是最安全的，但是要认识到输红细胞及血制品仍然存在一定风险。

SHOT（Serious Hazards of Transfusion）每年都会报告与输血相关的不良事件：

● 不正确的成分输入占报告的25%。

● 急性溶血反应占31%。

● 输血相关的急性肺损伤占2%。

● 输血传播感染占0.6%。

● 变异的克雅病风险至今还未知。

另外，一些大型回顾性研究已经显示输血增加近期以及远期的死亡率，即使只输入了1单位红细胞。

血液也是一种宝贵的有限资源。考虑到这些实际，一些减少和合理使用红细胞及血液制品措施是恰当的。

血液保护应基于以下3个方面实施：

● 提高或者优化患者的术前血红蛋白水平。

● 减少术中以及术后血液丢失。

● 使用最好的证据来优化输血规范。

提高术前血红蛋白

贫血

● 贫血是心脏手术患者死亡的一个独立预测因子。

● 据报道有1/4的心脏手术患者铁储备下降。这些患者与正常的患者相比，在入院时Hb较低，住院期间使用更多的红细胞，出院时Hb水平低。然而，对于大多数机构来说，在有效的治疗之前充分的检查仍然是比较困难问题。

● 口服铁盐治疗每10天Hb应当升高1g/dl，如果患者耐受良好，应当至少持续4~6周。

● 与口服铁剂相比，静脉注射铁剂增加过敏反应的风险。

● 促红细胞生成素现在在英国还没有被批准用于术前增加Hb的水平（除了在Jehovah's witnesses）。

自体回输

大多数医疗机构提供自体回输，但是心脏疾病是其禁忌证。

减少术中及术后失血

下面是干预措施的要点：

急性等容血液稀释

此类的原则是：

● 在符合条件的病人（如Hb>12g/dl）麻醉诱导后，可以从病人体内抽出一定量的血液（如5ml>kg）贮存起来，在手术结束后回输。

● 在血液被抽取后使用输入胶体维持正常的血容量。

● 这种方法的好处是简单、相对便宜，并且这也意味着术中失血时是一个低血细胞比容的状态，因此只有很少的红细胞丢失。

● 术后回输血液将会提高血细胞比容以及Hb，也会包含同术前功能相同的血小板。

药物干预

抗纤溶药物

- 氨甲环酸
  - 一种结合到纤溶酶原赖氨酸结合位点上的赖氨酸类似物。
  - 已证明氨甲环酸可以减少血液丢失，减少输血，降低二次开胸比例。
  - 在心脏手术中氨甲环酸已经在很大程度上取代了抑肽酶，但最近的一些研究也提示其使用可能会有与抑肽酶相似的并发症发生。

- 抑肽酶。
  - 抑肽酶销售许可证已经吊销停止使用，但是一些机构对于高危病人在说明同意的基础上继续使用。

醋酸曲氨加压素

- 是一种血管加压素的衍生物，它可以提高vWF因子的水平，增加血小板黏附。

- 也可以增加凝血因子Ⅷ以及组织纤溶酶原激活剂的浓度。

- 醋酸曲氨加压素在英国并没有常规使用，循证证据较少。

诺其

重组凝血因子Ⅶa可以用于灾难性大出血的止血治疗：

- 有报道诺其在治疗血友病以外超适应证应用时血栓事件发生率增加，因此诺其的临床应用存在争议。

- 因此由主治医师谨慎考虑并与血液学专家讨论[

血液回收

- 有证据支持在心脏手术中使用血液回收。

- 然而，在仪器购买、仪器保养、一次性用品的购买以及人员培训上需要有很大的投入。

- 考虑到使用1单位的红细胞费用约在150英镑，血液回收可以节省很多的费用。

- 术野丢失的血液收集后进行冲洗，去除污染物、碎屑、肝素、细胞因子等，生理盐水处理后回输。

- 大多系统将血液浓缩，血细胞比容保持在至少60%。

- 然而，这种血液不含凝血因子或血小板。

- Haemonetics（cardioPAT）提供了纵隔引流液的术后回收系统，在我们的实践中也证明是有效的。

- 应当注意到一些Jehovah's witnesses的患者或许可以接受血液回收来作为他们治疗的一部分。

减少体外循环预冲量降低血液稀释

使机器尽可能离病人近一些，减少动脉及静脉管路到合适的长度，这样可以减少预冲的液体量从而减少血液稀释。

迷你体外循环

这是一种新技术，只在少数的单位里使用，它不仅仅只是传统转体外循环机的简单微型化，需要对灌注师进行相应的培训。

它的目的是通过多种方法减少体外循环相关的炎症

- 血液稀释减少（预冲液体可以减少至150ml）。
- 减少管路及氧合器的表面积。
- 在管路的静脉端使用比传统体外循环更小的抽吸技术，减少了对血细胞的破坏。
- 离心机也同样减少了对红细胞及血小板的破坏。
- 由于没有静脉回流室，不存在血–空气界面。

因此：

- · 血液丢失减少。
- · 输血减少。

- 可能减少心肌损伤及术后心律失常。
- 可能减少肾脏和肠道损伤。

但是，应当考虑到空气栓塞的风险。

局部止血剂的使用

使用这些止血剂应遵循如下建议：

- 使用局部压迫作为血凝块形成的支架。
- 喷雾作为吻合口封闭剂。
- 有一些证据显示可以减少出血，但是对于减少输血的证据很少。

局部抗纤溶剂的使用

有一些证据显示切口缝合处使用抗纤溶剂如氨甲环酸，有一定的益处。

非体外循环手术

非体外循环冠状动脉旁路移植术通过避免体外循环产生的一系列不良反应（血液稀释、人工界面接触、血小板破坏）而具有一定优势。

避免高血压

高血压会导致主动脉切开术后血液从缝线处丢失。

良好的外科止血

良好的外科止血对减少血液丢失至关重要。

优化输血规范

MSBOS（最大手术用血量预定计划）

医疗机构设定方案根据不同的手术过程中可能用血量提前预定一定量的血液，已经证实可以减少浪费。最佳办法是交叉配血输血的比例不应当大于2：1。

指南/输血指征

对于优化输血规范有很多不同的指南，有一些是特异性地针对心脏手术。

最近STS/SCA指南建议：

- 术后输血阈值控制在Hb低于7g/dl，尽管应该对于每个病人是否有氧供减少进行个体化的评估。

- 当Hb>10g/dl时并没有证据支持输血。

- 在体外循环术中Hb为6g/dl时可以开始输血。

- 考虑到在体外循环术中有大量的胶体输入，相对较低的Hb浓度是允许的，术后患者尿量增加，最初的几个小时血细胞比容将会升高。

输血算法

已经证实只采用合适输血算法就会降低输血的需求。当然这一输血算法必须有证据支持。

患者床旁检验

这将在（见本书的血液黏弹性检测）本书的其他部分进一步讨论。尽管有证据显示在心外科使用ROTEM/TEG可以减少红细胞减及的血液制品的使用、可以明显降低费用。但是单一干预措施的效果有限。只有通过采用多模型多学科的方法进行血液保护才能获得最好的结果。

即时检验

即时检验被定义为医疗机构专业人员在实验室之外进行的任何分析检验，可以产生可与所在实验室参考值范围相当的结果。由于实验室检查很慢，其结果只反映标本采集时患者的状态。在心脏外科中，当这些结果回报时患者的情况已经发生了很大改变。即时检验的目的是比常规实验室检查更快的获得结果，更适合指导治疗。

血气分析

将会提供迅速及可靠的信息：

● Hb水平及血细胞比容，可以指导输血。

● 电解质紊乱（尤其是对钾离子及钙离子）。

● 酸碱异常及乳酸浓度。

● 血糖。

血红蛋白分析仪

现在大多数的机构可以使用血气分析测量Hb，然而，一些分析仪如HemoCue可以对Hb进行检测。

凝血监测

便携式凝血监测仪可以提供凝血酶原时间（PT）及INR的结果。

ACT

尽管ACT是一种相对简单的检验（用一个装有激活剂如硅藻土及磁铁的试管，在容器中旋转），在心脏外科经常用于监测肝素使用的效果。

- 有很多可以使用的设备，有的可以提供肝素酶校正的结果，一些提供快速的结果。
- 不同的医院规定的体外循环开始的ACT水平有所不同，但400或480秒是比较普遍接受的。
- 应当知道ACT不仅仅取决于肝素的作用；它也与血小板与纤维蛋白原的相互作用有关。
- 在鱼精蛋白使用后，可进行进一步的检测来评估是ACT否回到基线。

Hepcon

这种自动化的仪器可以测量：

- 肝素的剂量反应。
- 肝素–鱼精蛋白滴定，预测所需的鱼精蛋白剂量。

● 一些学者建议此类直接测量肝素浓度的方法可以作为监测体外循环术中肝素抗凝及拮抗效果的更好手段。

黏弹性检测

这类检测最早出现在20世纪40年代，在最近15年作为减少输血的尝试又重新得到青睐。

● 有2种商业的检测系统——ROTEM及TEG。

● 它们都是黏弹性检测，检测血凝块的黏弹性变化，进而对凝血系统包括血小板及血浆凝血因子功能进行全面评价。

● 这种检测不仅可以检测血凝块怎样迅速形成，而且也可以看出血凝块形成、保持稳定以及血块溶解的情况。

● 这种系统是将血液放置在比色皿中，探针插入其中。在ROTEM中，探针以接近4°的角度来回旋转（图17.1），TEG是杯子以同样的角度旋转。当探针及杯壁之间的血液开始形成凝集时，张力的改变就会被探测到，进而转化成ROTEM/TEG的图形（图17.2）。

● 两种设备产生的图形有点类似，每一个参数与凝血过程的某个方面有关，可以快速、准确、判断凝血异常，尽早给予合适的治疗。

● CT（凝血时间）/r时间=从检测开始到血凝块开始形成的时间——在凝血因子缺乏或肝素作用时会延长。HEPTEM/肝素酶检测可以帮助进行区分。

● CFT（凝血块形成时间）/k时间=血凝块最开始形成到振幅达到20mm的时间——凝血因子缺乏以及血小板异

常时会延长。

● α角度反映了血凝块形成的速度。

● MCF（血凝块最大硬度）反映了纤维蛋白的缺乏及血小板功能的异常。FIBTEM检测可以帮助鉴别诊断。

● MA（最大振幅）对TEG来说MCF与之相当，它反映血小板功能的异常，尽管TEG也能检测功能性纤维蛋白原。

● ML（最大溶解）反映了纤溶过程。

● 已经证实这些检测是诊断纤溶亢进的金标准。

这两种仪器都可以进行很多检测。ROTEM特异性增加不同的激活剂作为诊断程序的一部分来进一步确定任何异常的情况：

● 重要的是要认识到，这两个系统在常规检测中都可以明确药物的效果（抗血小板药物、华法林）。

● 快速诊断凝血异常的存在是十分重要的，如果发现凝血障碍不存在，提示可能存在外科原因的出血，尽早进行二次开胸探查。

血栓弹力图被QIS（苏格兰质量改进体系）推荐在心脏外科作为一种评价临床成本效益的措施。

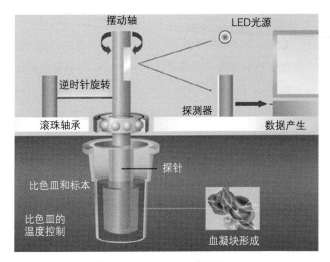

图17.1 ROTEM 工作的原理

得到TEM国际有限公司的许可 <http://www.rotem.de/site/index.php?option=com_content& view=article&id=&Itemid=7&lang=en>.

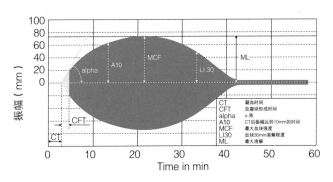

图17.2 ROTEM的图形

得到TEM国际有限公司的许可<http://www.rotem.de/site/index.php?option=com_content& view=article&id=&Itemid=7&lang=en>.

血小板功能检测

考虑到单独和联合使用抗血小板药物越来越普遍，血小板功能及检测或许会逐渐成为一种有效的/有价值的诊断工具：

- 市场上有很多设备，如Multiplate、VerifyNow、PFA-100。

- 尽管是使用不同的设备获得不同的检测结果，但它们都会提供血小板功能以及抗血小板药物效果的信息。

- 阿司匹林抵抗不常见，但氯吡格雷抵抗的发生率在不同的研究中也有所不同，抵抗率最高达40%。那些药物抵抗的患者相比于不服用药物的人不增加出血的风险。

这些检测可以让那些有围手术期高出血风险的病人接受针对性的、更为积极的血液保护策略。

第三部分

特定患者群体

第十八章

胸外科手术患者

胸外科手术患者日常护理

成人胸外科手术涉及的脏器有肺（包括肺移植）、胸膜、胸腺、食管和其他胸廓以及胸壁结构。与胸腔相关的操作包括肺叶切除术、因恶性或非恶性疾病而实施的全肺切除术、纵隔镜检查、纵隔切开术、经支气管镜实施的诊断性或介入性操作。电视胸腔镜手术（VATS）可进行胸腔积液的检查与引流、肺叶切除术、交感神经切除术和纵隔肿瘤切除术。另外还包括气胸的外科处理、肺气肿的治疗、胸壁手术、支气管内激光手术、气管支架植入术和食管切除术。所有这些病人可能需要入住心胸外科重症监护病房。

胸外科的日常护理目的是使手术患者快速康复，减少并发症。开胸手术创伤大，患者疼痛感强。手术本身的创伤和患者合并的呼吸系统疾病，均会导致术后呼吸相关并发症高发。如果并发症非常严重，如术后早期的肺出血或晚期发生的呼吸衰竭，患者可能会住进重症监护病房接受特级护理。

术后常规护理

镇痛

疼痛是复苏的最大障碍，会妨碍患者有效咳嗽和深呼吸。通常会对肺切除术后的病人进行原位镇痛，如椎旁阻滞或胸部硬膜外镇痛，除此还需要其他药物辅助，如非甾体抗炎药、对乙酰氨基酚等。自控镇痛泵常用于椎旁阻滞效果欠佳患者的补充镇痛。

氧疗

氧疗目的在于克服胸部手术后的 V／Q 失衡。吸入的氧气通常需进行加湿处理，以避免管道中分泌物因气流而变得干燥。氧疗应遵医嘱执行，使 SpO_2 达到 94%～98%，而对那些易发生 CO_2 潴留的慢性阻塞性肺疾病（COPD）患者，SpO_2 应控制在 88%～92%。高浓度吸氧可导致吸收性肺不张和肺损伤，对那些依赖于低氧刺激呼吸中枢的 COPD 患者是危险的。

胸腔引流

胸外科手术结束时通常会放置胸腔引流管，以引流胸腔内的血液（从底部引流）和气体（从顶部引流）。每根胸腔引流管通常会在设定的 $2cmH_2O$ 负压下经过一个单向阀引入水封瓶内。为促进肺膨胀，可连接更多的引流瓶以增加气体排出，负压不超过 $20cmH_2O$ 均可安全使用。水封瓶内液面持续冒泡说明一直有气体泄漏。

若是开放性气胸，漏气量会随呼吸而波动。如果水封瓶持续冒泡提示肺损伤较重，甚至可能发生了支气管胸膜瘘。

电驱动便携式自动排水系统可产生恒定负压，并可显示漏气的具体容量及速度。

物理疗法和早期活动

物理疗法和早期活动对胸外科患者至关重要。应安排患者经常坐起来，术后第 1 天即可鼓励其坐到椅子上，并尽快开始负重活动。那些术后容易发生肺不张和低氧血症的病人应采用 CPAP 或 BIPAP 模式进行机械通气治疗。

气管切开术

由于虚弱无力、喉返神经麻痹或分泌物过多，病人可能无法充分咳嗽排痰，因此一些单位会考虑使用气管切开术以协助分泌物清除。

静脉血栓栓塞症的预防

所有胸外科患者都应在术前开始使用低分子肝素预防静脉血栓栓塞症。低分子肝素治疗的前后12小时内都不应进行硬膜外麻醉操作，包括导管植入或拔出。低分子肝素的治疗时间窗应允许术前硬膜外导管置入。通常在手术前一天的下午6时及此后每24小时给予低分子肝素。

液体管理

人们普遍认为胸外科术后患者应限制液体入量。经典的Hartmann术后液体管理方案是控制输液速度在1ml/（kg·h），直至70ml/h的最大量。开胸术后急性肺损伤与过度输液之间有一定相关性，但并无明确循证医学证据。地区不同、医院不同、输液方案也不同。

抗生素预防

开胸后通常预防性应用抗生素24小时。不同医院的感染预防方案不同。

支气管扩张

支气管哮喘和气道痉挛状态可逆的患者，可通过支气管扩张剂来改善。一般情况下可使用吸入器，而围手术期可通过呼吸机雾化器。沙丁胺醇可能会增加术后房颤风险，因此不作为常规用药。当 β_2 受体激动剂应用受限时，可选择异丙托溴铵，后者具有更好的耐受性。

营养

伤口慢性感染（脓胸）、癌症、恶病质和吞咽困难（食管障碍）会导致营养不良。早期鼓励肠内喂养，若出现食欲不佳和吞咽困难，不利于足够的热量摄入，此时应立即建立肠外营养。

术后呼吸衰竭

25%的肺切除术后患者会发生呼吸系统并发症，其中更严重的5%的患者需要收入ICU，甚至需要正压通气支持治疗。术后呼吸衰竭的原因是多方面的，患者可能本身有严重的下呼吸道疾病，无法耐受肺切除后引起的肺功能丧失。术后疼痛引起的并发症多种多样，如可能会限制咳嗽和深呼吸。阿片类止痛药可抑制咳嗽反射，引起过度镇静和低通气。这些危险因素均会导致肺不张和痰液潴留，并可能最终发展成肺炎。肺切除术后急性肺损伤是许多患者最主要的并发症，但可能会漏诊。

术后呼吸衰竭病因

- 肺不张。
- ALI / ARDS。
- 肺炎。
- 基础的严重呼吸系统疾病。
- 肺切除过多。
- PE。

● 误吸。

胸部条件可能导致呼吸衰竭

● 胸部钝性伤和肺挫伤。

● 胸部刺伤。

● 支气管胸膜瘘。

● 脓胸。

并发症管理

胸外科术后发生呼吸衰竭的原因往往是多方面的，治疗包括支持治疗和病因治疗。院内呼吸系统感染可伴有肺不张和ALI。无创正压通气的应用可避免有创性的气管插管和间歇性正压通气（IPPV），并改善2型呼吸衰竭的预后。可考虑下面的干预措施：

● 无创通气支持治疗：

 · 鼻罩CPAP。

 · BiPAP。

 · CPAP和压力支持。

 · Hood CPAP。

● 微创气管切开术。

● 气管插管和IPPV。

● 早期气管切开。

● 物理治疗和早期活动。

● 痰培养和抗感染治疗。

 · 社区获得性感染VS医院获得性感染。

- 液体限制。
- 支气管扩张剂：
  - β受体激动剂：沙丁胺醇。
  - 抗胆碱能制剂：异丙托溴铵。
  - 糖皮质激素：倍氯米松。
- 全身应用糖皮质激素。
- 肠内营养支持。
- 深静脉血栓预防。

开胸后急性肺损伤

我们知道，即使切除较少的肺叶，术后也可能发生肺水肿。胸骨切开后经常会导致快速进行性发展的非心源性肺浸润和低氧血症，而且其临床、影像和病理学特点都与ARDS相似。其发病具有双峰分布的特征，这点已经描述过。

定义

ALI / ARDS诊断遵循欧美共识定义：

- 急性发作的低氧血症：PaO_2 / FiO_2 <300mmHg为ALI，<200mmHg为ARDS（不论PEEP水平）。
- X线胸片示双肺浸润影。
- PAWP <18mmHg（很少测量）或没有左房压升高的证据。

发生率

- 报道不一：肺叶切除术后为2%~5%，全肺切除术后为2.5%~15%。

结果

- 死亡率40%~60%，有报道需要插管的ARDS患者死亡率100%。

早期或"原发性"ALI

- 术后0~3天。

病理生理学

手术同侧和对侧肺部均可发生炎症与氧化应激损伤，通常继发于以下因素：

- 同侧：肺不张、手术操作、缺血再灌注。
- 对侧：吸氧浓度过高、高气道压力（气压伤）、肺过度通气（容积伤）、高血流灌注。

危险因素

- 术中通气压力过高（单肺通气时间和气道峰压都很重要）。
- 单肺通气的潮气量过大。
- 静脉输液过多。
- 肺切除＞肺叶切除＞更小部位切除。
- 右肺切除＞左肺切除。
- 术前嗜酒。
- 术前呼吸功能（1s用力呼气容积（FEV_1））。

晚期或"继发性"ALI

- 手术后3～10天。

- 继发于以下原因：

  - 肺炎。

  - 误吸。

  - 支气管胸膜瘘。

预防

预防是关键。早期应用无创通气有助于避免气管插管。一旦需要正压通气支持，死亡率将急剧上升。

- 单肺通气时采取肺保护性通气策略是有益的（有限的循证医学证据）：

  - 降低吸氧浓度：无低氧血症时，吸氧浓度30%～50%即可。

  - 小潮气量：6ml/kg或更低。

  - 压力限制：尽量降低气道峰压。

  - 预防肺不张：设定PEEP 5cmH$_2$O。

- 液体限制：

  - 静脉输液最少化：术中和术后24～48小时应限制静脉输液量/目标导向的液体管理。

  - 使用升压药物治疗（非出血性）低血压 [如去甲肾上腺素0.02～0.2μg/（kg·min）]。

- 吸入β$_2$受体激动剂（如沙丁胺醇雾化吸入，每次2.5～5mg，每4小时1次）。

- 胸部理疗和早期活动。

● 高危患者早期使用无创通气。

管理

及时发现并治疗导致呼吸衰竭的任何潜在原因至关重要，例如误吸、肺炎、气胸、肺栓塞。

● 吸氧。
● 胸部物理治疗。
● 密切关注液体平衡：
  · 使用利尿剂。
  · 使用升压药物治疗（非出血性）低血压［如去甲肾上腺素$0.02 \sim 0.2 \mu g / (kg \cdot min)$］。
● 无创通气
● 气管插管和正压通气：
  · 肺保护性通气策略：小潮气量，限制气道压力（参考第26章）。
● 文献中记载的实验性/建议性方法（主要是小样本观察性研究的数据）：
  · 糖皮质激素 。
  · 一氧化氮吸入。
  · 体外二氧化碳清除技术。

延伸阅读

LickerM, de Perrot M, SpiliopoulosA, et al.Riskfactorsforacute lunginjuryafterthoracicsurgery. AnesthAnalg, 2003, 97: 1558–65.

胸腔引流

胸腔引流术是治疗气胸、血胸、胸腔积液、脓胸的有效方法，常规应用于开胸术后和肺叶切除术后。引流管植入有两个经典部位：胸腔顶部进行气体引流、胸腔底部进行血液引流。为减轻疼痛不适，目前流行仅在胸腔顶部放置一根基底部带侧孔的复合引流管。

心脏手术后应放置纵隔及胸腔引流管，以促进血液引流。

有胸膜粘连时，放置胸腔引流管的危险性增大。故应特别注意既往有无胸腔手术病史。

必须无菌操作，并拍X线胸片确认引流管位置。

胸腔引流管应固定于后，不可再进一步深插到胸腔内，因为可能引发感染。

胸腔引流术的适应证

- 接受任何机械通气治疗的气胸患者。
- 穿刺减压后的张力性气胸患者。
- 持续性或复发性气胸患者。
- 50岁以上的严重自发性气胸患者。
- 恶性胸腔积液患者。
- 脓胸和肺炎旁胸腔积液患者。
- 创伤性血气胸患者。
- 手术后，如开胸手术、食管切除术、心脏手术。

操作前准备

● 鉴订知情同意书。

● 出血风险评估：检查凝血功能和血小板。

● 再次明确诊断：单侧肺实变或胸腔积液时，X线胸片均表现为一侧肺野"变白"，难以鉴别两者时可借助超声。

● 肺组织紧贴一侧胸壁是放置胸腔引流管的绝对禁忌。

● 全肺切除后的胸腔引流管放置必须由胸外科医生操作或请其会诊。

并发症

● 出血。

● 基底部的肺组织损伤。

● 穿刺相关的心脏损害。

● 误伤肝或脾。

● 损伤肋间神经血管束。

● 胸腔内感染和脓毒症。

引流管放置方式

请见图18.1、图18.2和图18.3

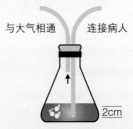

图18.1　治疗气胸的水封瓶

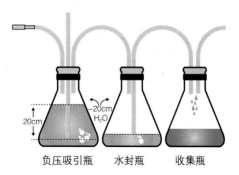

图18.2　水封瓶和负压吸引瓶、收集瓶的连接方式

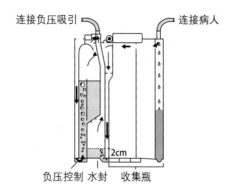

图18.3　现代胸腔引流系统，将可控性负压吸引、
水封和收集功能集中于同一装置

胸腔引流术

● 胸腔引流操作有一定风险，应由经过培训的专门人员
执行。

● 床旁超声引导可降低肋间胸腔引流穿刺风险。

● 采用Seldinger技术植入小口径（8–14FG）胸腔引流管
可用于引流胸腔积液，并能降低肺组织损伤风险。

- 需要引流血液时必须植入大口径（>24FG）胸腔引流管。
- 植入部位应选择"安全三角区"（图18.4）。

    由背阔肌前缘、胸大肌外侧缘，乳头水平面和腋窝顶点构成。

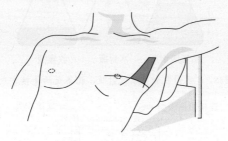

图18.4 "安全三角区"

引流管的撤除

- 气胸患者通常需等水封瓶停止冒泡且X线胸片显示肺复张后再撤除引流管。
- 出血量很少时。
- 撤除胸腔引流管前进行间断夹闭并无获益。
- 拔管后应复查胸片。

胸外科术后胸腔引流

- 如有肺膨胀不全，可通过增加水封瓶个数或利用负压进行吸引，负压应设10～20cmH$_2$O。

电子排水系统

由电池和（或）电源驱动的电子排水系统对胸外科手

术患者很有帮助。驱动泵不仅能持续负压吸引，而且体积小，没有液平面，大大方便了患者活动。驱动泵能提供恒定的负压，并以数字形式显示空气泄漏量（单位：ml/min），这有助于更好地量化漏气速度，当漏气量低于50ml/h时即达到了撤除引流管的指征。

可移动的胸腔引流

如果只引流气体而无过多的胸液或血液，患者移动时可通过一个单向阀（Heimlich阀）进行胸腔引流。

延伸阅读

Laws D, Neville E, Duffy J; Pleural Diseases Group, Standards of Care Committee, British Thoracic Society. BTS guidelines for the insertion of a chest drain. Thorax, 2003, 58 (suppl 2): ii53-ii59.

支气管胸膜瘘

支气管胸膜瘘（BPF）是支气管树与胸膜腔之间的持续交通。支气管胸膜瘘的治疗颇具挑战性。BPF导致肺持续漏气，与胸膜腔交通易并发胸腔感染甚至脓胸。起初通常需要胸腔引流治疗，但脓胸易形成分隔包裹而使引流效果不佳。胸腔的慢性感染会导致渐进性虚弱和体重减轻。感染的胸水如果溢入气道，就可能污染肺部引起反复感染。

BPF原因

- 肺切除术后支气管末端结扎口裂开。
- 肺癌。
- 肺结核。
- 肺创伤。

BPF管理

如果一个BPF患者需要气管插管和机械通气治疗，应注意的特殊问题是患者可能由于大量气体泄漏和呼吸道感染而存在通气不足的风险。如果BPF是由于肺叶切除所致，可能需要肺隔离，也有必要放置双腔管。可选择快速诱导技术和支气管镜引导下进行双腔管的准确放置。若肺漏气持久且严重，可考虑应用喷射通气或高频振荡通气。

BPF的外科管理应由胸外科团队实施。

气道梗阻

胸外科患者若出现危及生命的气管或下呼吸道梗阻时，将紧急收入心胸外科ICU。病情初步稳定后，会进一步调查病因、明确诊断并进行后续治疗。

气道阻塞的病因

- 异物。
- 创伤（气管插管、烧伤及其他形式的创伤）。
- 气管或主支气管肿瘤。
- 纵隔淋巴瘤。

● 胸腺肿瘤。

为明确诊断，通常可应用CT、硬质支气管镜、纵隔镜等取材进行组织病理学检查。在进一步的外科手术或化疗/放疗之前，可能需要尽快气管插管、使用糖皮质激素或植入气管支架来解除气道梗阻。

肺减容手术

传统的肺减容手术（lung volume reduction surgery，LVRS）是重度肺气肿患者的一种姑息性治疗方法。通过手术切除肺气肿严重的肺区，有助于缩小过度扩张的肺容积并优化呼吸力学，可减轻症状并改善预后。简单形式的LVRS，如肺大疱切除术也多应用于肺气肿患者。研究表明，LVRS总体上能提高患者的活动能力，但预后方面并未优于药物治疗，但它确能改善上叶肺气肿明显和平时活动能力差的患者预后。而那些非上叶肺气肿和平时活动能力较好的患者并不适合LVRS，因为其能增加死亡率且肺功能的改善微乎其微。

LVRS可通过不同的手术方法实施，如VATs、小切口开胸手术、传统开胸手术或胸骨切开术。手术部位也分单侧、双侧手术或分期双侧手术。

LVRS的主要并发症为呼吸衰竭，多伴发吻合口处肺组织的持续漏气。那些需要正压通气治疗患者的发病率和死亡率将增高。

延伸阅读

Tishman A, Martinez f, Naunheim K, et al. A randomized trial com- paring lung-volume-reduction surgery with medical therapy for severe emphysema. NEJM, 2003, 348 (21): 2059-73.

第十九章

成人先天性心脏病患者

简介

小儿心外科的飞速发展促使成人先天性心脏病（adults with congenital heart disesse，ACHD）的患者数量显著增长：

- 西方国家的成人先心病患者数量甚至多于儿童。
- 约90%的儿童先心病患者可存活至成年。
- 大多数成人先心病患者有正常的家庭与工作，生活质量良好。

从简单的动脉导管未闭到复杂的单心室，ACHD包含的疾病很多。解剖，可谓ACHD的精髓，解剖异常对病理生理学影响的解读颇具挑战性。一个"简单"的动脉导管未闭在成人患者身上却能表现为艾森曼格综合征合并肺动脉高压。

以下3种情况成人先心病患者需入住CICU。

心脏介入手术后

以下情况可能需要心脏介入（外科手术或经导管介入）治疗：

- 主要解剖异常的修复。
- 初次手术后的遗留问题修复。
- 其他问题的干预，例如冠状动脉搭桥术。
- 心脏和（或）肺移植。

非心脏手术后

复杂ACHD患者接受非心脏手术也可从CICU的围手术期监护中获益，包括产科手术。医生对ACHD病理生理学的深刻理解能够改善患者预后。

医疗急救管理

医疗紧急情况可能会使ACHD患者面临生命危险，例如，单心室ACHD患者突发急性重症肺炎。尽管有限的循证医学证据表明，即使有专业医护人员的看护，这些患者也往往预后不佳，但CICU的严密监护也可让这类患者有所获益。

另外需注意的是，ACHD患者的心脏手术病史可能仅是其全部病情的一部分。ACHD患者具有复杂的临床症候群，心脏缺陷只是一方面。为满足患者的个体化需求，这些临床症候群需要医师充分了解。有的ACHD患者有学习障碍，会显著影响其沟通能力。

关键点

CICU团队应与所有ACHD患者的基础医疗团队（心脏科医师/全科医师）沟通，以充分认识并深入理解患者的解剖学、病理生理学与合并症情况。

ACHD有很多不同的综合征和干预措施，常让医务人员混淆。表19.1及图19.1至图19.8列出了一些常见的医学术语。

表19.1 ACHD常见医学术语和干预措施的说明

医学术语	解释说明
ALCAPA	左冠状动脉异常起源于肺动脉；常在儿童期被发现和修复，但可能会导致左室收缩功能不全
ASD	房间隔缺损：最常见为继发孔型，可经导管介入封堵修复。原发孔型也称为部分型房室间隔缺损，上腔静脉型多与部分型肺静脉异位引流相关，不常见的类型包括下腔静脉型和冠状静脉窦型
AVSD	房室间隔缺损：也称心内膜垫缺损，包括房室瓣下室间隔缺损、近房室瓣水平房间隔缺损、单一或共同房室瓣孔
平衡循环	肺循环血供源于体循环。体循环和肺循环的血供平衡至关重要。体循环血管扩张（如应用麻醉药）可减少肺动脉血流量。肺血管收缩也可减少肺动脉血流量，从而加重发绀。扩血管药物的作用可被缩血管药物（如去氧肾上腺素）所抵消
Blalock - Taussig 分流	B-T分流：一种连接锁骨下动脉与同侧肺动脉以增加肺血流量的姑息性分流术。传统分流术是横断锁骨下动脉，近端与肺动脉进行端端吻合。改良分流术是利用人工血管、通过开胸手术来实现。术后可能出现同侧手臂血压偏低的假象
一致性	同一侧形态学上相关的两种结构连接，如右房与右室相接
先天性矫正性动大脉转位（ccTGA；图19.3）	心房与心室连接不一致，心室与大动脉连接也不一致（双不一致）：肺静脉回流到左心房→右心室→主动脉，长此以往将导致传导异常和体循环的右心室衰竭

续表

医学术语	解释说明
Damus-Kaye-Stansel 手术	肺动脉主干直接与主动脉吻合。肺动脉各分支血供通过导管或分流提供。修补主动脉或主动脉下发育不全/狭窄，以提供足够的全身血供。通过 RV-PA 入路通常可进行单心室修补，也可进行双心室修补（图19.2）
非一致性	心脏形态学的序贯性分段描述时使用的术语。房室不一致，例如右心房连接到左心室；心室–动脉连接不一致，例如左心室连接到肺动脉
心室双入口	>50%表现为两侧心房通过两侧房室瓣或共同房室瓣连接到单一心室（通常为左心室）
心室双出口	>50%表现为两条大动脉起源于同一心室（通常是右心室）
艾森曼格综合征	某些先天性心脏病最初为左向右分流，慢慢发展为严重肺血管病变和肺动脉高压，最终导致右向左分流而出现发绀
开窗术	在肺血管阻力显著升高的患者身上通过心房间、心室间或隔膜间的开窗，使血液自右向左分流，从而改善心排血量，但代价是患者会出现发绀
Fontan 手术（图 19.7）	将全身回流的静脉直接连接至肺动脉，不经过中间的心室泵。传统手术是将右心耳直接连接到肺动脉。目前的手术具有心外和心内（比如横向隧道）隧道的区别，大多数会增加一个小开窗，允许少量的右向左分流

续表

医学术语	解释说明
Glenn连接	上腔静脉连接到肺动脉。双向Glenn 指的是上腔静脉连接至右肺动脉和左肺动脉的汇合处
Hemitruncus	右肺动脉或左肺动脉起源于主动脉
Konno手术	扩张主动脉瓣环和左室流出道的手术。切开右室后应用补片扩大左室流出道。并发症包括心脏传导阻滞和室间隔缺损
永存左上腔静脉	左锁骨下静脉和冠状静脉窦永久连接。冠状静脉窦通常是扩张的。若冠状静脉窦无顶或有孔，可成为右向左分流的潜在通路
Mustard手术（图19.5）	由于大动脉转位对心房进行矫治的手术。房间隔切除后用自身心包组织作一个心房内板障，将体循环的静脉血引至二尖瓣环及肺下左心室。长期并发症包括房性心律失常和体循环的右室衰竭
Norwood 手术	对左心发育不良综合征的一系列姑息性手术以修复单心室和体循环的右心室。第1阶段：非常复杂的手术过程，连接肺动脉与主动脉，从主动脉分流至肺动脉和房间隔切除。第2阶段：分流器取下来，完成双向Glenn手术。第3阶段：完成Fontan手术
Pott分流	连接降主动脉与左肺动脉的姑息性分流手术
Rastelli手术	特征为大动脉转位、室间隔缺损和肺动脉狭窄。缺损的室间隔与错位的主动脉相连，使左室流出道受阻。用人工血管连接右心室与肺动脉

续表

医学术语	解释说明
Ross手术	用自体肺动脉瓣进行主动脉瓣置换术，再用同种异体移植物置换肺动脉瓣。尤其适用于儿童，方便移植瓣膜随年龄而增长。长期潜在的问题是自体移植物和同种异体移植物的慢性毁损。可能需要加宽左室流出道，即Ross-Konno手术
Senning手术	大动脉转位患者静脉血回流的心房内阻断。类似于Mustard手术，但使用的是心房组织而非修复材料
单心室	也叫单室心。虽然经常会有残留的第二心室腔，但只有一个心室腔有泵血功能
骑跨	瓣膜骑跨于室间隔缺损之上，从而限制了修复
锁骨下动脉翻转主动脉成形术	使用左锁骨下动脉对缩窄的主动脉进行手术修复。手术会使左上肢可触及的脉搏减少或消失，或者左上肢血压测不出
Switch手术（图19.6）	手术修复大动脉转位，恢复心室-动脉的一致性。长期的问题包括肺动脉狭窄，主动脉或冠状动脉吻合口或肺动脉分支的狭窄
法洛四联症（图19.1）	主要特征是室间隔缺损、主动脉骑跨、右室流出道梗阻与右心室肥厚。一期修复现在比较常见，但如果患者病情不稳定，发绀严重，可能需要行姑息性分流术（B-T分流、Waterston吻合或Pott吻合）以赢得患者生长发育的时间。长期的问题包括肺动脉瓣反流或狭窄、右心室扩张和快速性室性心律失常

续表

医学术语	解释说明
全腔静脉−肺动脉连接术（图19.8）	也称为TCPC。Fontan手术的现代改良式式，将上腔静脉连接到肺动脉（Glenn连接），将下腔静脉经心外也连接到肺动脉
大动脉转位（图19.4）	心室−动脉连接不一致：主动脉起源于右心室
动脉干	从心脏发出的单一血管出口，主动脉与肺动脉血流在此汇合
Waterston分流	连接升主动脉和右肺动脉的姑息性分流术

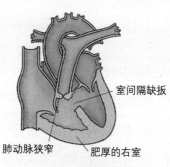

室间隔缺扳

肺动脉狭窄

肥厚的右室

图19.1 法洛四联症

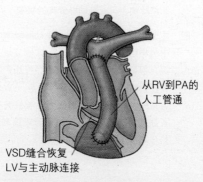

从RV到PA的人工管通

VSD缝合恢复
LV与主动脉连接

图19.2 右室−肺动脉通过人工血管连接

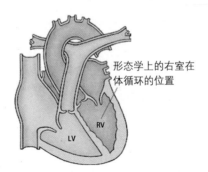

图19.3　先天性矫正性大血管转位

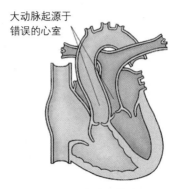

图19.4　大动脉转位

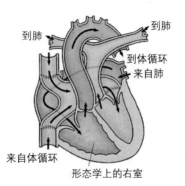

图19.5　Mustard手术

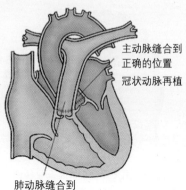

图19.6　switch手术

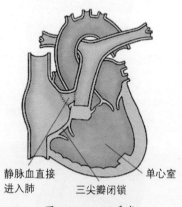

图19.7　Fontan手术

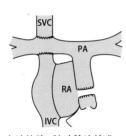

全腔静脉–肺动脉连接术
（TCPC，侧隧道）

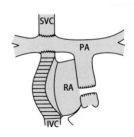

全腔静脉–肺动脉连接术
（TCPC，外通道）

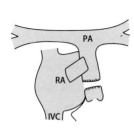

右房–肺动脉连接的Fontan手术

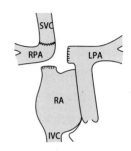

经典Glenn手术

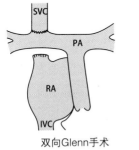

双向Glenn手术

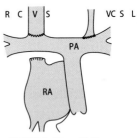

双侧双向Glenn手术

图19.8　全腔静脉–肺动脉连接术（TCPC）

成人先天性心脏病预后的预测因素

加拿大心血管学会的共识分类描述了先心病的复杂程度。

病变越复杂，患者的并发症的发生率和死亡率越高。

导致ICU内并发症的发生率增加的影响因素：

- 术前肾、肝、甲状腺功能异常。
- 血流动力学改变显著，或者残存分流。

继发于心律失常导致的急性病情恶化，患者入住ICU后能够通过加强监护和成功管理而具有良好预后。

因紧急情况（除了心律失常）入住ICU的患者死亡率高达36%，且能够通过APACHE Ⅱ评分准确预测。

ACHD患者因紧急情况入住ICU后应该标准化监护和管理。然而，需要经常听取CICU专家的意见与建议，特别是在机械通气和血流动力学支持方面。

总结

ACHD患者CICU监护与管理的关键在于对解剖、病理生理和功能的深入理解。这包括常规指标的监测，如血红蛋白、血氧饱和度和动脉血压。在分流的患者身上如何测量真实的血压，在动脉导管未闭的艾森曼格综合征患者身上如何获得正确的血氧饱和度，由此可见ACHD监护与管理的难度与复杂。

ACHD的常见并发症包括右心功能不全，心律失常，感染性心内膜炎和肺动脉高压。以上将在相关章节中详细介绍。第20章还介绍了ACHD合并妊娠患者的特殊处理。

心律失常

心律失常可能难以察觉，了解平时的心电图是有帮助的。

导致血流动力学异常的任何心律失常，均应进行标准化管理，并及时电复律。

房性心动过速对单心室的ACHD患者具有生命威胁。房性心动过速一旦确诊，必须迅速采取以下措施：

- 电复律作为首选治疗。
- 胺碘酮会减慢心房传导和心室率，随之而来的是房室传导减慢导致的血流动力学不稳定。

发绀

发绀是未经手术修复解剖异常或仅行姑息性手术的ACHD患者重要的临床特征。低氧血症是由右向左分流或肺静脉与体静脉血液混合回流至同一心室腔而引起。继发性红细胞增多表现为血细胞比容升高和血液黏稠度增高。

- 术前应努力使患者铁储存充足并达到生理最佳的血红蛋白浓度。
- 放血不必频繁进行，基本上只适用于高黏滞综合征。
- 发绀患者发生全身性血栓栓塞的风险增高：出现新发的神经系统症状高度提示脑栓塞，需及时行头颅CT检查。
- 慢性紫绀有很多后遗症，包括凝血异常、肾功能损害、主动脉–肺动脉侧支血管的生长。

- 发绀患者常有血小板减少和继发性红细胞增多而导致的凝血功能异常。也有凝血因子V、Ⅶ、Ⅷ和Ⅸ水平下降以及vWF多聚体减少的报道。

- 由于低血容量或相对贫血，患者可在围手术期出现氧输送障碍。此时可能需要输血，目的不是为了达到特定的血红蛋白浓度，而是保证足够的氧输送。

咯血可危及生命。对于艾森曼格综合征患者，切记其体循环压力与肺循环压力是相似的。如果血压过高，避免使用血管扩张剂，应使用β受体阻断剂和（或）镇静治疗。

咯血

咯血是ACHD患者一个令人担忧的现象。少量出血可能会发展为危及生命的咯血，所以应查明咯血的原因。咯血原因可能与支气管炎、肺栓塞和肺动脉高压有关，肺动脉高压者易发生肺小动脉破裂或主动脉-肺动脉侧支血管的破裂。气管切开或长时间有创机械通气的患者易形成气管动脉瘘。主动脉瘤（包括主动脉缩窄修复后和马方综合征）患者可能会局部侵蚀到气道（或食管）。

迅速检查明确诊断，包括X线胸片、支气管镜、CT血管造影以及侵入性导管检查。

如果出血严重，应在非出血侧的支气管进行选择性插管，以避免支气管阻塞。

心力衰竭

成人先心病患者可发展为心力衰竭。应该根据标准化管理策略进行干预，虽然支持的证据不多。

心脏再同步化（CRT）治疗合并心力衰竭的ACHD患者的循证医学证据最少，但可在特殊情况下应用。CICU的部分术后患者可能发展为起搏器依赖甚至全心衰竭，此时应用CRT也是合适的。

治疗心力衰竭的先进方法包括机械循环辅助和心脏移植。ACHD患者术后可能需要ECMO或VAD辅助。VAD技术在右心功能不全的ACHD患者中的应用标志着治疗策略的显著进步。ACHD患者也可考虑进行心脏移植，但需要周密的规划。

ACHD监护的一般原则

- 监护目的是保证足够的终末器官氧供。

- 氧疗对ACHD患者无害，因此可作为一般患者的支持治疗。不过，氧疗时应持续监测血氧饱和度。

- 应保持静脉通路通畅，避免出现气泡。气泡可能进入体循环。通过矛盾性栓塞进入体循环的栓子也可导致脑脓肿。新发神经系统体征后，应立即行脑成像检查。

- 侵入性监测需要考虑的因素。对动脉血压的监测应选择正确的位置，以避免分流或缩窄修复术导致的动脉压力测量不准。中心静脉导管应避免穿过腔静脉至肺动脉，因为腔静脉直接与肺动脉连接。肺动脉漂浮导管不适于ACHD病人，因其往往会带来更多问题，一般是避免应用的。

延伸阅读

Price S, Jaggar SI, Jordan S, et al. Adult congenital heart disease: inten- sive care management and outcome prediction. Intensive Care Med, 2007, 33: 652-9.

Warnes CA, Liberthson R, Danielson GK, et al. Task force 1: the chang- ing profile of congenital heart disease in adult life. JACC, 2001, 37: 1170-5.

疾病相关的注意事项

法洛四联症

成人法洛四联症患者择期入住ICU的最常见原因是二次手术进行肺动脉瓣置换。ICU监护很重要的一部分是回顾患者的既往手术史。

● 如果患者既往做过B-T分流术，很可能胸部手术切口同侧的手臂动脉血压测量值会假性偏低。

● 许多患者术后康复很快，但仍有潜在的ICU并发症发生的风险。

● 右心室功能障碍常会引起新的并发症，这需要一个完整的优化策略：包括呼吸机、心率和节律、前负荷和后负荷的优化，例如早期吸入一氧化氮以及应用机械辅助装置。

● 心室间相互作用在左室功能不全中的角色尚不明确，但导致左室功能不全的病因包括冠状动脉疾病。左室功能不全需要用标准的心力衰竭策略进行管理。

- 心律失常是潜在的问题，需要及时关注。持续性室性心律失常需要紧急电复律。紧急情况下可能需要补充电解质和应用抗心律失常药物（包括胺碘酮）。一部分法洛四联症患者在出院前需要植入除颤器。

大动脉转位——Mustard或Senning修复术

Mustard或Senning修复术后的患者可能会发生梗阻或残余分流。因慢性静脉充血而导致术后肾功能不全和肝功能异常的发生率增加。

- 右心功能不全通常很难管理。虽然结果难以预测，仍应采用标准的心力衰竭策略来管理。

大动脉转位——Switch修复术

既往做过大动脉转位矫治术的患者再次手术的适应证：肺动脉、主动脉或冠状动脉吻合口的修复，主动脉瓣或肺动脉瓣的修复或置换。

- 这些患者的主要问题是左心衰竭，原因往往是冠状动脉缺血。

先天性矫正性大动脉转位（CCTGA）

先天性矫正性大动脉转位有两个常见的临床表现：需要起搏治疗的心动过缓和三尖瓣关闭不全。三尖瓣关闭不全可能是右心衰竭的表现，术后管理也非常棘手。这些患者可能需要VAD辅助支持。

Fontan和TCPC循环

Fontan循环的特征是依赖于被动肺血流的单心室循环。与自主呼吸相比，IPPV呼吸模式通过抑制吸气产生的胸腔内负压，减少肺循环回心血量，进而降低心排。Fontan的生理学特征需要足够的前负荷以及避免肺血管阻力升高。

- 避免应用IPPV呼吸模式，然而如果心排血量允许，IPPV也可应用。应用最小PEEP以尽可能降低气道压。气道保护能力好的前提下，提倡早期拔管。

- Fontan的生理学特征会导致体循环静脉压增高，出现肾脏、肝脏慢性病变以及血液功能异常，所有这一切都会挑战术后恢复。

在CICU，Fontan患者需要精心管理。除了已经说过的系统性问题，潜在的心血管问题包括：

- **系统性心功能不全**。应用标准策略进行管理。初步证据表明，钙增敏剂（如左西孟旦）可能是有益的。最大限度地提高心排血量，可能需要引流胸水和腹水（可能会影响膈肌功能）以及优化呼吸机参数，配合应用支气管扩张剂和降低肺血管阻力的血管扩张药。

- **心律失常**。Fontan患者的心室率通常为40～90次/分。房性心律失常可能难以与正常节律辨别。术后房性心律失常的耐受性很差，应及时电复律。

结论

- ACHD患者在CICU的管理复杂且具有挑战性，但获益也很大。

- 对既往病史和当前病情的充分了解是准确把握患者解剖学和病理生理学特点的关键。

- 应该从成人先天性心脏病专家——心脏病专家、心外科医生、麻醉医生和ICU医生寻求支持和建议。

延伸阅读

Griffiths M, Cordingley J, PriceS (eds).Cardiovascular Critical Care. Oxford: Wiley-Blackwell, 20-0.

产科心脏病患者

简介

心脏病会使妊娠复杂化，甚至需要进入重症监护病房进行治疗。最近CMACE报道在2006～2008年期间每100 000名孕产妇因为心脏病死亡2.3人（图20.1）。心脏病因素在产妇死亡率原因列表中保持排名靠前（图20.2）。患有严重心脏病的女性在怀孕后都希望母婴平安、顺利分娩--这是对产科服务的巨大挑战，能否顺利地分娩依赖于心脏产科协作系统，包括优秀的心脏重症护理。

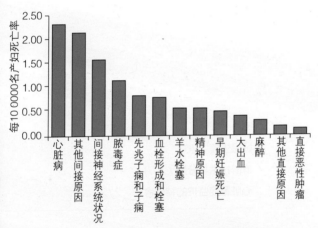

图20.1　每100 000名产妇的致死原因

英国，2006～2008。其他的间接原因则分为神经系统和其他，直接原因包括脂肪肝和癌症。转载自Lewis, G等人：Saving mothers' lives: reviewing maternal deaths to make motherhood safer: 2006－2008, BJOG: An International Journal of Obstetrics and Gynaecology, 118, s1, pp. 1－203, Wiley, © 2011 Centre for Maternal and Child enquiries（CMACe）, BJOG.

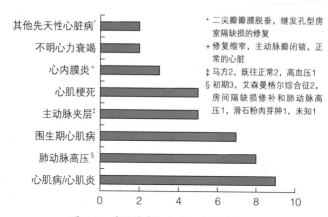

图20.2 英国孕产妇由于心脏原因的死亡

在1997～1998年间孕产妇死亡的保密调查为（孕产妇死亡总数= 409，心脏死亡= 41）。报道来自：Heart and Education in Heart, SA Thorne, pregnancy in heart disease, 90, 4, pp. 450 - 456, copyright 2004, with permission from BMJ publishing Group Ltd。

妊娠生理

在妊娠过程中对心脏功能提出了更高的要求（图20.3）。心力储备有限的患者可能使孕妇和胎儿的健康面临风险。并发症可能发生在产后数天内。在分娩后立即会有胎盘血自体回输，这可能导致心脏负荷过重。

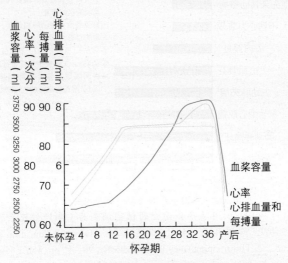

图20.3 妊娠期的生理变化

在怀孕期间全身和肺血管阻力（PVR）下降。血压（BP）可能会在第二个月内下降，在怀孕后期略有上升。注意：妊娠16周时心排血量和每搏量达到峰值。报道来自：Heart and Education in Heart, SA Thorne, pregnancy in heart disease, 90, 4, pp. 450－456, copyright 2004, with permission from BMJ publishing Group Ltd.

孕产妇死亡风险

对严重心脏病的患者应给予产前指导。在医疗保健水平和应对罕见的心脏疾病妊娠经验均有限的情况下，精确预测孕产妇和胎儿的预后可能是困难的。

复杂心脏病的母亲应该到一个由心脏病专家及高危妊娠的产科团队组成的医疗机构咨询。机构的作用是评估母亲怀孕的风险，并制定一个计划，通过密切随访和医疗干预以减少这些风险。

心脏相关死亡风险高的产妇应选择在有心脏产科团队的医院进行分娩（表20.1）。分娩后，在心脏重症监护病房密切监护和治疗对于产妇是有益的。

表20.1　先天性心脏病孕产妇的死亡风险

人群	死亡率
正常健康妇女	1/20000
人口平均水平	1/10000
矫正的法洛四联症或类似情况	1/1000
严重主动脉狭窄	1/100
重度肺动脉高压	1/3
艾森曼格综合征	1/2

注：转载自MA Gatzoulis et al., Adult congenital heart disease: A practical guide, Copyright ©2005 by Blackwell publishing Ltd, with permission。

心脏风险的独立预测因子是

● 紫绀性心脏病。

● 肺动脉高压。

● 心功能差（纽约心脏协会（NYHA）Ⅲ或Ⅳ）。

● 基础状态差。

● 严重左心梗阻。

患有先天性心脏病的患者存活到成年若怀孕则有更大的风险。比如艾森曼格综合征患者如果怀孕则有重大风险，孕产妇的死亡率为40%～50%。这些类型的患者需要术前咨询可能遇到的风险。临床上，妊娠合并心脏病是一个典型的例子——仔细规划和多学科的优秀医疗团队是必需的。这种团队包括产科医生、儿科医生、心脏科医生、助产士、麻醉师和重症监护医生。复杂的产科心脏病患者应在专科单位管理，配备有经验的心脏产科团队和心脏重症监护机构。

医疗干预可以改善妊娠期母婴预后，如二尖瓣球囊瓣膜成形术、主动脉缩窄修复术，药物治疗如抗凝剂或肺血管扩张剂。

麻醉技术与分娩

产妇的妊娠和分娩方式由高危产科团队根据胎儿生长发育情况及母亲心脏情况综合评估决定。如果患有复杂的心脏疾病，母亲和胎儿将接受连续的评估。随着妊娠的发展，心脏的需求增加，但是必须平衡胎儿早产的风险与胎儿生长发育的成熟度以决定是否进行分娩。

对于中等风险的妊娠，顺产是首选，但是，对于高风险的患者，剖宫产可能是最佳的分娩方式。

麻醉方式将由负责的麻醉师基于多种因素综合考虑后决定。孕产妇保持清醒的局部麻醉是许多中心首选的方案。

基本原则

● 保持侧位倾斜以减少妊娠子宫对下腔静脉的压迫。

● 注意产后催产素的管理（5单位静脉缓慢注射）。

- 严格的液体管理。

- 血管加压素用于脊髓麻醉。去氧肾上腺素是我们的首选。

- 对于高风险的产科剖宫产提供全方位心脏支持。这应该包括心脏外科手术干预和（或）机械循环辅助装置。

局部麻醉的优点

- 孕产妇意识清醒。

- 误吸风险低。

- 避免了全身麻醉的副作用。

- 缓解疼痛。

局部麻醉禁忌证

- 左心梗阻（重度主动脉瓣或二尖瓣狭窄）。

- 重症心肌病。

- 硬膜外/腰–硬联合麻醉的绝对禁忌证，如双联抗血小板治疗或抗凝治疗。

全麻的优点

- 避免局部麻醉的副作用，如血管舒张反应。

- 呼吸支持。

- 更容易进行高级生命支持治疗和管路置入。

- 如果需要可以进行食道超声检查。

全身麻醉的风险

- 心血管系统的抑制和失代偿。

- 增加胸腔内压。

- 肺循环阻力升高。

- 子宫收缩乏力概率提高。

- 新生儿窘迫。

- 肺误吸。

心脏重症监护的特殊考虑

详细的术后监护计划是必不可少的。虽然专门的心脏重症监护可以在关键时刻救命，但是产科单位的所有设施应在围生期保证可用。该计划应包括以下内容：

- 心血管系统监测：

  · 动脉压。

  · 中心静脉压。

  · 尿量。

  · 心排血量。

  · 混合静脉血氧饱和度（SvO_2）。

  · 肺动脉压。

  · 如果需要可以进行超声检查。

- 止痛：

  · 对乙酰氨基酚（扑热息痛）。

  · 非甾体抗炎药。

  · 硬膜外麻醉或腰部麻醉使用阿片类药物。

  · 口服阿片类药物镇痛。

● 出血并发症：

- 常规催产素输注以降低子宫张力。

- 麦角新碱。

- 卡孕栓治疗产后大出血。

- 产科手术团队就位。

- 介入治疗产后大出血。

- 如果所有其他的治疗都失败可能需要进行子宫切除术。

- 根据当地常规予预防性的抗生素治疗。

● 预防静脉血栓栓塞（VTE）。

● 精神情感支持：

- 母婴分离对于母亲来说是艰难的。

- 摄像头可以帮助看见新生儿重症监护病房内的婴儿。

- 配偶的精神支持。

● 妊娠患者的心搏骤停：

- 复苏应遵循ERC指南。

- 在心搏骤停5分钟内紧急剖宫产。

- 侧位倾斜。

- 压迫环状软骨减少气管插管误吸的风险。

标准药物治疗无效的心力衰竭

简介

失代偿性心力衰竭（DHF）是常见的。多数DHF患者对标准药物治疗反应良好，但也有一些例外，且伴随着日益恶化的症状。本章将重点放在评估和管理标准药物治疗无效的患者，更高级别的支持治疗是必要的，如静脉应用正性肌力药物、主动脉内球囊反搏（IABP）、超滤、机械循环支持（MCS）和（或）心脏移植。关于这些具体策略的进一步信息将在专门的章节中讲述。

定义

心力衰竭可以是新发的，也可以是慢性疾病的急性发作。临床表现是呼吸急促，肺泡和间质中液体的累积，造成心脏充盈压升高。其他器官功能障碍也可能同时存在，患者可能发生低血压（心源性休克）。心力衰竭最常见的原因是左心室收缩或舒张功能不全；也可合并其他心脏异常，如冠状动脉异常或心脏瓣膜病等。

专科监护与非专科监护

识别和管理难治性心力衰竭患者是具有挑战性的。最理想的是，这些患者被专业的心脏重症监护病房管理，提供全方位的选择。然而，大多数患者会出现在综合性病房，且没有重症监护管理。对高危群体的识别、决策和转诊时机的判断是至关重要的。应鼓励向专科团队早期进行咨询，如果可能的话，将其纳入临床常规。

评估

可能导致失代偿的因素

- 病人的依从性。

- 急性状态，如下呼吸道感染。

- 诊断延误。

- 心律失常，例如，房颤或室性心动过速。

- 在入院时进行液体复苏。

- 使用 β 受体阻断剂。

病史

呼吸窘迫或低意识水平将增加诊断的难度。必要时需要亲属或监护人陪伴。

- 明确诊断：

  · 是心力衰竭还是类似心力衰竭（表21.1）？

  · 以前被诊断过心力衰竭吗？

  · 是否为双重病理状态？如心力衰竭和肺炎。

表21.1　心力衰竭的鉴别诊断

呼吸	慢性阻塞性肺疾病
	哮喘
	肺血栓栓塞症（急性或慢性）
	急性呼吸窘迫综合征
	肺炎
	肺出血
	间质性肺疾病（纤维化）
	肺水肿（气胸）
	肺静脉闭塞性疾病

续表

肾功能不全	急性或慢性肾脏病
	肾病综合征
	双侧肾动脉狭窄
药物（液体潴留/水肿）	非甾体抗炎药
	二氢吡啶类钙拮抗剂
高输出心力衰竭	严重贫血
	甲状腺功能亢进
	硫胺素缺乏症（脚气病）
	脓毒症
	动静脉分流
	佩吉特病
肝功能异常	
低蛋白血症	
慢性静脉瓣膜功能不全	
神经源性肺水肿	脑出血
	电休克治疗
	头部损伤
服药过量	阿片类药物的毒性
	水杨酸盐毒性

● 症状评估

· 气促、端坐呼吸、阵发性夜间呼吸困难。

· 使用纽约心功能分级（NYHA）。

- 外周水肿：通常不存在，尤其是年轻的患者，尽管未被发现的腹水和肠水肿导致相对大量的液体超负荷。

- 腹胀（腹水）。

- 体重变化：

  –增加：液体潴留；

  –下降：心源性恶病质。

● 尝试寻找导致失代偿或急性起病的原因：

- 有缺血、心律失常、低血压的症状。

- 最近的用药变化或依从性问题。

- 心脏毒性的药物，或加重液体潴留的药物（框21.1）。

- 不遵守限液、盐或酒精。

- 是否因手术禁食停用治疗心脏疾病药物？是否接受了过多的静脉输注？

● 合并症定义：

- 与不良预后相关（见框21.2）。

- 可能对移植资格产生影响（见第22章）。

● 以保证患者正常的生活质量为目的，患者的意愿十分重要。

框21.1 潜在的可逆性心脏抑制因素

● 酸中毒

● 脓毒症

● 缺氧

● 负性肌力药物：如钙拮抗剂，大多数抗心律失常药，或药物过量

框21.2 心力衰竭患者常见的非心脏合并症

● 贫血

● 肾功能不全

● 糖尿病

● 慢性阻塞性肺病

● 关节炎

● 认知功能障碍

● 抑郁

检查

气道、呼吸、循环、功能障碍、暴露（ABCDE）。

一般检查

● 病人看起来舒服吗？

● 骨骼肌减少可能意味着已经发生了心源性恶病质。

心血管

● 脉搏和末梢：

· 末梢发凉，皮肤青紫（外周血管收缩）。

· 毛细血管充盈时间。

· 心动过速：尽管使用了控制心律的药物，仍有许多
难治性心力衰竭患者发生心动过速。

· 房颤：失代偿的原因或结果。

● 血压：

· 通常低，但也可能是正常或升高，高血压也可以是
导致心力衰竭的原因。

· 奇脉可能提示心包填塞。

● 颈静脉压（JVP）：

· JVP升高提示心脏充盈压升高。

· 警惕其他导致JVP升高的原因：三尖瓣反流、肺动脉栓塞、缩窄性心包炎、心包填塞、右室梗死，上腔静脉梗阻。

● 心前区：

· 触诊：心尖搏动弥散、横向位移（左室扩张）；右室震颤（肺动脉压的升高或右心衰竭）。

● 听诊：

· 第三心音（"奔马律"）。

· 二尖瓣关闭不全的全收缩期杂音。

· 任何杂音的存在可能表明心脏瓣膜病变，或室间隔缺损。

呼吸

● 休息时呼吸急促。

● 虽然没有双侧肺底湿啰音，但不排除肺水肿。

● 胸腔积液。

腹部

● 肝淤血和右心衰竭引起的肝大是常见的。

水肿

● 心脏衰竭的一个基本特征，但有许多其他原因，并与全身静脉压力没有关联。在急性心力衰竭和年轻的心力衰竭患者中常看不到该症状。

检查

临床血液学和生化检查

- 全血计数：贫血会加重心脏衰竭，有时是导致心力衰竭的主要原因。

- 肾功能不全是常见的，积极的利尿治疗有可能加重肾功能不全。

- 电解质紊乱：可以由疾病本身引起，更常见的是治疗的结果。

- 葡萄糖、脂类代谢异常、甲状腺功能障碍。

- 肝功能异常：多由于心力衰竭引起的肝淤血所致。

- 凝血检查：心力衰竭引起的肝淤血常伴有凝血功能异常

- 心肌病的检查：当基础诊断尚未确定时应检查。包括：
  · 病毒血清学检测（病毒性心肌炎、心肌病）、铁蛋白（血色病）、甲状腺功能检查、钙、血清ACE（结节性心肌病）、24小时尿肾上腺素（嗜铬细胞瘤）、肌酸激酶（神经–肌肉疾病）、自身抗体（结缔组织病）。

- 肌钙蛋白：心肌缺血和心肌梗死可显著升高。然而，中度升高也可见于失代偿性心力衰竭（不管什么原因）、心肌炎、严重的非心脏疾病如肺炎。

- BNP及NT–proBNP。心肌张力升高时释放，可以帮助指导DHF的治疗，病情好转时BNP降低。

心电图

- 心力衰竭时很少正常，通常心电图阴性预测值高达98%。

- 可为心力衰竭的潜在病因提供重要线索：
  · 病理性Q波和ST段或T波的改变：高度怀疑缺血性心脏病。
  · QRS高电压：提示LV肥厚。

- · QRS低电压：考虑甲状腺功能减退症，淀粉样变性或心包积液。
- · 电交替：交替QRS波振幅有时可见于心包积液。
- ● 提示传导异常或心律失常：
  - · 心动过缓或二度或三度AV传导阻滞：原因可能是传导系统疾病或药物的副作用。
  - · 房性心律失常：最常见，可能是心脏衰竭的原因或后果。

胸片检查

- ● 胸片检查（CXR）可以证实或排除诊断，为可能的病因诊断提供线索，提供可供选择的诊断或并发症或合并症，如并发肺炎（表21.2）。
- ● 注意：心胸比正常对于心力衰竭的诊断敏感性和特异性较低（LV功能障碍患者40%～50%为正常）。
- ● 注意：血流动力学和肺血管异常之间无必然联系。一些严重的心力衰竭患者在胸片上可能并没有肺静脉淤血或水肿的典型表现，尽管肺毛细血管压力非常高。

表21.2 心力衰竭的胸片检查（CXR）

心力衰竭的典型CXR特点	CXR特征的可能病因
心脏肥大［心胸比＞0.5（后前位）］	突出肺门血管（肺动脉高压）
肺上叶静脉分流 支气管袖套征	心界左侧膨隆伴随胸骨后"双密度影"（左室室壁瘤）

续表

心力衰竭的典型CXR特点	CXR特征的可能病因
Kerley B线	左房扩大（二尖瓣瓣膜病）
水平裂积液	心包钙化（缩窄性心包炎）
双侧肺水肿，肺门"蝙蝠翼"状影	瓣膜钙化（心脏瓣膜病）
胸腔积液（双侧或右胸）	肋骨切迹（主动脉缩窄）

注：改编自Lang nn, newby DE. assessment of patients with Suspected Chronic heart Failure. In: Oxford Medical Library: Chronic Heart Failure. Oxford University press, UK. 2008。

超声心动图（经胸或经食管）

- 超声心动图是心力衰竭最重要的检查手段，可以判断心脏形态改变、病因和心力衰竭的严重程度。详见第32章。

右心导管

- 右心导管检查在心力衰竭患者中的实用性和恰当性是有争议的。

- ESCAPE研究纳入433例DHF患者，观察右心导管检查组和仅进行临床评估组的预后差异，6个月的随访发现，两组患者的存活时间、出院率和总死亡率无差别。

- 但ICU的DHF患者是否应行右心导管检查，目前尚无类似数据；许多心力衰竭专家考虑右心导管检查还是十分重要的。例如，肺动脉楔压的高低可能对心力衰竭的诊断或后续治疗手段的选择产生影响，如利尿。因此，严重的DHF患者或将从右心导管检查中获益。

● 对可能行心脏移植的患者行右心导管检查应列为诊疗常规。

心内膜活检

● AHA / ACC/ ESC针对心内膜活检已达成共识发布（表21.3）。指南中，心内膜活检作为 I 类证据推荐用于鉴别巨细胞性心肌炎与其他类型的心肌炎，因其预后和治疗策略有很大的不同。

● 心内膜活检同样推荐用于可疑渗出性病变的心力衰竭，如淀粉样变形、结节病、血友病以及原因不明的嗜酸性心肌炎和限制性心肌病。

● 心脏活检仅可由有操作经验的操作者和中心进行。

表21.3 心内膜心肌活检的临床适应证

序号	临床情景	推荐级别（I, IIA, IIB, III）	证据级别（A, B, C）
1	2周内的新发心力衰竭，左室正常或扩大、血流动力学波动	I	B
2	2周至3个月内发作心力衰竭伴左室扩大，新发室性心律失常，二度或三度房室传导阻滞，常规抗心力衰竭治疗1~2周无效	I	B
3	心力衰竭超过3个月伴左室扩大，伴或不伴新发室性心律失常，二度或三度房室传导阻滞，常规抗心力衰竭治疗1~2周无效	IIA	C

续表

序号	临床情景	推荐级别（Ⅰ,ⅡA,ⅡB,Ⅲ）	证据级别（A, B, C）
4	无论病史多长，DCM相关心力衰竭，疑似过敏反应和（或）嗜酸性粒细胞增多症有关	ⅡA	C
5	心力衰竭疑似与蒽环霉素类心肌病有关	ⅡA	C
6	心力衰竭与不明原因的限制性心肌病有关	ⅡA	C
7	可疑心脏肿瘤	ⅡA	C
8	儿童不明原因的心肌病	ⅡA	C
9	2周至3个月内发作心力衰竭伴左室扩大，无新发室性心律失常或二度或三度房室传导阻滞，常规抗心力衰竭治疗1~2周有效	ⅡB	B
10	心力衰竭超过3个月伴左室扩大，伴或不伴新发室性心律失常，二度或三度房室传导阻滞，常规抗心力衰竭治疗1~2周有效	ⅡB	B
11	心力衰竭与原因不明HCM相关	ⅡB	C
12	疑似ARVD/C	ⅡB	C
13	不明原因室性心律失常	ⅡB	C
14	不明原因心房颤动	Ⅲ	C

注：转载自Lt Cooper et al., "the role of endomyocardial biopsy in the management of cardiovascular disease: a scientific statement from the american heart association, the american College of Cardiology, and the European Society of Cardiology", Circulation, 6，9，pp. 22 6 - 2233，copyright 2007，with permission from the American Heart Association。

初级管理

● 气道评估。

● 保证充足氧供（连续脉搏血氧饱和度监测）。氧浓度可进行滴定，以保持患者的舒适和动脉血氧饱和度＞90%。可以这样做：

　· 非呼吸器面罩提供高流量氧供。

　· 无创正压通气（NIV）。如果出现呼吸性酸中毒、呼吸窘迫和（或）缺氧，如果无禁忌证，无创通气可作为辅助通气的首选方式（见26章）。

　· 呼吸衰竭患者不能耐受无创通气，或治疗失败，或有禁忌证时选择常规机械通气（见26章）。

● 反复评估血压。

● 持续心电监测。

● 建立静脉通路。

● 仰卧位。

● 尿量监测，最好是放置一个导尿管。

● 药物预防静脉血栓（如低分子肝素），失代偿性心力衰竭患者如无抗凝禁忌应进行抗凝治疗。

● 利尿剂治疗：

　· 袢利尿剂，如呋塞米（速尿）静脉连续输注（比负荷量给予更可控）。初始剂量为5mg/h，可增加到10mg/h，如果必要时可增至20mg/h直到尿量增加。

　· 液体负平衡目标，每24小时负500ml到1 000ml。

　· 密切监测尿量和电解质变化。必要时补钾，特别是当心律不稳定时。

● 超滤:

- 这方面的研究目前规模较小，虽然有些研究表明对预后有所改善，如再住院时间，但尚未证据表明可以降低死亡率。

- 超滤在DHF治疗中的作用不明确，应谨慎考虑使用。

● 血管扩张剂（如血压允许）:

- 静脉输注硝酸甘油；5μg/min起始，每次增加5μg/min直到20μg/min。如果仍无反应，可以每3~5分钟增加10~20μg/min的速度加至最大剂量为400μg/min。

● 吗啡或其他阿片类药物:

- 治疗呼吸困难、焦虑和激越。避免过度麻醉。按需予2~5mg。由于瑞芬太尼可控性好，可优先选择使用。

● 避免或终止:

- β受体阻断剂（见框21.3）。如果发生快速性心律失常，可使用胺碘酮作为替代。

- 钙拮抗剂，如硝苯地平、地尔硫䓬和维拉帕米有负性肌力活动，因此一般避免用于心脏收缩功能障碍的心力衰竭患者。其他钙拮抗剂，如非洛地平和氨氯地平用于心力衰竭是安全的，并可用于治疗高血压。

● 中心静脉压监测。

● 右心导管。

● 静脉正性肌力药和升压药:

- 正性肌力药，如多巴酚丁胺或米力农可用于在特定的严重的左室收缩功能障碍和低心排综合征（外周灌注不足和终末器官功能障碍）的患者。这些患者可能已经对血管扩张剂和利尿剂治疗反应不足。这些措施往往是暂时的，只是为进一步稳定和（或）更明确的治疗做一个桥梁。

考虑静脉正性肌力药物如多巴酚丁胺或米力农：

- 严重的LV收缩功能不全和低血压（SBP<90mmHg）的DHF患者尽管有足够的充盈压，但是对静脉血管扩张剂无反应，或不能耐受。

- 液体超负荷的患者对静脉利尿剂无反应。

对严重的失代偿心力衰竭患者静脉应用正性肌力药物时，应该持续或密切监测血压和心律的变化。如果正性肌力药物使用过程中发生心律失常和低血压，考虑停药或减量。

框21.3 β受体阻断剂

β受体阻断剂在稳定型心力衰竭患者的长期治疗中应用可以降低死亡率。因此，大多数左室收缩功能不全的心力衰竭患者在入院之前往往已经开始服用β受体阻断剂。

入院后继续服用β受体阻断剂对于规范化治疗的患者是合理的。但是当DHF患者病情不稳定时，应用β受体阻断剂可能导致患者对常规药物治疗如静脉祥利尿剂反应不佳。此外，对一个不稳定的患者应用β受体阻断剂可导致心源性休克（负性肌力作用），而且也是导致病情恶化的常见原因。

许多DHF患者会伴有代偿性的静息时心动过速（心排血量不变时，心率加快可增加心排量）。将心力衰竭归于心动过速通常是错误的，但却常常被用来证明在失代偿期患者使用β受体阻断剂是合理的。

总的原则是，在DHF患者避免应用β受体阻断剂。如果需要控制心率或节律或宽QRS波心动过速，推荐使用胺碘酮，因为它在失代偿期心力衰竭患者中耐受性更好。

心律失常管理

失代偿性心力衰竭患者室上性和室性心律失常均可发生。

房颤

房颤是DHF患者常发生的心律失常。失代偿心力衰竭和AF之间的关系包括：

- DHF时心脏充盈压的升高、左心房压力升高以及心脏扩大，可诱发房颤。

- 在这种情况下，成功治疗心脏的失代偿症状，如肺水肿，可能减慢心室率或转复为窦性心律。

- 房颤可以使失代偿症状进一步恶化，尤其当心室率较快时。

- 可以应用胺碘酮或地高辛控制心率。注意：应避免使用中长效β受体阻断剂和非二氢吡啶类钙拮抗剂；短效制剂β受体阻断剂，如艾司洛尔有时可以静脉应用。

- 房颤可能是慢性的，与失代偿心力衰竭没有直接关联。

- 心室率控制往往是首选的初始策略，原因如下：

  · 因为DHF可以诱发房颤，在纠正心力衰竭急性发作之前进行复律，房颤有可能很快复发。

  · 房颤是一种慢性疾病，心率控制不良往往是对失代偿的反应，而非原因。

如果可能的话，应在复律之前使用肝素。

室性心律失常

在DHF时发生室性心动过速可能会危及生命，及时进行电复律除颤是十分必需的。

如果VT转复后复发，应予抗心律失常治疗，特别是胺碘酮可能有效。

进阶治疗

主动脉内球囊反搏

IABP对于稳定DHF患者病情，是十分可靠、有效的。但是，IABP是有创的，会导致相关并发症，且使用过程中患者需要严格制动。因此，明确IABP的适应证十分重要：

- 心源性肺水肿或、源性休克或药物支持下SBP<90mmHg、CI<2L/（m²·min）和PCWP>18mmHg。

- 患者起病急骤，无法实施有创监测，或严重的心源性休克甚至有死亡风险的患者，应行急诊IABP。

- IABP可作为机械辅助装置和（或）移植的桥梁。

- IABP可用于稳定DHF，改善肾灌注，并促进利尿；当患者病情稳定，无须进一步升级治疗时，可以将其安全撤除。

短期/长期VAD

IABP多数情况下可以稳定心源性休克患者病情，但有的时候使用IABP后病情仍无法控制，这时候就需要使用短期的VAD或ECMO提供更确切的循环支持：

- 等待移植。
- 如果无合适供体，为植入长期LVAD做准备。
- 如果神经状态未知，但心功能好转后恢复可能性大。
- 等待心肌恢复，如心肌炎。
- 首次移植后因排斥反应等待二次移植。

股静脉-动脉ECMO

ECMO的优势

- 改善氧供（严重的肺水肿）。
- 无胸部操作，为未来做心脏移植和（或）长期植入LVAD做准备。

ECMO的劣势

- 抗凝增加出血风险。
- ECMO的时间是有限的，仅1~2周。
- 根本上并未解除心腔压力。

一种替代ECMO的技术是短期的中央VAD。左、右心均可支持，如果有必要（BiVAD）时间可以长达2个月，同时心腔可以减压。不幸的是，短期的中央VAD需要开胸植入，如果将来需要升级到长期LVAD或移植，则需要二次手术。

长期VAD

因为LVAD的花费较高，与ECMO或短期VAD相比，长期VAD的应用较少。此外，LVAD仅支持左心功能，这就有赖于患者的右心功能相对正常。

移植

心脏移植的适应证是药物治疗无效的严重心力衰竭。更常见的一些病人移植之前在家是可以自由活动的。但是更常见的移植病人是依赖正性肌力药物和（或）IABP和（或）VAD/ECMO。

终末期

认识到何时把管理重点放在缓解症状而非改变预后上十分重要。

确诊心力衰竭后，患者的平均预期寿命不足6年。

无论在门诊还是监护病房，心力衰竭病程中的不确定性使得终末期患者识别非常困难。判断哪些患者需要临终关怀并非易事：

● 尽早寻求临终关怀团队的建议（如果有）。

● 将患者入院前的功能状态考虑在内。

● 向心内科医生寻求意见：

　· 如果可能的话进行多学科讨论。

　· 与患者讨论病情。

　· 如果患者同意，与患者家属讨论病情。

与患者及家属沟通

- 尽早告知患者及家属，因心力衰竭病情患者的存活时间有限。

- 使用系统性和计划性的方式"告知坏消息"。建议的内容包括：

  · 询问患者对自己病情了解多少。

  · 回答他们的疑问。

  · 传达关键信息以便他们做出决策。

  · 进一步询问他们是否仍有问题。

  · 确认他们已经掌握了关键信息。

  · 制定从现在开始的护理计划。

- 应该重点强调预后的不确定性。

- 每天定期（必要时增加频率）向患者及家属更新信息。

- 有关心肺复苏和关闭植入型除颤器的问题不容忽视（在"治疗"部分讨论）。

- 如果在ICU外有条件进行临终关怀，并且时间允许，也可考虑回家、转到安宁病房或是有监护的病房。

- 牢记为患者提供精神支持。

治疗

主要目的是缓解症状。

完整地评估症状。问病人是否有呼吸困难、疼痛、恶心、睡眠障碍、抑郁/焦虑、便秘、食欲不振。

不要被动等待患者的主诉，可以考虑使用一个标准化的问卷。

为了避免反复打击，有必要与患者讨论关闭植入型除颤器的相关问题。将关闭除颤器作为提高患者最后几天的生活质量的一个简单步骤。

许多心力衰竭的标准化治疗手段都能有效缓解症状，也可应用于临终状态。它们包括：

- 吸氧。询问患者喜欢什么样的吸氧模式。

- 吗啡或其他阿片类药物。治疗呼吸困难、焦虑和激越。避免药物过量，按要求2～5mg。可连续静脉泵注或皮下注射。

- 利尿剂。液体超负荷时可应用利尿剂，如环类、噻嗪类、醛固酮拮抗剂等，可以口服或静脉给药，必要时可推注呋塞米。

- 血管紧张素转换酶抑制剂，血管紧张素Ⅱ受体拮抗剂和β受体阻断剂对于失代偿心力衰竭的临终患者来说，疗效未可知，不太可能改善终末期DHF的急性症状。事实上，β受体阻断剂可能会使症状恶化（见框21.3）。

步骤/撤除

- 如果患者病情好转，撤除强心药物、人工通气和IABP支持是常见的。

- 一般，撤除呼吸机是第一步，其次是撤除强心药物，最后脱离球囊反搏。

- 呼吸机撤机（详见撤机策略）。

● 撤除正性肌力药物（详见低血压管理）。

撤除IABP

通常的做法是在撤除IABP之前，首先降低球囊反搏的频率。例如，每两个心动周期反搏一次（1：2），4小时能耐受的患者，就可以撤机了。对于已进行IABP支持数周的患者，在IABP撤除前，予1：2支持24小时，然后1：3支持24小时后撤机。第1个24小时内要密切监测患者是否发生失代偿的临床表现。

第二十二章

移植患者

心脏移植

心脏移植（CTx）是经药物或医疗设备治疗仍有症状的心力衰竭患者的最终选择。病人需要不伴有其他显著的其他疾病，这样他们才有可能经受住大型的心脏手术和后续免疫抑制治疗。

心脏移植的适应证

- 难以耐受性大剂量药物、医疗设备及手术治疗的晚期慢性心力衰竭的患者，这些患者年预期死亡率超过25%。
- 对初始治疗反应较差的危及生命的急性心力衰竭患者（如心肌梗死后心源性休克）。
- 难治性危及生命的心律失常。
- 不能通过血运重建方法及其他疼痛治疗解决的难治性心绞痛（较少见）。

预后

心脏移植术后1年生存率是85%，合理条件下中位生存期为13年。通过机械装置维持循环向心脏移植过渡的患者死亡风险较高。

心脏移植病人的选择

哪些患者需要进行心脏移植是个困难的选择。重要的是确定哪些患者具有更高的死亡风险，毕竟心脏移植手术1年的死亡率为15%左右。

心脏移植术的常规标准

● 严重左室收缩功能障碍心功能分级NVHA Ⅲ或Ⅳ。

● 最优化药物治疗（最大剂量的β受体阻断剂、ACEI类药物、醛固酮拮抗剂）和心脏起搏器或可植入型心律转复除颤器装置。

● 有证据提示预后较差，例如：

· 峰值氧耗<12ml/（kg·min）（接受β受体阻断剂治疗）或<14ml/（kg·min）（如果未用β受体阻断剂），确保呼吸交换率≥1.05；

· BNP（或NT-proBNP）水平增加；

· 既定的复合预后评分系统，如HFSS或西雅图心力衰竭模型。

高危因素和禁忌证

只要有可能，本质的器官损害应与心力衰竭继发的器官可逆损害相区分。

禁忌证包括：

● 活动性恶性肿瘤（绝对）——与肿瘤学家合作。

● 活动性感染（绝对）。

● 不可逆肺动脉高压（PVR>5 Wood units）。

● 晚期的不可逆的肾疾病（eGFR< 40ml/min）。

● 晚期的不可逆肝疾病。

● 不可逆肺实质疾病。

● 外周或脑血管疾病。

● 寿命明显受到其他全身性疾病威胁。

● 不能遵守免疫抑制方案。

- 持续的吸烟、饮酒或药物滥用。

- 高龄（>65岁）。

- 糖尿病微血管并发症。

- 乙型病毒性肝类（乙肝）、丙型病毒性肝类（丙肝）或艾滋病病毒阳性。

- 重度肥胖（体重指数＞30）。

- 近期肺栓塞（3个月内）。

- 严重的骨质疏松症。

移植术后早期管理

心脏移植患者围术期的管理对于心脏重症监护医生来说有一些特别之处。除了通常的术后出血和血流动力学不稳定问题，还有些额外的负担：

- 心律失常。

- 液体状态管理。

- 出血。

- 心包积液。

- 由于长时间缺血导致的心肌顿抑。

- 右室功能障碍。

- 早期移植失败。

- 免疫抑制治疗。

- 机会性感染。

心律失常

窦性心动过缓和窦性停搏是常见的。暂时性房室传导阻滞是常见的，但通常在最初几个小时内能够解决。

　　管理

● 手术中将心外膜起搏导线置于心房和心室。设置为
DDD>110次/分。应每天检查起搏阈值和敏感度。参
考强制性检查。

● <5%患者需要心脏永久起搏器植入。

液体的状态管理

● 保持CVP 5～12mmHg提供足够灌注而不加重右室负
荷。在第1个24小时考虑使用胶体。

● 可能需要静脉使用襻利尿剂以维持液体平衡。后续的
肾单位阻断可以使用噻嗪类利尿剂或醛固酮拮抗剂。

● 可能需要CVVH进行液体管理。

出血

　　特别关注再次手术或连接LVAD的患者，对这类病人
早期纠正抗凝，使用血栓弹力图监测凝血功能是有帮助
的。血小板输血可能是必需的，尤其是在那些有接受双联
抗血小板药物治疗的病人，但血液制品的使用可能增加
PVR，与右心衰竭的风险升高相关。

　　血液制品应去白细胞。如果供者和受者巨细胞病毒阴
性，所有的血液制品也应CMV阴性。

　　心肌顿抑

　　供体心脏总缺血时间（夹闭供体心脏到移植后松开夹
闭钳）与术后心肌的表现直接相关。时间越短越好，移植
团队目标的缺血时间＜4个小时，总缺血时间＞5小时则

死亡率增加。

急性右心室衰竭

常于停机后立刻出现且非常重要。右心室衰竭诱因包括移由于PVR较高导致的移植心后负荷升高和由于心肌顿抑导致的心肌收缩力降低。RV逐渐过度扩张，并导致RCA的血流减少。吻合口并发症，如肺动脉吻合的弯折或扭转在，也会导致术后患者右心室功能障碍。

监测

置入肺动脉漂浮导管连续监测心排血量和肺动脉压力（PAPs）。有些外科医生还使用左房管直接监测左心房的充盈压力。TOE在监测RV舒张功能是有用。

● 高PAP且RAP > 20mmHg，LAP<10mmHg，心脏输出（CO）与平均动脉压（MAP）降低。

管理

● 维持窦性心律，或用DDD模式保持心率大于100次/分。缩短舒张时间有助于减少室扩张。

● 前负荷——右室对前负荷非常敏感，液体负荷量应限于50～100ml然后重新评估。

● 右室的正性肌力支持。应联合不同作用机制药物：

· 米力农是舒张肺血管床和降低全身血管张力的正性肌力药。注射剂量在0.375～0.75μg/（kg·min）。

· 多巴酚丁胺通常联合低剂量的多巴胺使用，以利用其提高心肌收缩力和舒张血管的功能。两者剂量在2.5～5μg/（kg·min）。

● 减少后负荷。通过吸入药物和静脉应用全身血管扩张剂降低PVR：

- 吸入一氧化氮预防性用于已知PVR升高的患者，有右心室扩张或功能障碍征象的患者应尽早开始使用。开始20ppm并滴定下调。
- 一旦升高的PVR被逆转，吸入的一氧化氮治疗可转换为静脉或口服治疗。西地那非10mg，静脉应用，每日3次；或20mg，口服，每日3次。

早期移植失败

未能达到满意的血流动力学——足够的CO和可接受的灌注压，不用过多的正性肌力支助，提示应进行完整的诊断重新评估以排除技术问题和排斥反应。偶尔需要，短期的VAD（例如Levitronix系统）或静脉动脉ECMO支持以避免恶化至多系统器官功能衰竭。CTx术后早期急性移植失败后再次移植1年死亡风险为40%～60%。

免疫抑制治疗

请参阅免疫抑制。

机会性感染

在术后早期预防性应用抗生素。

心脏移植排斥反应

排斥反应可以是由细胞或抗体介导的，非致敏患者，细胞排斥反应是最常见的急性排斥反应。ISHLT注册表数据显示，约30%的CTx受者有急性排斥反应，尤其在术后第1年。高危因素包括：

- 女性。

- 年轻患者。

- 患者接受免疫抑制剂诱导治疗。

第1年没有急性排斥反应发作的患者有更好的3 年生存率（94% vs 88%，P= 0.001），而且出现心脏移植物血管病变的可能明显降低。

早期急性排斥反应常常是无症状的，但可疑的移植排斥反应的临床症状包括：

- 发热。

- 房性心律失常。

- 心电图电压的变化。

- 第3心音。

- 心力衰竭。

心内膜心肌活检

1973年Philip Caves首次描述了经静脉心内膜心肌活检诊断心脏移植排斥反应。当排斥的风险高而免疫抑制治疗缓慢减至维持剂量时，大部分中心在CTx术后早期阶段仍继续使用此技术。尽管经股静脉可以使用长鞘管，右颈内静脉是常用的途径。活检方案：

- 前6周，每周1次。

- 6周到3个月，每2周1次。

- 3个月到1年，每6周1次活检。

- 尔后仅临床怀疑排斥反应时进行。

潜在的并发症

（总的操作风险在3%左右）。

- 心律失常。

- 心包填塞。

- 三尖瓣创伤。

- 气胸。

- 传导阻滞。

- 空气栓塞。

- 神经损伤。

心脏移植排斥反应的治疗（表22.1）

- 维持最佳水平的口服免疫抑制治疗，并确保依从性。

- 1R级ACR没有移植器官功能异常的证据并不需要进一步治疗。

- 对于2R和3R级ACR，选择以下任一种治疗方案
  - 甲基强的松龙每日1g静脉输注持续3天。
  - 抗胸腺细胞球蛋白（ATG）0.5ml/（kg·d）连续3天。
  - Monomurab-CD3（OKT3）。

表22.1 心脏急性细胞排斥反应分类工作分类法2005年修订版

分级	类型	描述
0	无排斥反应	–
1R	轻微排斥反应	呈多发性间质和（或）血管周围单核淋巴细胞浸润，巨噬细胞和偶见嗜酸性粒细胞±肌细胞溶解是焦点之一
2R	中度排斥反应	两个或更多病灶的单核细胞浸润发展至间质和两个或更多病灶的心肌细胞损伤
3R	重度排斥反应	发展至间质的弥漫性单核细胞浸润±水肿±出血± 中性粒细胞±广泛心肌细胞坏死±血管炎

注：ACR，急性细胞排斥反应；R，订正（避免1990工作分类法分级使用造成的混乱）等级类别说明。转载自心肺移植杂志，24，11，Stewart, S.等.修订自1990的工作制定标准化的诊断心脏排斥命名法，pp.1710-1720，版权经2005年，国际心肺移植学会和爱思唯尔授权。

肺移植

肺移植（lung transplantaion，LTx）是末期肺病病人的一种治疗方式，尽管病人通过这项治疗能获益，但捐赠肺数量却远远不足。肺移植最先由James Hardy于1963年试行，病人只存活18天，随后多个移植都因为排斥而遭失败。直至1983年Joel Cooper终于成功完成首例单肺移植，并于1986年完成双肺移植。

适应证

70%肺移植案例主要为下述状况：① 肺气肿/COPD，多数为单肺。② 自发性肺纤维化（IPF）。③ 囊性纤维化（CF）；肺移植的最初目的，为改善预后，尤其对CF及IPF更明显，但对改善COPD病人的预后则不明显。对于以上情况指南推荐如下：

- COPD：BODE（BMI，气道阻塞，呼吸困难及运动耐量），指数7～10、或因急性高碳酸血症住院（$PCO_2 > 50mmHg$（6.7kPa）、或经过氧疗后仍存在肺高压、或$FEV_1 < 20\%$加上DLCO（肺CO弥散容量）$< 20\%$、或肺气肿均匀分布。

- CF：$FEV_1 < 30\%$预期值，或FEV_1快速降低、病情恶化需ITU监护，或频繁应用抗生素、难治/复发性气胸、肺动脉高压、低氧性呼吸衰竭、高碳酸血症。

- IPF：DLCO $< 39\%$预期值，6个月内FVC（最大肺活量）下降 $> 10\%$、6分钟步行试验下$SpO_2 < 88\%$、高分辨CT发现蜂巢征（纤维化计分 > 2）。

禁忌证

- 5年内有恶性肿瘤。
- 主要器官功能障碍加重（心、肾、肝）。
- 病人依从性差。
- 社会支持不足。
- 药物滥用。
- 年龄：<50岁病人预后最好。
- 明显感染，或乙肝/丙肝、HIV感染。
- 肥胖：BMI>30。
- 其他重大疾病。

预后

肺移植预后较心脏移植差（5.3 VS 10 年），以下情况预后较好：

- 双肺移植相对于单肺移植较好。
- 年轻受者。

肺移植受者的术后管理

肺移植后，患者于ICU内需就移植器官功能、免疫抑制以及感染指标（包括CMV）等进行严密监护，早期重点包括：

- 保护隔离。
- 及早拔除气管插管（18～24小时）。
- 早期活动。
- 液体负平衡。

呼吸系统管理

于最低吸氧浓度及PEEP水平下维持PaO$_2$>80%mmHg（10.7kPa）。

目标:

- 潮气量: 6~8ml/kg。
- PEEP: 4~8cmH$_2$O（注意: 高水平PEEP会导致气管吻合口愈合不良、气压伤、或单肺肺移植的自体肺过度膨胀）。
- 吸气峰压<30cmH$_2$O。
- 肺部清洁 2次/小时。
- 胸腔引流负压<15cmH$_2$O。
- 若发现肺不张/渗出灶，必须行纤维支气管镜检查，或于拔管前检查（以评估气管吻合口以及远端支气管颜色）。

血流动力学目标

- CVP<10cmH$_2$O。
- MAP>80mmHg。
- 平均PAP<50mmHg。
- 尿量>0.5ml/（kg·h）。
- HCT>0.3。

移植肺功能不良

大约20%肺移植病人会发生早期移植肺功能不良。若肺功能恶化，必须进一步检查（包括CXR、灌注扫描、超声心动图及胸部CT），以找出原因。原因包括:

- 肺动脉血栓形成/狭窄。
- 肺动脉高压。

- 单肺移植所致纵隔移位/COPD。
- 再植反应（内皮细胞功能障碍诱发再灌注损伤，导致肺动脉高压、肺水肿及呼吸衰竭）。

肺移植排斥

急性排斥反应的特点位周围血管被单核细胞浸润，而慢性排斥反应则表现为细支气管纤维组织瘢痕形成，甚至有时会加快肺动脉或肺静脉的纤维化改变（表 22.2）。感染经常会伴随肺移植排斥反应发生，组织结构上易混淆；因此，必须严格排除感染，以保证同种异体移植肺活检能够准确解读且可复制。

确定肺移植排斥反应的检查包括：

- CXR：第1周，2次/天；第2周，1次/天；以后2次/周。出现肺门或下肺结节或中隔线，提示排斥反应可能，但胸片正常未能除外排斥反应可能。
- 肺活量测定：通过手提式肺活量测量仪行每日肺功能测试（PFTs），出院后于第3、第6及第12个月行常规PFTs检查。FEV_1或VC减少>5%，可能出现排斥反应。
- 经支气管肺活检：于肺移植术后10天、出院前、出院后3个月、6个月及12个月，常规行X线透视检查。一旦怀疑出现排斥反应，必须于胸片所示各异常肺叶进行活检。
- 支气管肺泡灌洗：分次应用50ml 生理盐水注入受累肺叶，再用低吸力吸出。

免疫抑制

大部分肺移植中心目前采用的免疫抑制治疗策略为联

合应用他克莫司（Tacrolimus）及麦考酚酯（Mycophenolate）、辅以低剂量皮质类固醇。

感染

由于去神经支配、气道吻合、黏膜屏障功能损伤、免疫抑制作用以及慢性排斥反应所造成的闭塞性毛细支气管炎，致使肺移植后并发感染很常见。细菌、真菌、病毒（特别是巨细胞病毒）以及原虫（肺孢子虫及弓形虫）感染是肺移植术后早期最常见的发病及致死原因。CMV供体错配于受体的情况应尽可能避免，应该根据当地情况采用预防感染措施。

表22.2 肺移植排斥分类分级工作方法修订版

A：急性排斥
0级 – 无
1级 – 最小
2级 – 轻度
3级 – 中度
4级 – 重度
B：气道炎症
0级 – 无
1R级 – 低级别
2R级 – 高级别
X级 – 无法分级
C：慢性气道排斥–闭塞性细支气管炎
不存在
存在
D：慢性血管排斥–加速性移植血管硬化

注：R表示修订的等级，以避免与1996年方案混淆。

转载自心肺移植杂志，26，12，Stewart，S等。

延伸阅读

Orens JB, Estenne M, Arcasoy S, et al.International guidelines for the selection of lung transplant candidates: 2006 update.J Heart Lung Transplant, 2006, 25: 745-55.

心肺移植

首例成功的心肺移植术由Dr Bruce Reitz 于1981年在史丹福医院进行。据报道，全世界心肺移植的例数均有下降，50%移植中心每年只有1例。早期行心肺移植的指征为：

- 先天性心脏病（39%）。
- 原发性肺动脉高压（25%）。
- 心力衰竭（14%）。

手术过程

捐赠的心及肺于切割时必须尽量避免手持，心脏须以冷冻停跳液不停灌注，肺脏则须以改良Collin液灌洗。应用CPB，受体的心及肺被移除，同时须注意保护膈神经，以及避免术后支气管动脉出血。供体心及肺植入时必要依据吻合次序：气管，右房，主动脉。注意供体的气管必须保留得尽量短，因为血管床面积有限。

预后

虽然预后于近年有所提升，1年生存率大约28%，大约一半病人于3年内死亡；但是，患者存活1年后的平均寿命可长达10年。

免疫抑制剂

钙调磷酸酶抑制剂（CNIs）环孢素和他克莫司是免疫抑制剂治疗的基础。传统上，两者任选一种与糖皮质激素和抗增殖剂（麦考酚酯或硫唑嘌呤）联合使用。诱导治疗可能延迟CNI的加入和减少围手术期肾功能不全的发生率。他克莫司被认为是比环孢素稍微更加有效，麦考酚酯已被证明与硫唑嘌呤相比能更有效预防急性排斥反应。因此，他克莫司、麦考酚酯和糖皮质激素的组合可能至少是移植术后的前6~12个月抑制免疫反应的最有效治疗。

钙调磷酸酶抑制剂

环孢素（环孢菌素）

- 开始于血流动力学稳定后，没有明显的肝或肾衰竭时。
- 通过细胞色素P450途径代谢。
- 开始剂量：4mg/（kg·d），口服；或1.5mg/（kg·d），分2次静脉注射（静脉注射剂量大约是口服剂量的1/3）。
- 随后剂量取决于血药浓度和肾功能，并有2种测量方式：C_0—谷浓度或C_2—2小时后剂量。
- 目标C_0水平：

- · 300～400μg/L，最初4周；

- · 200～250μg/L，从4周至6个月；

- · 150～200μg/L，从6个月至1年；

- · 100～50μg/L，1年后。

他克莫司

- ● CNI。

- ● 0.15～0.3mg/（kg·d），口服。

抗增殖免疫抑制剂

霉酚酸酯（MMF）

- ● 病人能够口服药物后尽早开始，MMF剂量是1.5g，每日2次，口服。

- ● 调整剂量，以减轻副作用。

硫唑嘌呤

- ● 手术当天：4 mg/kg静脉注射诱导治疗。

- ● 术后：如果白细胞计数>4×10⁹/L，2mg/（kg·d）单剂量治疗。

- ● 当MMF开始使用时则停用。

糖皮质激素

- ● 术中：在开放阻断时予1g甲泼尼龙（甲基强的松龙）。

- ● 术1和术2：125mg甲基强的松龙，静脉注射，12小时后口服。泼尼松龙60mg/d，然后5mg/d递减直至停药。

- ● 此后，类固醇用于急性排斥反应。

雷帕霉素抑制剂的目标

西罗莫司和依维莫司

● 在预防急性排斥反应的作与MMF的效果相似。

● 由于不良反应而使用有限：

　· 影响伤口愈合。

　· 心包积液。

　· 细菌和真菌感染。

　· 胃肠道反应。

　· 肺炎（西罗莫司）。

　· 增强CNI肾毒性。

　· 药物相互作用（细胞色素P450途径）。

诱导治疗

许多中心在围手术期早期使用抗T细胞抗体提供额外免疫抑制来进行诱导治疗，通过较低的急性排斥反应率、可能的宿主反应性抗原以及肾功能的保护能够推迟CNIs的使用。药物包括：

● Monomurab–CD3（OKT3）。

● 抗胸腺细胞球蛋白（ATG）。

● 巴利昔单抗、达利珠单抗（白细胞介素–2受体单克隆抗体）。

● 阿仑单抗（CAMPATH–1H）—人源化抗体CD52。深度耗竭淋巴细胞。用于肾移植术；然而在心脏移植中数据有限还有一直关注的潜在的心脏毒性。

第二十三章

急性心脏病患者

院外心搏骤停

简介

心血管疾病是发达国家主要的死亡原因，院外心搏骤停（OOHCA）患者报道的发病率和预后差异很大。不幸的是它是一件死亡率较高的常见事件，能够出院回家的存活率通常＜ 10%。急性冠状动脉综合征（ACS）是成人心搏骤停的最常见原因，但重要的是要消除其他潜在的原因，并适当的治疗。

管理的原则

- 有效的心肺复苏术（CPR）并且最少的中断。
- 优化氧合。
- 早期除颤。
- 适当的药物治疗。

循环停止期间，器官由于缺氧而导致损伤，一旦自主循环恢复（ROSC），再灌注损伤会引起缺氧进一步加重。从而导致全身炎症反应综合征（SIRS）和随后的多器官功能衰竭（MOF）。对这些患者进行早期，激进的管理有可能对其预后及神经系统状态有显著的影响。

后心脏监护集束化管理（AHA指南）
早期冠状动脉再灌注

早期的PCI在降低脑卒中（中风）、死亡和再梗死率方面优于溶栓治疗。

血流动力学优化

心搏骤停后往往有一段短暂心肌功能不全；低血压、CO下降、频发心律失常和心肌收缩力受损。治疗方法包括：

● IABp可能通过减轻心脏负荷和增加冠状动脉灌注从而改善受损心肌。

● 正性肌力/升压支持。

● 有创心脏监测。

机械通气管理

管理目的是避免ALI。

● 目标是正常的二氧化碳水平和氧饱和度94% ~ 98%。

● 肺保护性通气策略：

  · 潮气量6ml/kg。

  · 应用PEEP。

  · $FiO_2 < 60\%$。

  · 允许高碳酸血症平台压 $< 30cmH_2O$。

血糖控制

血糖水平应保持在6 ~ 10mmol/L。

治疗癫痫发作

癫痫在神经系统缺氧损伤后较常见：

● 预防性治疗的证据不足。

● 强直阵挛发作治疗用丙戊酸钠苯妥英/丙戊酸钠/苯二氮草类。

● 可以用氯硝西泮治疗肌阵挛。

● 使用脑电图监测可识别亚临床癫痫发作或瘫痪患者癫痫活动。

温度控制

发热在心搏骤停48小时后很常见。温度大于等于38℃与神经系统预后差有一定的相关性。

低温治疗

人们对OOHCA患者使用低温治疗越来越感兴趣。两个里程碑意义的随机对照试验（RCTs）研究室颤心搏骤停患者低温治疗的效果。这两项试验表明低温治疗改善缺氧的神经损伤和功能性的预后，并且降低了死亡率。

国际复苏联合会（ILCOR）建议OOHCA患者无论初始心律，一旦自主循环恢复而仍然昏迷的应采用低温治疗。

低温治疗适应证

病人直接接受ICU治疗或通过导管室治疗具有以下特征：

- 自主循环恢复的OOHCA患者，无论其初始心律。

- GCS评分＜9的在治疗的初始点即昏迷的患者。

- ROSC患者脑刺激需要插管。

- 其他不明的原因的昏迷（例如代谢、创伤）。

- 心搏骤停之前没有昏迷状态。

- 没有绝症。

- 没有怀孕（如果＜50岁需要HCG测试）。

- 没有血流动力学不稳定，如高剂量的正性肌力药的支持。

- 没有严重的呼吸受累。

由于低温的不良生理影响，评估个体低温治疗的风险与获益是非常重要的。

温度监控（按优先顺序排列）

● 肺动脉漂浮导管。

● 膀胱。

● 直肠。

● 食管。

● 不要使用鼓膜探头温度监测–这是不准确。

低温治疗的方案（图23.1）

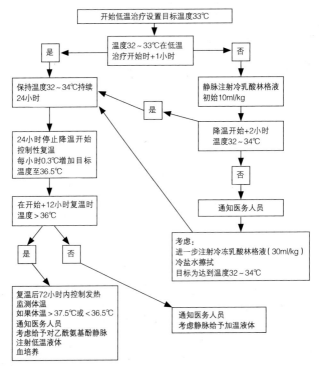

图23.1 低温治疗流程的示例

转载自JorgPrinzlin和KennethMcKinlay，版权归Golden Jubilee National 医院所有。

延伸阅读

Intensive Care Society (ICS).UK.Standards for the Management of Patients After Cardiac Arrest.<http: //www.ics.ac.uk/ics-homepage/guidelines-standards/>.

心内膜炎

简介

心内膜炎是心脏内膜的炎症，其中可能包括或不包括心脏瓣膜。尽管过去30年医学的进步但心内膜炎无论是发病率还是死亡率均无明显改变。然而，诱发因素及病原体已经改变。以前认为主要是患有风湿性心脏病青年人，现在相关的是存在有创操作的老年患者有或无人工心脏瓣膜。

易感因素

- 男>女。
- 年龄的增加。
- 静脉药物滥用。
- 瓣膜修复术。
- 退行性瓣膜硬化。
- 多个侵入性操作。
- 慢性血液透析。
- 糖尿病。
- 血管内的设备。

微生物学

85%的病例是血培养阳性，以下典型的细菌：

- 金黄色葡萄球菌：最常见的致病细菌，凝固酶阴性葡萄球菌常与有人工瓣膜的心内膜炎（PVE）有关。
- 链球菌；溶血性链球菌、草绿链球菌、唾液链球菌、变形链球菌和麻疹双球菌。而感染米勒链球菌和咽峡炎链球菌常伴脓肿形成和播散性疾病。
- 肠球菌；粪肠球菌、屎肠球菌、坚忍肠球菌。

血培养常常阴性的致病菌如下：

- 变异链球菌。
- 革兰阴性杆菌。
- HACEK细菌群（流感嗜血杆菌、放线杆菌、心杆菌、艾肯菌、金杆菌）。
- 布氏杆菌和真菌。

5%的病例致病菌是贝氏立克次体（Q热病）、巴尔通体，军团菌，支原体和衣原体。这些生物会一直血培养阴性，只能通过血清学和细胞培养被发现。

常见的临床表现

- 新出现的反流杂音。
- 栓塞事件——30%的患者出现大脑、肺、脾梗死。
- 发热，脓毒症迹象，不明原因发热（PUO）。

附加特征

- 裂片形出血（尤其是对甲床）。

- Janeway病变（无痛性黄斑红斑病变）。

- 罗特点（视网膜出血）。

- Osler结节（在手指、足趾上的压痛结节）。

- 寒战、疲劳、贫血、夜间盗汗、显微血尿。

诊断

感染性心内膜炎诊断的Duke标准要求2条主要标准，或1条主要标准和3条次要标准，或5条次要标准：

主要的标准

- 血培养阳性：两次血培养均为典型致病菌或持续血培养阳性（相隔>12小时的3次及以上血培养阳性），单次血培养阳性为贝氏立克次体或Ⅰ期IgG滴度>1∶800。

- 心内膜受累：超声心动图检查证据的赘生物/脓肿或新瓣膜功能不全。

次要标准

- 易感因素。

- 发热>38℃。

- 血培养阳性。

- 不符合主要标准的超声心动图。

- 血管或免疫迹象。

辅助检查

- 血培养：至少3次不同部位采集的间隔为30分钟。

- 超声心动图：TTE是所有患者一线检查；TOE有更高的敏感性和特异性，用于高度怀疑感染性心内膜炎（IE）

但TTE阴性的患者和所有TTE阳性的患者（可见脓肿/赘生物）。高度怀疑的患者尽管先前检查是阴性仍应该在7～10日后再次检查。

- 尿常规检查：显微血尿。
- 胸部X线片：心脏扩大。
- 心电图：传导异常，通常是一度心脏传导阻滞。
- 血液检查：正色素、正细胞性贫血，白细胞减少，ESR和CRP升高。

管理

早期的抗生素治疗已被证明降低死亡率。

自体瓣膜的心内膜炎急性期经验性治疗方案：

- 氟氯西林，8～12g/d，分4～6次联合庆大霉素1mg/（kg·d），每日3次。
- 青霉素过敏病人：万古霉素1g/12h联合庆大霉素1mg/（kg·d），每日3次。

亚急性期治疗方案：

- 青霉素7.2g分为6次与庆大霉素1mg/（kg·d）分3次联合使用。
- 阿莫西林12g/d分为6次（对HACEK菌群更有活性）。

人工瓣膜

- 万古霉素、庆大霉素剂量同前，加用利福平600～1200mg/d，总量分2次，口服。

一旦分离出病原体应根据微生物的结果指导治疗。

早期手术防止逐渐加重的心力衰竭和心脏瓣膜毁损；然而它还带有更高的死亡风险。手术指征是：

- 经治疗仍未受控制的感染。
- 防治栓子。
- 心力衰竭。

预防

某些病人被视为患心内膜炎的高危人群：

- 患者有人工瓣膜/瓣膜修复材料。
- 曾患感染性心内膜炎。
- 结构性先天性心脏病——不包括孤立房间隔缺损，修复的室间隔缺损或动脉导管未闭。
- 肥厚型心肌病。
- 获得性瓣膜心脏病（狭窄/关闭不全）。

预防性应用抗生素：

- 由于过敏反应的风险大于获益，不再建议所有的牙科或非牙科程序常规使用。
- 建议给出了关于识别症状，良好的口腔卫生，避免潜在的致病过程。
- 然而，如果高风险病人已感染需要应用抗生素和正接受感染的胃肠道手术患者，抗生素应涵盖生物致病的IE。

预后与下列因素相关：

- 病人因素：高龄、PVE、合并症——呼吸、肾脏，心脏或胰岛素依赖型糖尿病。
- 感染微生物：真菌、金黄色葡萄球菌和革兰阴性杆菌预后较差。

- IE并发症是心脏或肾衰竭、脑血管意外和感染性休克。
- 超声心动图检查证据的肺动脉高压，严重瓣膜功能不全，舒张压升高和左室射血分数降低。

延伸阅读

Habib G, HoenB, TornosP, et al.Guidelines on the prevention, diagnosis, and treatment of infective endocarditis (new version 2009): the task force on the prevention, diagnosis, and treatment of infective endocarditis of the European Society of Cardiology (ESC).Eur Heart J, 2009, 30: 2369–413.

主动脉夹层动脉瘤

介绍

主动脉壁的内膜和主动脉壁中层分离结果形成的假腔和真腔。假腔内的血流全部被阻止，导致夹层扩展和潜在破裂。

危险因素

- 男＞女；
- 年龄50～70岁。
- 高血压、吸烟和高脂血症。

病因

● 先天性：马方综合征、埃勒斯—当洛综合征、特纳综合征。

● 退行性：年龄＞60岁。

● 动脉粥样硬化：高血压、吸烟和高脂血症都是危险因素。

● 炎症性：Takayasu动脉炎、白塞病、巨细胞动脉炎、类风湿性关节炎和奥蒙德病。

● 创伤：减速伤——道路交通碰撞，从高处坠伤。

● 外科/医源性：主动脉夹钳或主动脉插管位置，血管造影或血管成形术。

● 毒素：细菌和真菌的大动脉炎。

● 药物：可卡因和安非他明的使用。

● 怀孕。

分类（图23.2）

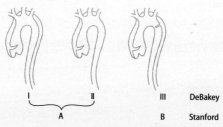

图23.2 主动脉夹层动脉瘤的分类

Stanford

● A型：累及升主动脉。

● B型：不累及升主动脉。

DeBakey（进一步细分解剖）

- Ⅰ型累及整个主动脉。

- Ⅱ型只累及升主动脉。

- Ⅲ型只累及降主动脉。

新的分类包括夹层的病因（表23.1）。

表23.1 主动脉夹层的欧洲心脏病学会分类

Class 1	经典主动脉夹层动脉瘤
Class 2	瘤腔内血肿/出血
Class 3	微小、孤立的主动脉夹层动脉瘤
Class 4	斑块破裂/溃疡
Class 5	创伤性医源性主动脉夹层动脉瘤

注：转载自ErbelR.等。主动脉夹层动脉瘤的诊断和治疗：
主动脉夹层动脉瘤工作任务，欧洲心脏病学会、欧洲
心脏杂志，2001，22，18，pp.1642 — 1681，经欧洲
心脏病学会允许。

表现

- 突然出现剧烈的胸疼，通常辐射到背部。

- 疼痛经常被描述为尖锐、撕裂或刺伤。

- 合并晕厥，心脏衰竭，心包填塞，主动脉反流、低/高血压。

- 根据扩展的解剖，主动脉根部闭塞可以发生，影响上肢/下肢（20%）、肾（15%）、脑（5%）、心脏（10%）和肠道（3%）。

诊断

早期诊断需要很好的病史采集和有危险因素患者的高度警惕。

- 心电图：排除急性心肌梗死的诊断。夹层撕裂累及冠状动脉窦口可能表现为缺血的心电图。

- 胸部：纵隔增宽，心脏扩大、主动脉结、胸腔顶端，气管偏向右侧，由于胸腔积液而肋膈角变钝。

- CT：针对夹层有高敏感性和特异性，快速检测，并能够建立的病变程度。

- MRI：最高的敏感性和特异性诊断，还允许为主动脉瓣和左的心室功能评估。重症患者可能没条件进行此检查。

- TOE：允许实时评估主动脉夹层，主动脉瓣的程度反流，左室心功能。

- 主动脉造影：以前认为是黄金标准，病情不稳定的患者不适宜。

鉴别诊断

- 急性冠状动脉综合征。

- 主动脉瓣反流。

- 无夹层主动脉瘤。

- 心包炎。

- 肺动脉栓塞。

- 胸膜炎。

管理

A型主动脉夹层

- 需要手术干预与B型比有较高的死亡率（60% vs 10%）。

- 未经治疗的急性主动脉夹层动脉瘤在最初的48小时死亡率每小时增加1%～2%。

B型主动脉夹层

- 药物治疗旨在降低高血压。

- 无证据表明患者B型主动脉夹层动脉瘤的手术修复可改善的生存率。

- 对于夹层造成器官缺血的患者可考虑外科手术或介入治疗。

初始管理

治疗策略应以防止进一步的夹层撕裂和血管破裂：

- 严格的血压控制：拉贝洛尔维持收缩压80～100mmHg。硝普钠、硝酸甘油和肼屈嗪是替代品。

- 降低左室收缩力而不减少冠状动脉灌注。

- 充分镇痛。

- 静脉通路，交叉配血，全血细胞计数、凝血，尿常规，乳酸。

- 建立有创监测——左桡动脉是理想的位置，因为夹层可能累及无名动脉，从而影响右侧桡动脉读数。

麻醉管理

- 维持血流动力学稳定。

- B型夹层动脉瘤——开胸手术需要双腔气管插管，通常是左侧位置。

- 根据主动脉钳的位置病人处于肠道或肾缺血的风险和脊髓前动脉综合征/瘫痪。

- 认真监测尿量、代谢状态和凝血对预防任何并发症是非常重要的。

- TOE可以帮助指导外科决策。

- 体外循环——有必要在紧急情况下迅速建立CPB，建立经股转流可以在胸骨切开之前。

深低温停循环（DHCA）

体外循环可以在心脏停搏液诱导心搏骤停后维持器官灌注。完全停循环有利于主动脉手术，提供改进的手术条件减少基础代谢率（BMR）和器官缺血。通过降低身体温度到18~20℃可以实现延长体外循环和主动脉阻断时间。长达30分钟的DHCA没有明显的神经功能障碍；而更长的时间则明显增加神经损伤和预后不良。

有选择性地灌注脑循环是可行的，可以使用逆行脑灌注或选择性顺行脑灌注。通过使用这些方法可以安全地延长DHCA。

术后护理

- 建立常温。

- 纠正任何凝血功能障碍和酸中毒。

- 至少在术后最初的4小时保持MAP在65mmHg左右，如果没有明显的出血征象增加MAP在75mmHg左右。

● 注意平衡，形成脑水肿的风险，可能需要甘露醇和呋塞米尿治疗。

● 初始保持病人机械通气和镇静，一旦血流动力学为稳定＞12小时，也没有出血的迹象，唤醒病人和评估神经功能状态。

延伸阅读

ErbelR, AlfonsoF, BoileauC, et al.Diagnosis and management of aortic dissection.Eur Heart J, 2001, 22: 1642-81.

HebballiR, SwanevelderJ.Diagnosis and management of aortic dissection.CEACCP, 2009, 9: 14-18.

第四部分

治疗

第二十四章

中心静脉置管术、肺动脉导管和微创心排血量监测

中心静脉置管术

适应证

- 测量中心静脉压。

- 外周静脉通路建立困难。

- 无法通过外周静脉给药，TPN和其他高渗液体的输注。

- 放置PAFC。

- 经静脉放置起搏导线。

- 肾脏替代治疗。

并发症的预防

中心静脉置管的并发症发生率约为15%。

- 采用标准的Seldinger法穿刺置管。

- 采用超声引导的技术，降低刺破动脉以及气胸的发生率，尤其是采用颈内静脉置管时。

- 采用多腔导管，避免多次重复穿刺置管。

- 如果超过3次穿刺失败（风险增加6倍），向有经验的穿刺者寻求帮助。

- 预防空气栓塞：穿刺时封闭管腔，采用头低位（严重心功能不全的病人可能难以耐受）。

- 刺穿动脉？检测压力波形或者采血标本进行血气分析。

- 心律失常：推送导丝、导管的时候注意观察心电监护波形变化。

- 穿孔：通常是由于血管壁的腐蚀导致的延迟性并发症

破坏静脉（僵硬的PAC导引器）和心内膜（PAC）。

● 中心静脉血栓：颈内静脉，股静脉和直径粗大导管发生率更高。

● 气胸：尤其是过度通气的患者（大潮气量，PEEP，慢性阻塞性肺病）。如果怀疑发生气胸，禁止再进行对侧颈静脉或者锁骨下静脉置管。

感染的预防

● 血流感染的发生率约3%～8%。

● 导管感染的机制

· 小于15天：皮肤表面的微生物经导管外途径在尖端定殖。

· 大于15天：微生物经由导管管腔污染导管。

● 最大限度地预防：帽子、口罩、衣服、手套、大无菌床单，首选氯己定（洗必泰）进行皮肤消毒。

● 采用聚四氟乙烯或者聚氨基甲酸酯的导管。

● 抗菌导管虽然能够降低感染发生率，但是增加抗生素耐药的风险。只有当采用适当的预防措施感染发生率仍较高的情况才考虑采用。穿刺部位抗生素软膏涂抹增加细菌耐药以及真菌感染的风险。

● 经由专门的管腔输注脂类制剂（TPN、丙泊酚）。

● 经导丝更换中央静脉导管增加感染风险。

● 定期更换中央静脉导管不能降低感染风险。

● 如果不需要尽快移除中央静脉导管。

中心静脉途径

心胸外科病人，常常采用颈内静脉，锁骨下静脉和股静脉途径。

颈内静脉置管

- 方便使用，成功率高。
- 由于解剖标志明显，并发症发生率低，最好采用经超声引导穿刺。
- 凝血功能紊乱的病人颈内静脉途径比锁骨下静脉途径更为安全，一旦误穿颈动脉方便外部按压。
- 首选右侧颈静脉，因为其能够直接到达上腔静脉，降低左侧途径损伤胸导管发生乳糜胸的风险。
- 对于清醒的病人可能不如锁骨下静脉途径更舒适。
- 清醒病人：在左心房浸润和颈浅丛神经阻滞情况下穿刺。
- 头低位以增加静脉充盈，避免空气栓塞的发生。
- 静脉栓塞的风险约是锁骨下静脉途径的4倍。
- 颈部高位入路能够降低气胸和（或）血胸的风险。

锁骨下静脉置管

- 对病人更为舒适。
- 感染的风险最低。
- 由于静脉难以显示，超声引导下穿刺很难实施。
- 气胸的发生率高；误穿动脉压迫止血困难。

股静脉置管

- 如果误穿动脉，便于压迫止血。
- 没有发生气胸的风险。
- 上腔静脉梗阻的病人。

- 不便于病人活动。

- 对于BMI>28的患者感染的风险显著增加。

- 血栓栓塞的发生率高（高达21%）。

中央静脉导管尖端位置

- 为了避免对静脉管壁的侵蚀和心包填塞，导管的尖端应该位于右心房的外面，与上腔静脉平行，刚好位于心包反折之上。（胸片：隆突就是解剖标志）。

- 无名静脉位置：输注强心/刺激性药物时，栓塞的风险增高。

- 右侧置管时导管尖端应位于隆突上方。

- 左侧置管时，导管尖端应该超过隆突以远，避免尖端接触上腔静脉管壁。

- 中央静脉导管尖端会随着呼吸，上臂和躯干的位置变化2~3cm。

- 如果怀疑导管长度，置入较长的导管深度，拍胸片明确后撤回。

肺动脉导管

对于肺动脉导管的安全性和临床应用价值一直存在争议。由于其是唯一能够同时获得胸腔内压力，心排血量和混合静脉血氧饱和度的装置，一直在心脏重症监护病房中应用。标准的肺动脉导管结构：10cm标志线，测量中心静脉和静脉输液的近端管腔，测量肺动脉楔压的远端管腔，球囊管腔和尖端的持续心排血量监测的热敏电阻，持续混合静脉血氧饱和度监测的光导纤维（表24.1）。

表24.1 心室压力与PAC长度和位置的关系
（右侧颈内静脉途径）

位置	长度（cm）	压力（mmHg）
右心房	20~25	0~8/0~8
右心室	30~35	15~30/3~8
肺动脉	40~45	15~30/4~12
肺动脉远端	45~55	2~15

适应证

● 监测混合静脉血氧饱和度、心室压力、心排血量和衍生数据，趋势比单纯的数据更有价值。

● 区别引起休克的原因。

● 评估肺动脉压力。

● 区别高压力和低压力的肺水肿。

● 吸出空气栓子。

禁忌证

● 三尖瓣或者肺动脉瓣机械瓣置入或者感染性心内膜炎。

● 右侧心腔肿物（血栓或者肿瘤）。

置入

- 穿入PAFC插管器。首选的路径：右侧颈内静脉，左侧锁骨下静脉（不能以锐角进入上腔静脉）；股静脉比较困难（扩大的右心室）。

- 置入过程中完全屏障的无菌术。检查球囊，预充其他管腔。带无菌塑料袖套的导管可能更方便操作。

- 将末梢的管腔与换能器相连。置入过程中观察压力的变化。校准（通常自动的），对照（比如中心静脉压）和零点的预先测量。避免缓冲（气泡）——利用快速冲洗进行检查。

- 病人仰卧头高位。弯曲的导管尖端有利于定位。（RIJ：弯曲方向对准左肩，在右心室内顺时针方向旋转1/4圈，便于尖端进入肺动脉）。

- 在右心房轻柔球囊充气（1ml/s），当球囊从右心室飘入肺动脉，最大充气量1.5ml。当球囊嵌顿一只肺动脉血管，压力发生变化（图24.1），这时的压力就是PAWP。

- 球囊放气确认肺动脉压力波形再次显示。如果出现持续的楔压，轻柔的回撤导管。

- 在PAWP测量间期，确认球囊处于放气状态，以免发生肺动脉损伤和梗死。持续监测肺动脉压力。

- 胸片：导管尖端低于左心房水平（只有60%导管）。

- 在72小时内撤出导管以减少并发症发生。

置管困难

- 在右心房或者右心室扩张，严重的三尖瓣反流，右心功能严重受损的情况下。

- 优化病人体位：头高轻度向右偏以使肺动脉瓣位于较高水平。当导管位于右心室流出道，吸气时暂停呼吸机以便于导管飘入肺动脉。

● X线透视下置管。

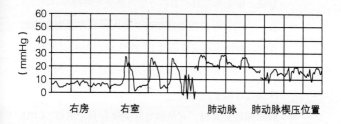

图24.1 置管过程中的压力轨迹

图中PAC波形在置管过程中不断变化。上腔静脉或者右心房的压力与中心静脉的压力波形一致；右心室波形：跨过三尖瓣后，右心室舒张压力陡峭升高；肺动脉波形：跨过肺动脉瓣后，随着基准线的持续下降，舒张压陡然上升；肺动脉楔压：与中心静脉压的波形相似。图表来自Punit S. Ramrakha和Kevin P. Moor的《牛津急性病医疗手册》2004年第二版，第16章，第879页，经牛津大学出版社许可，复制于此。

并发症

● 机械和感染相关并发症与中心静脉置管相同。

● 心律失常：室性早搏常见、短阵室速。显著的室速或者室颤的发生率小于1%。短暂的右束支传导阻滞约5%（如术前存在左束支传导阻滞易发生三度房室传导阻滞）。

● 感染（留置时间超过3天风险显著增加）。

● 卷曲或者打结：当置入右心室长度超过20cm波形没有

显著变化的时候要高度怀疑。慢慢撤回导管以避免打结。寻求有经验者的帮助，考虑透视或者放射介入方法确诊。

● 损伤瓣膜或者心肌。

● 肺动脉破裂或者损伤：罕见（约1%，但是一旦发生死亡率约50%）。危险因素：肺动脉高压，年龄大于60岁，抗凝治疗。症状：肺动脉球囊充气后突然发生的咳血。处置：出血侧低位，利用双腔气管插管实施单肺通气、PEEP、肺动脉栓塞或者肺叶切除。

● 肺梗死：发生率小于7%，原因：肺动脉导管移位或者栓塞。

● 肺动脉导管没有位于区域3：可疑表现：平均PAWP大于平均肺动脉舒张压，肺动脉压力波形随呼吸飘逸。

无法确定肺动脉导管位置

● 巨大v波增加区分肺动脉压力波形和PCWP的困难。寻找细微的动脉波形变化（肺动脉波形重脉切记消失）或者比较导管球囊充气与否的末端血液样本的血气分析结果（PAWP=混合静脉血氧饱和度，PAP动脉血氧饱和度）。

● 过分楔入：楔压波形显著上升，没有波动，球囊容积小于最大容积的一半。

心室压力

● PAP：约1/5体循环压力。

- PAWP：导管尖端嵌顿肺动脉侧枝时的压力。反应延迟的左心房的压力变化（与中心静脉压波形相似）。PAWP近似真实的左心室前负荷。间接反应心肌纤维长度（Starling定律）。当右心房压力（中心静脉压）不能反映左心室功能的时候更为有用。例如，左心衰竭、严重的束支传导阻滞、肺动脉高压、心包填塞、限制性心包炎、瓣膜病。比肺动脉舒张压低1~4mmHg。呼气末平均PAWP（间歇指令通气IPPV：波谷；自主呼吸：波峰）。

心排血量监测

基于FICK规律计算：

- 间断测量：10ml冰盐水弹丸式向右心房注射，尖端的热敏电阻测量血温，取3~4次测量的平均值。
- 持续CO（CCO）：右心房发热元件每隔40~60秒加热一次，形成虚拟任意周期，由热敏电阻记录温度。温度-时间曲线与心排血量成反比。变化约滞后12分钟。
- 缺陷：大的左向右的分流，高估心排。大的右向左的分流，低估心排。严重的三尖瓣反流：可低估或者高估心排血量。

说明（表24.2）

- 心包填塞：吸气时右房压升高（Kussmaul征），平均RAP=RVDP=PADP=PAWP。

表24.2 血流动力学参数与常见的异常

	CO	PAWP	CVP	SVR
心源性	↓	↑	↑	↑
血管舒张	↑	−/↓	−/↓	↓
低血容量	↓	↓	↓	↑

- 心源性肺水肿：(如果) PAWP大于18～20mmHg（如果胶体渗透压和通透性正常）。
- 当二尖瓣狭窄、PEEP通气、左房肿瘤、肺动脉高压时，PAWP高估LVED。
- 当左心室顺应性差，LVED＞25mmHg，主动脉瓣反流时，PAWP低估LVED。

混合静脉血氧饱和度测定

表示VO_2/DO_2平衡和全身循环的平衡。如果$SvO_2<40\%$，组织氧合差的风险增加（表24.3）。

表24.3 SvO_2异常的常见原因

SvO_2降低		SvO_2升高	
VO_2↑	DO_2↓	VO_2↓	DO_2↑
寒战	Hb↓	镇静	Hb↑
应激/疼痛	FiO_2↓	低体温	FiO_2↑
体温高	CO↓	肌松	CO↑
惊厥		感染（分流）*	
		PAC嵌顿	

微创的心排血量监测

除PAC外还有几种评价心功能的方法可供选择。

脉搏波形分析

中央动脉压力波形下面积与通过主动脉顺应性和压力计算而得的每搏输出量相关。已经建立起了通过外周动脉压力波形进行评估的数学模型。困难在于精确确定动脉压力波形的收缩部分，因为评价随着动脉顺应性和压力波形质量而波动。

脉搏波形分析的校准

● 锂指示剂稀释。

● 根据SV校准：动脉感受器测定弹丸式注射锂浓度。基于此计算CO。不超过8小时或者血流动力学不稳定时再校准。

● 持续模式：假设动脉压力波形的变化反应SV。

● 精确性下降：心房纤颤、IABP、房室传导阻滞，肌松剂，严重低钠血症。该系统禁用：怀孕的前3个月、接受锂治疗，体重小于40kg。

经肺冷指示剂稀释法（PICCO）

● SV校准：中心静脉注入冷盐水。外周动脉感受器测量温度变化。评价肺血管外肺水（EVLW）。当血流动力学不稳定时需要不断校准。

● 持续模式：分析收缩期曲线下面积，压力波形形态，动脉顺应性，外周血管阻力计算CO。

- 当存在心内分流，严重AV疾病和IABP时精确性下降。

无须校准的脉搏波分析（Vigileo™）

- 不需静脉通路和校准。

- 利用人口统计的算法、分析脉搏压力（到达SV的），2000个数据动脉压力波形SD估算动脉顺应性和计算SV、CO。

- 主动脉瓣反流，严重外周动脉收缩时精确性下降。同时进行IABP辅助时没有验证。

胸廓生物电阻抗测量法

- 胸廓电极发射和感受细微的交流电的变化并将其与心电图连接。基线阻抗反应的肺液体容积。心脏循环电阻抗的变化产生一个波形，其与动脉血流的波形变化相似，可以基于此计算SV、CO和心肌收缩力。

- 精确性受到肺水肿的影响，有肺血管阻力时发生变化。在重症病人和心脏病人中的有效性不确定。

微创的心排血量监测食道超声

- 血流速度与波形频率成正比（多普勒改变）。探头转动寻找最佳的速度时间信号。波形的形状反应峰流速、左心室前负荷，收缩力和后负荷。主动脉切面面积可以通过对照表或者食管探头测量。假定经过降主动脉的血流量稳定来计算SV和CO。

- 低血容量和局部麻醉时精确性下降。与肺动脉导管测得的CO具有很好的相关性。比PAWP更好地反应前负荷（舒张末期容积）。

延伸阅读

Funk DJ, Moretti EW, Gan TJ. Minimally invasive cardiac output monitoring in the perioperative setting. AnesthesAnalg, 2009, 108: 887–97.

NICE. Guidance on the use of Ultrasound locating devices for placing central venous catheters, Technology Appraisal Guidance No 49. London: National Institute for Clinical Excellence, 2002.

Practice Guidelines for Pulmonary Artery Catheterization. An updated report by the American Society of Anesthesiologists Task force of on Pulmonary Artery Catheterization. Anaesthesiolgoy, 2003; 99: 988–1014.

Taylor RW, Paligri AV. Central venous cannulation. Crit Care Med, 2007, 35: 1390–6.

第二十五章

气道管理

气管插管

插管指征

- 低氧血症。

- 高碳酸血症。

- 呼吸肌疲劳。

- 减少呼吸做功和减少氧耗量。

- 保护气道（GCS评分低/喉返神经受损）。

- 治疗或预防气道阻塞。

- 协助诊断/治疗，或危重患者的转移。

机械通气的决定往往是很困难的。当出现以下情况时，为治疗呼吸衰竭或危重疾病，需要考虑气管插管：

- 患者发病前有尚可接受的生活质量。

- 病情恶化的原因是可逆的。

- 不适合无创机械通气。

- 患者同意治疗或未表示任何放弃治疗的先期意愿。

气管插管技术

设备及准备

- 评估气道——充分考虑可能存在的困难插管情况。

- 给合适的技术人员分配任务。

- 制定一个插管失败的后备计划。

- 检查吸引器、呼吸机或麻醉机。

- 确保有可选择的工作氧气供应。

- 准备面罩、喉镜、气道附属品和各种气管导管。

- 根据"大不列颠和爱尔兰麻醉师协会"（AAGBI）标准密切监测：脉搏血氧饱和度，无创血压（NIBP）和心电图。气管插管后应立即使用气道气体分析技术，包括呼气末二氧化碳和气道压力监测。

- 在危重患者，如果时间允许，建立动脉监测。

- 建立静脉输液管路连接。

- 拟定和标记可能选择的药物和紧急药品。

- 检查手推车的顶端或床头可以倾斜下来。

- 优化患者体位：颈部弯曲约35°，头部外展15°。

技术

- 提前以面罩预给浓度为100%氧气吸入3~5分钟。紧急情况下可以使用4倍肺活量的潮气量。

- 在快速顺序诱导气管插管中，给予先选好的睡眠剂量的静脉诱导药物后，再追加去极化肌松药或非去极化肌松药。

- 例如：在琥珀胆碱100mg后应用硫喷妥钠3~7mg/kg。

- 如果在快速顺序插管时需要按压环状软骨，那么此项操作要在患者意识丧失前由技术熟练人员完成。

- 在危重症患者，使用正性肌力药物或血管收缩药物预防低血压——不要等到已经出现低血压。

- 一旦患者肌肉松弛，术者左手持弯形喉镜沿右侧口角垂直进入口腔，通过舌头的表明放置于会厌和舌根之间。

- 沿手柄方向向上提拉喉镜以暴露声门和声带。

- 气管导管（通常大小为男性8~9mm，女性7~8mm）在直视下从右侧嘴角沿两侧声带之间插入气管。

- 将气囊充气至没有泄漏的声音或充气压力至30cmH$_2$O。

确认插管正确位置

- 双侧胸壁起伏运动。

- 听诊双肺呼吸音。

- 监测到呼气末二氧化碳。

一旦确定了插管在气管内，可以去除环状软骨压迫，以布条或胶带固定气管导管。在重症监护病房行床旁胸片拍摄以进一步确定插管位置。

气管切开术

本章节讨论的是危重症患者的气管切开术。

以下情况气管切开术是绝对指征：

- 保护气道（神经功能障碍）。

- 上呼吸道梗阻。

以下情况是相对指征：

- 支气管毛刷灌洗。

- 需要进行较低区域呼吸道治疗。

- 患者不能耐受气管插管。

大部分气管切开技术应用于正在长期接受机械通气的患者，或者是有这种风险的患者。

优点：

- 提高患者舒适度。

- 减少镇静。

- 改善口腔护理。

- 减少死腔、管道阻力和呼吸做功。

- 提早撤机，减少住ICU时间。

最近有两项关于对比早期气管切开和晚期气管切开的前瞻性随机对照研究，早期气管切开并没有表现出任何显著性优势，相反早期气管切开意味着额外程序的开启以及操作相关并发症的出现。

类型

经皮气管切开和外科手术切开

只要专业技术过关，经皮气管切开术是目前ICU的常规操作（可能减少伤口感染概率）。

内直径/外直径

不同生产商所用术语可能导致混淆，对于不同患者，内径和外径的比值有最适宜的比例，相同"尺寸"的导管可能有显著不同大小的内径，而内径越小，呼吸做功越大。

内套管和带套囊的管切开导管

有内套管的导管更加安全，特别是在没有专业的气道管理人员的部门，但是需要注意，这样的导管内径比外径要显著减小。

在重症监护室，常规应用带套囊气管切开导管，保护气道同时允许正压通气。套囊压力在$20 \sim 30mmH_2O$之间，既降低了VAP风险又不会造成黏膜缺血。

侧孔

如果患者延髓功能是完好的，并且已经脱离呼吸机支持，导管的侧孔起到了允许气流通过上呼吸道的作用，这样患者就可以发音讲话。如果导管没有侧孔，将套囊放气也起到了类似的作用。

形状和尺寸

没有内孔长度、导管长度和角度都适合每位患者的完美气管切开导管。选择气管切开导管时应注意避免的问题包括导管对气管前后壁的接触摩擦、导管移位和气管受侵蚀。可调式气管切开套管可能解决上述问题，但它没有内套管。

气管切开术

对于指导如何进行气管切开的问题，详见重症监护学会关于成人患者气管切开的指南。

气管切开并发症

即刻

- 气胸或纵隔气肿。
- 气管食管瘘。
- 大血管损伤或喉返神经损伤。
- 出血，例如甲状腺峡部。

早期

- 分泌物和黏液堵塞。
- 导管移位，呼吸骤停。
- 阻塞后肺水肿（上呼吸道阻塞患者行气管切开术后）。

晚期

- 气管无名动脉瘘出血（可能是大量出血）。

- 气管狭窄（由于气管切开导管套囊导致的局部缺血）。

- 气管食管瘘。

- 气管皮肤瘘。

- 气管切开伤口处皮肤瘢痕或挛缩。

气管切开的实际问题处理

更换气管切开套管

目前还没有指南指导这项操作。首先经口气管插管的设施应准备好随时可用。

- 通常在10天后形成确定的小孔。

- 首次更换套管应该在气管切开7～10天之间，除非绝对必要的情况，尽量避免在气管切开72小时内更换套管。

- 应用纤维支气管镜（直视下）、儿科气管插管导管（可用于通气）或吸痰管协助更换新管。

紧急气管切开

主要的危及生命的并发症包括气道阻塞、套管移位和出血（图25.1）。

阻塞和移位

气道阻塞和气管切开套管移位表现为呼吸困难。插管的部分移位和全部移位都十分危险。

- 机械通气患者转运或从病床转移到平车的过程中容易出血，气管切开套管脱落或移位。

- 烦躁患者可能拉扯气管切开套管，或者呼吸机管道牵拉气管切开套管造成脱出。

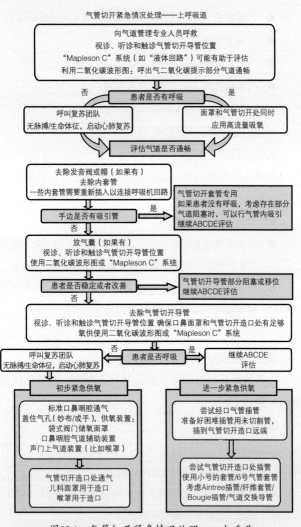

图25.1　气管切开紧急情况处理——上呼吸

参考文献：McGrath BA, Bates L, Atkinson D, Moore JA. Multidisciplinary guidelines for the management of tracheostomy and laryngectomy airway emergencies. Anaesthesia. 2012 Jun 26. Doi:10.1111/j. 1365-2044.2012.07217, with permission from the Association of Anaesthetists of Great Britain & Ireland/ Blackwell Publishing Ltd. （McGrath BA, Bates L, Atkinson D, Moore JA. 关于气管切开和切开术呼吸道突发事件管理的多学科指导策略.麻醉学. 2012 Jun 26. Doi:10.1111/j. 1365-2044.2012.07217,发布于英国麻醉师协会和爱尔兰/布莱克韦尔出版公司）。

处理

- 不要惊慌!

- 呼救——向上级医师、护士以及其他有气管切开能力的AHPs（如呼吸治疗师）呼救。

- 安抚患者。

- 评估气道的通畅性（A）和评估患者呼吸状态（B）。气体是通过气管切开导管还是气孔流通? 患者经口呼吸还是经鼻呼吸?

- 检查呼末气二氧化碳和脉搏氧饱和度。

- 如果气道受阻不通畅，必须立刻清除。

- 如果堵塞的气管切开导管有内套管，拔除内套管，通过外套管通气。

- 如果单腔的气管切开导管阻塞或移位导致气道受阻，拔除气管切开导管，通过气孔、口或鼻通气。

- 一旦拔除气管切开导管，只有有经验的人员才能再尝试重新插入气管切开导管。

- 当尝试再插入导管失败时果断放弃。

  · 气管切开术后72小时才能形成成型良好的皮肤气管

造口作为气孔，而经皮气管切开需要7天以上才能形成这样的造口。

● 如果无法通过成型的造口气孔通气，采用常规的方法打开气道，一手使头后仰，另一手推下颌。必要时插入口腔通气道（Guedel）。

● 请注意，如果此时用"皮球加压面罩"的方式通气，气体会通过气孔泄漏，此时需要有人用纱布或棉签垫将气孔加压堵住防止漏气。

● 此时也可能需要气管插管，插管要到达造口气孔的远端（使用"未切割"插管）。

● 如果患者能够自主呼吸，可能不需要机械通气。检查面罩吸氧或复苏氧气袋给氧状态下的脉搏氧饱和度。

● 如果需要机械通气，复苏袋和面罩作为标准方式。

● 如前所述保持造口气孔闭塞状态防止漏气。通过呼气末二氧化碳图确认插管在气道内，通过脉搏氧饱和度确认充足的氧合。

● 做到了以上这些，患者气道通畅并且有足够的呼吸，那么患者就是安全的，不要惊慌。

● 此时由资深的麻醉医生来决定是否重新插入气管切开导管。

气管切开出血

出血是气管切开术后最常见的并发症。

● 早期出血（气管切开术后48小时内出血）。

● 晚期出血（气管切开术若干天后）。

少量（简单保守治疗）或大量［需要输血和（或）血制品］，手术区域可能需要再次寻找并处理出血来源。

早期少量出血

吻合口渗血是最常见的出血类型。通常情况下，是由于切口部位磨损造成的出血。可见敷料渗血，或者气管内分泌物夹带血性渗出。

- 固定好气管切开套管，取下气管切开套管支架和敷料。

- 用无菌生理盐水清洗气管切开造口部位。

- 轻压出血点——足以压迫止住轻微的出血。局部缝合也可能有效。

- 如果仍有出血，在出血点处应用肾上腺素止血（1∶80 000 ~ 1∶200 000）。如果没有明确的出血点，用稀释的肾上腺素浸润气管切开造口边缘。

- 如果仍有渗出，用"Kaltostat"涂抹造口处促进血凝块形成。

- 如果这些操作都不能止血，手术探查。

早期大量出血

气道内的大出血可导致呼吸骤停——患者需要在重症监护室接受进一步的呼吸支持。

谨防气道大出血造成血块阻塞气管导管。

大量出血的多数情况下，反式喉插管的套囊在气管切开造口下方，防止血液从造口处进入气管从而保护了气道。局部压迫以起到对造口处临时压迫止血的作用，用纱布或深部张力缝合的方法处理伤口。

- 确保交叉配血可用。

● 检查全血计数和凝血功能，纠正凝血功能异常。

晚期出血

晚期出血可能是吻合口周围伤口糜烂而造成的小血管出血。如果吻合口部位感染，这种可能性更大。这种出血的治疗方法如前所述，采用和早期出血一样的保守治疗方法。

晚期出血也可能见于气管切开套管或气囊的压力压迫造成颈部大血管受侵蚀出血。

● 不要惊慌。

● 呼救——上级医师和护理人员，其他有气管切开护理技能的人员。

● 确认患者状态。

● 在胸骨切迹处用手按压颈根部，或者用50ml注射器将气管切开套管气囊充气（如果有气囊），可能临时压迫止血。充气动作要缓慢轻柔，既要最大限度充满又不能把气囊充破，气体量在10～35ml。

● 急需手术探查。

● 确保交叉配血可用。

● 检查全血计数和凝血功能，纠正凝血功能异常。

脱机和拔管

一旦患者在低水平呼吸支持下状态良好，通过T管呼吸的时间可以逐渐增加。在这个阶段，气囊需要放气，允许使用发音阀。由于拔管帽增加了呼吸做功，在这个阶段是不需要的。如果患者在我们要求的时间（至少24小时）

不再需要呼吸支持，并且符合以下情况，则可以考虑拔管：

- 上呼吸道通畅。

- 足够的咳嗽、咳痰能力。

- 完整的延髓功能。

胸部手术后患者，使用微创气管切开技术能大大减少痰液潴留和重新插管的风险。

延伸阅读

Bonde P, Papachristos I, McCraith A, et al. Sputum retention after lung operation: Prospective, randomized trial shows superiority of prophylactic minitracheostomy in high-risk patients. Ann Thoracic Surg, 2002, 74 (1)196-203.

Intensive Care Society. Standards for the Care of Adult Patients with a Temporary Tracheotomy. 2008.

<http://www.ics.ac.uk/ics-homepage/guidelines-standards/>.

Terragni PP, Antonelli M, Fumagalli R, et al. Early vs late tracheotomy for prevention of pneumonia in mechanically ventilated adult ICU patients: a randomized controlled trial. JAMA, 2010, 303 (15): 1483-9.

拔管

成功脱离机械通气后可以拔除气管导管（拔管）。COPD患者和神经-肌肉疾病患者的拔管可能早于完全脱机。

拔管前条件

- 足够的氧合（$PaO_2/FiO_2 > 27kPa$）。

- 正常的$PaCO_2$（除了已知的慢性高碳酸血症）。

- 足够的意识水平，能够自主清除呼吸道分泌物（服从指令）。

- 有足够的咳嗽、咳痰能力（清除分泌物）。

- 完整延髓功能。

- 足够的呼吸肌力量（肺活量$12 \sim 15ml/kg$）。

- 漏气试验>24小时（见下文"漏气试验"）。

- 成功的自主呼吸试验（见脱机策略）。

拔管流程

准备

- 准备好再插管的药物和设备，包括困难插管气道的设备。

- 准备好能提供湿化氧气的氧气面罩系统。

流程

- 通常需要两人配合。

- 告知患者和周围工作人员。

- 停止肠内营养（最好4小时）。

- 通过鼻胃管抽吸胃内容物。

- 患者取坐位。

- 抽吸口腔、口咽部及声门下。

- 取下插管系带。

- 为了抽吸气囊上滞留物，在负压吸引管还在气管内时将气囊放气。

- 在负压吸引管持续吸引的状态下拔出气管导管。
- 加温加湿面罩吸氧。

拔管失败

术后拔管失败和再次气管插管显著增加死亡率和住院天数。症状包括喘鸣音、呼吸困难、大汗、辅助肌肉做功、呼吸急促、心动过速、低血压或高血压、低氧血症和高碳酸血症。

理想的情况是在再次气管插管前识别拔管失败的原因——这一点往往很难做到。复查心电图、超声心动图、胸部X线片和混合静脉氧饱和度。而患者呼吸窘迫的程度往往限制这些检查的实施。

拔管失败的原因

早期拔管失败的原因通常是由于上呼吸道水肿、左心衰竭或评估不足。

喘鸣

喉痉挛、喉头水肿或动态肺过度通气导致气道塌陷和气管支气管壁水肿都可能导致拔管后喘鸣。常见于机械通气超过24小时后拔管患者。高危因素包括住院患者、女性、创伤插管或困难插管患者、气囊压力超过30cmH$_2$O、带管时间长和有过自拔管病史患者。

气囊漏气试验

- 潮气量的差值<110ml或（吸气潮气量–呼气潮气量）/吸气潮气量<15%预测拔管后喘鸣。

- 如果患者完全自主呼吸，在PEEP 10cmH$_2$O下出现的漏气是合理的替代试验方法。
- 激素类药物能够降低气囊漏气试验失败患者拔管后喘鸣的情况（每次地塞米松I.v.4mg，每日4次，应用24~48小时）。

管理

喉痉挛、动态肺过度通气导致气道塌陷和气管支气管壁水肿：

- 高流量吸氧。
- CPAP辅助。
- 如果这些措施失败则再次插管。

喉头水肿

- 肾上腺素雾化吸入（推荐左旋异构体，但目前证据不多）。
- 地塞米松4mgI.v.，每日4次。
- 再次出现严重的呼吸窘迫：即刻插管。

左心衰竭

拔除气管插管会显著增加左心负荷。

- 去除胸腔内正压增加了前、后负荷。
- 拔管是很危险的——交感神经兴奋性增加导致心肌氧耗量上升。
- 每分钟通气量升高将增加氧需求。

应及时治疗潜在病因，根据患者全身情况进行综合治疗，即使在再次插管后左心功能改善，也要在尝试拔管前应用大剂量利尿剂。

呼吸功能障碍

拔管后呼吸功能障碍的原因是多方面的：

● 胸腔内正压消失和呼吸肌无力所致肺泡通气不足可引起肺不张，其结果是增加呼吸做功、气体交换效率下降。

● 大量或黏性分泌物导致肺泡通气不足、肺实变，也会增加呼吸做功、气体交换效率下降。

● 咳嗽、咳痰无力或呼吸肌疲劳也会加剧上述这两个问题。

● 喘息（哮喘、COPD、左心衰竭）。

● 左心功能不全。

评估不充分

患者的原发病没有得到充分控制，或者不符合条件的拔管（如前述）可能导致拔管失败。

无创通气

● 拔管后呼吸衰竭患者应用无创通气已经被证实会增加死亡率，这类患者应再次插管。

● 高碳酸血症患者或COPD患者应用无创通气可能降低再插管发生率。

再次插管

● 再次插管后可能由于长期插管导致喉头水肿。

● 避免给重症神经-肌肉病变患者（严重脓毒症或长时间机械通气患者）使用琥珀胆碱，可能导致严重的高钾血症。

第二十六章

呼吸管理

正压通气

机械通气模式

正压通气

呼吸机以及呼吸机的模式分类是按照输入功率、触发模式、吸气方式、呼吸周期模式、指令通气或自主通气的模式以及同步化的方式来进行的。

输入功率

输入一般是电驱动或是气动驱动。

触发——开始吸气

呼吸机计算压力，容量，流量和时间。当这些变量中的一个到达预设值时可以触发吸气。呼吸可以由患者触发，也可以由呼吸机触发。如果呼吸频率设定为10次/分，则由呼吸机控制的通气，每6秒执行1次（时间触发）。由患者触发的呼吸支持方式，气流量或者压力的变化触发有压力支持的自主呼吸开始（如压力支持通气，PSV），或强制呼吸［如在触发窗内触发的同步间歇指令通气（SIMV），或辅助控制通气（ACV）］。还有一些其他的触发方式（如儿科患者膈肌收缩和胸廓运动触发呼吸机）。

吸气相

控制模式

呼吸机一般是压力控制或者是流量（容量）控制。在临床实践中，流量控制和容量控制的模式几乎一样（直接控制流量意味着间接控制容量，反之亦然），两者都可以称为"容量控制通气"（VCV）。大多数VCV是流量控制通气。

压力控制通气VS容量控制通气

图表显示了压力控制和容量控制之间的区别。

对于压力控制，吸气压力可以由临床医生选择。在被动吸气患者中流量是减速的。患者努力吸气的情况下，正弦波流量变得更加明显。当气道压受控制时，传入气道的气体量主要取决于气道阻力和吸气时间。

对于容量控制，临床医生可以控制潮气量和吸气流量（通过设定呼吸频率间接设定吸气流量，吸呼比和潮气量，例如，呼吸频率20，吸呼比1∶2，潮气量600ml，则吸气流量为36L/min）。当吸入容量固定时，气道压力主要取决于气道阻力（峰值压）和顺应性（平台压）。

目前尚未证实某种呼吸模式优于模式。许多研究的通气策略主要应用容量控制通气。与容量控制模式相比，压力控制存在以下几条理论上的优势：

● 肺泡压限定为不能超过设定的吸气压力。

● 达到同等的潮气量，气道峰值压较低。

● 当设定气道峰值压时，平均气道压力较高，氧合得以改善（但是也依赖于平台压和呼气末正压）。

● 可以提高通气分布效率，在各个区域不同时间吸气末压力阶差较小，有利于CO_2的排出。

压力控制通气主要的不足在于其潮气量的波动变化大。除此之外，当患者有强烈的吸气动作时，胸膜腔内压力显著下降，跨肺压［导致呼吸机相关肺损伤（VILI）的主要原因之一］升高。

尚无研究表明容量控制通气和压力控制通气在导致呼吸机相关肺损伤方面存在差异，并且两者对血流动力学的影响相似。

现代呼吸机可以利用上述2种呼吸模式的特点来控制呼吸，称之为双重控制通气或者杂交呼吸模式(如：压力调节的容量控制，伴随容量切换的压力控制和减速流量模式两者结合)。

限制

限制是指在吸气结束前任何变量达到预设值，维持了吸气阶段。"限制"有时可以和"控制"交换使用，如压力控制的呼吸等同于压力限制的呼吸，也等同于压力性呼吸。这个专业词汇也可能导致混淆："容量限制"通常表示流量受限和容量周期循环（VCV）。

吸气到呼气的切换——呼气的起始

当流量、时间、容量（或者压力）达到预设值时，呼气将开始。指令通气一般都是时间切换（PCV）或容量切换（VCV）。自主呼吸的支持通气（PSV）通常是流量切换（呼气起始于吸气峰流量的25%～33%。这个在一些呼吸机上是可以调节的）。

压力切换目前只用于其他周期模式的备选，例如，当压力上升到预设值时就会停止呼吸。

指令通气VS自主呼吸和人-机协调性

指令通气是由呼吸机触发和切换的。由患者触发的指令通气则称为辅助。

自主呼吸是由患者自己触发和切换的。自主呼吸可以被呼吸机支持或者不被支持。

同步性是指患者自己（神经）和呼吸机（机械）吸气和呼气时间一致，包括协同患者吸气达到更高的潮气量（努力做功使容量增加）。每种通气模式都有特定的规则来管理机器与患者之间的相互作用。这些规则在呼吸机的说明书中都有详尽解释，此内容不在本章节所讨论的内容范围之内。举个例子，我们来比较压力控制的同步间歇指令通气（P-SIMV）和BIPAP。

对于被动呼吸的患者，P-SIMV和BIPAP作用一致；

对于主动呼吸的患者，呼气时，人-机相互作用是一样的。有两个呼气时间窗。呼气的第1阶段，允许患者自主呼吸或者有一定的压力支持（PSV）。在呼气的第2阶段（触发），患者的呼吸动作可以触发时间切换的指令性通气。

吸气时的模式是不同的。对于BIPAP，病人在整个吸气相可以呼吸（浮动的阀门打开以防止过高的气道压力）。允许患者有自主呼吸，并且是在时间切换的吸气压力支持下。切换到呼气时也可与患者呼气相同步。而对于P-SIMV，患者吸气时的做功不能被呼吸机识别，并且可能由于高压安全限制而导致呼吸中止。

同步性

目前为止，应用气动信号触发和切换的呼吸模式存在明显的同步性问题（包括PSV/辅助自主呼吸模式）。这些同步性的困难包括吸气触发延迟、无效触发、双触发、自动触发、吸气时间延长、呼气切换过早以及呼气切换失败。神经调节通气辅助（NAVA）通过应用膈肌收缩来触发呼吸和指导呼吸支持水平，这些功能可能会帮助解决上述同步性的困难。

机械通气中常见的并发症

气管插管的并发症

- 呼吸机相关性肺炎。
- 气管狭窄。
- 声带损伤。
- 气管食管瘘。
- 鼻窦炎。

机械通气的并发症

- 呼吸机相关肺损伤。
- 气漏包括支气管胸膜瘘。
- 氧中毒。
- 心排血量减少。
- 肾脏和内脏血供减少。
- 液体潴溜（肾素、血管紧张素、醛固酮、抗利尿激素增加；心房脑钠肽下降）。
- 呼吸机引起的膈肌功能障碍。

长期制动相关并发症

- 深静脉血栓。
- 压疮。

危重症相关并发症

- 消化道出血，胃肠道功能障碍，内分泌疾病，多肌神经病变。

胸内正压的效应

胸内平均压力主要依赖于呼气末正压、平台压、吸气时间（吸呼比）。

由于心肺相互作用导致的心血管并发症很常见。肺容积变化以及胸内压力变化都会导致这些结果。此处不详细讨论。

呼吸系统并发症包括准确记载的呼吸机相关导致死亡、患病的短期以及长期的原因。这些原因范围包括从能导致猝死的张力性气胸到弥漫性的肺泡损害、炎症介质的释放、序贯的其他脏器损害。

胸腔内正压的有利面

- 肺泡征集开放：
  - ·减少分流。
  - ·提高V/Q。
  - ·改善肺顺应性和减少呼吸做功。
- 心源性肺水肿患者降低了左心室前负荷和后负荷。
- 通过增加肺容量降低肺血管阻力，逆转缺氧性肺收缩的血管。

胸腔内正压的不利面

- 增加分流指数——平均气道压升高导致肺血管阻力增加，引起血流分流到肺实变区域。
- 增加无效腔——通气部分的血流下降，尤其是肺尖部。
- 肺顺应性降低——P/V曲线的平坦上升部分的过度肺扩张。
- 肺血管阻力增加（如果肺被过度牵拉）。

● 心排血量降低

　　· 左心室前负荷降低，正常或低血容量状态下肺血管阻力增加。

　　· 心排血量降低可能增加V/Q值，但降低了氧传输和SvO_2。

　　预防过度通气和肺泡闭合，减少呼吸做功，防止在撤离呼吸机时的容量负荷过重，以及避免自主呼吸时的胸内负压摆动，这样可以减少不利的心肺交互作用。

呼气

　　呼吸在除了高频通气的其他所有模式中都是被动运动。PEEP几乎应用于所有危重患者。它可以提高功能残气量，使更多肺泡开放，减少分流，帮助防止肺不张和减少前后负荷。关于选择最佳方式设定PEEP的合适水平不在本章讨论的范围。

呼吸机相关肺损伤

　　相关术语包括气压伤（过度通气压力肺损伤）和气容积伤（过度通气容量肺损伤）——两者结合导致肺泡损害（定义为吸入的气体容量和通气肺组织的数量比值）。严重时，肺损伤也来自于肺不张（由于肺泡反复开放和关闭导致的损害）和生物性损害（由于呼吸机相关肺损伤引起的炎症介质释放导致远端器官损害）。很难做到防止呼吸机相关肺损伤，最好的预防方式就是不进行机械通气。对于ARDS患者，防止气道平台压超过30cmH_2O，应用潮气量不超过理想体重的6ml/kg，选择合适的PEEP以防止呼气末肺泡塌陷同时又不加重肺泡损害，或应用间断肺复张策略。这些手段联合允许的高碳酸血症和低氧血症，被称之为"肺保护性通气策略"。

理论上，高频震荡通气似乎是最理想的通气方式，但是目前两项研究显示这种模式并不改善患者预后，对于未经选择的ARDS患者可能会增加死亡率。

延伸阅读

Ferguson N D et al. High frequency oscillation in early acute respiratory distress syndrome. N Engl J Med, 2013, 368: 795–805.

Hughes M, Black R (eds). Advanced respiratory critical care. Oxford: Oxford University Press, 2011.

Pinsky MR. Heart lung interactions. Curr Opin Crit Care, 2007, 13 (5): 528–31.

Strachan L, Hughes M. Ventilatory support in the intensive care unit. Anaesthes Intens Care Med, 2010, 11 (11): 469–473.

Young D. et al. High frequency oscillation for acute respiratory distress syndrome. N Engl J Med, 2013, 368: 806–13.

持续正压通气和无创通气

持续正压通气（CPAP）

CPAP是指在有自主呼吸患者的呼吸周期中应用持续正压通气。CPAP主要目的在于改善氧合（见正压通气的影响）。CPAP对呼吸做功的影响是不同的，并且依赖于呼吸力学。

无创通气（NIV）

无创通气是指用高于呼气相气道压力（EPAP）的吸气相气道压力（IPAP）。这种通气模式是由患者触发、流量切换的，能够改善氧合，增加每分钟通气量，减少呼吸做功。

CPAP和NIV的禁忌证

- 呼吸暂停。

- 气道没有保护/自主意识减弱。

- 上呼吸道梗阻。

- 无法清除气道分泌物。

- 血流动力学不稳定。

- 未治疗的气胸。

- 颅底及面部骨折。

NIV并发症

- 患者不适感。

- 压疮。

- 胃胀气。

- 误吸。

- 气压伤。

CPAP和NIV的应用

无创通气模式主要用于短时间内可逆性的肺部疾病的治疗。在治疗长期病变（如急性肺损伤）时存在应用的局限性。

心源性肺水肿

继发于组织间质和肺泡水肿的肺水增多加重了肺弹力做功并降低肺顺应性。CPAP可以使更多肺泡开放，减少肺内分流，减少前后负荷。CPAP可以快速改善患者病情，降低死亡率。同时应用IPAP不会改变预后。

COPD患者急性呼吸衰竭

COPD患者应用EPAP可以克服由内源性PEEP导致的肺部负荷，IPAP可以缓解由于支气管狭窄导致的吸气阻力。其结果是，呼吸做功减少，潮气量增加。

在高碳酸血症患者中，酸中毒导致的COPD加重，BIPAP降低插管率和住院死亡率。这些风险的下降与呼吸性酸中毒的严重程度直接成比例相关的。

其他

无创通气在其他疾病中的应用证据还很有限。如果患者需要持续呼吸支持（COPD不同，可以间断使用）或者需要长时间的呼吸支持（心力衰竭不同，往往能在较短时间改善），由于面部不适或皮肤破损，患者都不能很好地耐受无创通气的面罩。

除此之外，胃胀气、肺部分泌物不易排出、缺乏呼吸道保护，使CPAP和NIV的长时间应用效率大大降低。当无创通气患者临床症状无明显改善时，则需考虑气管插管。

COPD患者或者高碳酸血症患者拔管后预防性应用无创通气可以降低再插管风险。而对于拔管后呼吸衰竭的患者则效果不佳。

延伸阅读

Burns KEA, Adhikari NKJ, Keenan SP, et al. Use of non-invasive ventilation to wean critically ill adults off invasive ventilation: meta-analysis and systematic review. BMJ, 2009, 338: b1574.

Gray A, Goodacre S, Newby DE, et al. on behalf of the 3 CPO trialists. Noninvasive ventilation in acute cardiogenic pulmonary oedema. NEJM, 2008; 359 (2): 142-51.

Peter JV, Moran JL. Noninvasive ventilation in exacerbations of chronic obstructive pulmonary disease: implications of different meta-analytic strategies. Ann Intern Med, 2004, 141 (5): W78-9.

Peter JV, Moran JL, Phillips-Hughes J, et al. Effect of non-invasive positive pressure ventilation (NIPPV) on mortality in patients with acute cardiogenic pulmonary oedema: a meta-analysis. Lancet, 2006, 367: 115-63.

Ram FSF, Picot J, Lightowler J, et al. Non-invasive positive pressure ventilation for treatment of respiratory failure due to exacerbations of chronic obstructive pulmonary disease. Cochrane Database Syst Rev, 2004, 3: CD004104.

Weng C, Zhao T, Liu Q, Fu CJ, Sun F, Ma YL, et al. Meta-analysis: non-invasive ventilation in acute cardiogenic pulmonary edema. Ann Intern Med, 2010, 152 (9): 590-600.

撤机策略

撤机是指撤除机械通气的过程。不需要很长时间，很多患者术后很快就拔管了。本章节主要讨论急性或者慢性呼吸系统疾病患者如何撤机。

不必要的延长机械通气时间会导致住院费用增加，同时也会增加呼吸机相关肺炎、肺损伤和谵妄的风险。脱机时间延长的危险因素包括高龄、急性损伤的严重程度、机械通气时间长、慢性呼吸道疾病、神经-肌肉或者肌肉骨骼疾病。

呼吸支持滴定法

当拔管指标提示自主呼吸试验失败时，积极主动拔管的过程与呼吸支持滴定法是不一样的。这是常规的呼吸支持的管理，逐渐从高氧浓度和气道压力过渡到自主呼吸试验。

考虑患者需要氧合和呼吸做功的双重支持，在平均气道压力明显下降之前，吸入氧浓度应降至≤60%。这种情况下，如果氧合可以接受的话，可以降低PEEP。如果不增加呼吸做功，伴随着肺顺应性改善，吸气压力会降低同时潮气量增加。

评估撤机的适应证

很多研究致力于预测能否成功撤机。每分钟通气量、最大吸气压力、$P_{0.1}/Pi_{max}$和CROP评分（C：顺应性；R：呼吸频率；O：氧合；P：气道压）与是否能成功撤机相关。但这些预测指标尚不能代替自主呼吸试验。

由于机械通气期间使用了镇静药物，撤机指标必须达标。当撤机指标达标后，可以进行自主呼吸试验，然后考虑撤机。

撤机指标

- 充分控制原发疾病。
- $PaO_2/FiO_2 > 25kPa$，$PEEP \leqslant 8cmH_2O$。
- 低剂量血管活性药物。
- 能够自主呼吸。

自主呼吸试验

自主呼吸试验不作为拔管的预处理，但却是目前最好判断病人能否独立自主呼吸的预测指标。

对于病情简单的患者，自主呼吸试验一般需要30~120分钟。对于较长时间的撤机的患者，可以将试验延长至24小时。传统的自主呼吸试验采用T管评估。需要临床医生增加PEEP至$5cmH_2O$以克服生理性PEEP，增加压力支持5~$8cmH_2O$来克服管道阻力。压力支持过大会增加拔管失败率；压力支持过低会导致自主呼吸失败和延迟拔管。

该试验目的就是在拔管前模拟拔管后的呼吸情况。对于大多数患者而言，PS和PEEP能模拟这些情况，其中以下两种情况可以应用T管：

- 已知有左心室收缩功能障碍的患者。没有有效PEEP情况下需要进行评估。
- 已知或潜在有上呼吸道肿胀（如长时间插管，明显水肿）的患者，拔管后呼吸做功会增加。

大多数住心脏重症监护室的患者都有不同程度左心室功能障碍，成功的T管试验可以降低拔管失败率。

出现以下情况时应该停止自主呼吸试验：

- 呼吸窘迫：$PaO_2/FiO_2 < 25kPa$，呼吸频率 > 35次/分，或者较原来上升 $> 50\%$，辅助呼吸肌工作，疲劳。

- 循环不稳定：收缩压压 $> 180mmHg$ 或者 $< 90mmHg$，心率 > 120次/分。

- 神经系统功能障碍：易怒，焦虑，大汗，GCS评分下降。

常规镇静，撤机指标监测和自主呼吸试验构成了撤机流程。该流程虽然未得到广泛应用，然而在大量研究中，它的效果远超过或至少不输于传统的撤机方式。

拔管失败的处理

识别增加呼吸做功和降低呼吸能力的因素。

呼吸系统

胸部CT检查作为ICU患者寻找病因的方法应用越来越广泛，可以准确地评估肺间质、胸膜和胸腔疾病。

- 排除感染。如果怀疑有感染，可行支气管肺泡灌洗。

- 充分引流胸腔积液，除非双侧少量胸腔漏出液并且已使用利尿剂。

- 处理气道痉挛。

- 达到正常氧饱和度后尽量降低氧浓度。

- 除非合并慢性高碳酸血症，一般将 $PaCO_2$ 降至正常水平。如果呼吸性酸中毒导致的代谢性碱中毒，采用指令通气联合乙酰唑胺（更快的纠正代谢性酸中毒）治疗，直到碳酸氢根达到正常水平。

- 气管镜可以帮助不张的肺叶和肺段重新张开。

心血管系统

- 如果心脏超声结果正常，则在行自主呼吸试验期间复查超声。

- 治疗左心功能不全，心肌缺血和心律失常。

- 加强利尿——复查胸片。

中枢神经系统

- 防止过度镇静。

- 减少导致谵妄的因素，如苯二氮䓬类药物。

代谢问题

- 纠正低磷血症。

- 保障营养状态。

总体处理原则

- 制定个体化治疗方案，根据临床情况合理改善方案。

- 在拔管当天，逐渐撤除呼吸支持，延长无呼吸支持的时间。

- 撤机过程中，夜间要充分休息，促进肺复张并且纠正高碳酸血症。由于无呼吸或者刺激强度不够，单纯的压力支持通气可能造成睡眠紊乱（与辅助性控制通气相比），指令性通气可以避免这种情况发生。

- 周围环境尽量去医疗化：电视，阅读材料，从家里带来的物品（平常的衣物）。

- 坐位能改善功能残气量，促进肺功能恢复。

- 鼓励进食和饮水。

- 发音阀改善精神状态和声带功能。

对于不能撤机的患者，要考虑长期机械通气（家庭机械通气）。

第二十七章

循环支持

药物支持

目前尚缺乏血管活性药物对生存率影响的强有力证据。血管活性药物的应用常被视为支持治疗的一部分，它为确切治疗潜在的疾病争取时间。这些治疗可能包括抗感染治疗、抗心律失常、胸心重症监护下行PCI介入、手术再血管化或实施机械辅助（在"机械循环辅助"中讨论）。

选择和安全使用一种特定的血管活性药物依赖于对心血管效果的药理知识、临床适应证以及对临床应用的掌握。

强心药物

儿茶酚胺类

儿茶酚胺类作用于特定的肾上腺素能受体（α_1，β_1，β_2）和多巴胺能受体（D_1）。β受体效果敏感，在较低的血浆浓度即很显著，而α受体效果则需较高的浓度才明显。通过激活β_1受体升高cAMP和细胞内Ca^{2+}水平从而增强心肌收缩力，并伴随着不可避免的心肌氧耗增加（MVO_2）。

多巴酚丁胺

- 合成的儿茶酚胺。

- 直接的$\beta_1 > \beta_2$激动剂（3:1比例）并具有一些α_1活性。

剂量依赖性的CVS效果：

- 增强心肌收缩力（β_1和α_1）。

- 提高HR和AV传导（β_1）。

- 低剂量 [$<5\mu g/(kg \cdot min)$] 的血管舒张作用（β_2和

混合的 α_1 激动剂/拮抗剂）。

● 中等剂量的对血管系统的不同作用。

大剂量［$>15\mu g/(kg \cdot min)$］时的血管收缩作用（α_1）。

显著作用为在SVR适度降低或不变情况下升高SV和CO。随着CO的提高，MAP可能因此下降、保持不变或升高。由于前/后负荷的下降和心肌血流增强MVO$_2$增加有所缓解。

临床适应证：

● 支持心脏术后临界状态CO的一线用药。

● 低CO（DHF，心源性休克，败血症引起的心肌功能不全）。

临床应用：

● 剂量：$2.5 \sim 25\mu g/(kg \cdot min)$；最大$40\mu g/(kg \cdot min)$。

● 2分钟起效；达峰时间10分钟；血浆半衰期2分钟。

● 经常需要额外的血管收缩剂（如去甲肾上腺素）维持MAP。

● 达到同等程度的提高CO效果时较肾上腺素HR增快明显，可以作为非直接的提高心率药物使用。

● 心率过快和心律失常限制了最高剂量。

● 快速抗药反应发生于$48 \sim 72$小时后。

多巴胺

● 内源性的儿茶酚胺，去甲肾上腺素的前体。

● α_1，β_1/β_2，D$_1$激动剂，伴随着神经元去甲肾上腺素的释放。

剂量依赖性的CVS效果：

● 心肌收缩增强（β_1）。

- HR和AV传导增快（β_1）。
- 低剂量 [（$0.5 \sim 3 \mu g/（kg \cdot min）$] 的血管舒张作用，肾脏、肠系膜、冠状动脉（$D_1$）及外周血管（$\beta_2$）。
- 轻微的收缩血管（α_1）[$3 \sim 10 \mu g/（kg \cdot min）$] 作用。
- 高剂量的收缩血管（α_1）[（$10 \sim 20 \mu g/（kg \cdot min）$] 作用。

对SV和CO有显著的升高作用伴随着SVR适度提高和MAP升高。高剂量时的血管收缩作用增高SVR和MAP，同时也提高PVR和MVO_2。

肾脏作用：

- 通过增加CO（β_1）和血管舒张作用（D_1）而使肾脏血流增加。
- 肾血流增加，尿量增多，增强利钠作用（D_1），不改变肌酐清除率。

临床适应证：

- 支持心脏术后临界状态CO的一线用药。
- 休克（心源性，血管舒张性）。
- 在DHF加强利尿作用。

临床应用：

- 剂量：$2 \sim 20 \mu g/（kg \cdot min）$；最大剂量$50 \mu g/（kg \cdot min）$。
- $5 \sim 10$分钟达峰效应；血浆半衰期2分钟。
- 由于在重症患者有不同的清除率，血浆浓度难以预测。
- 快速心律失常可能会限制其使用，即使是低剂量。
- 如果在$<10 \mu g/（kg \cdot min）$剂量时反应不够，考虑换为肾上腺素或加用另一种药物。
- 低剂量多巴胺预防和治疗急性肾衰竭是无效的。

肾上腺素

- 内源性儿茶酚胺。
- 强大的 α_1，β_1/β_2 激动剂。

剂量依赖性CVS效果：

- 增强心肌收缩力（β_1，β_2，α_1）。
- 加快HR和AV传导（β_1）。
- 低剂量[（$<0.03\mu g/(kg\cdot min)$）]的血管舒张作用（β_2）。
- 高剂量[（$>0.03\mu g/(kg\cdot min)$）]的血管收缩作用（α_1）。

SV、HR、CO和SVR的提高导致显著的MAP和MVO$_2$的提高。在感染性休克，MAP的升高主要是由于SV的增加所致。

附加作用：

- 支气管扩张（β_2）。
- 稳定肥大细胞。
- 乳酸水平升高（肝糖原分解和糖酵解增强，丙酮酸利用下降）。
- 血糖升高（糖原分解增强）。

临床适应证：

- 支持术后低心排的一线药物。
- 休克（心源性、血管舒张性）。
- 支气管痉挛/过敏反应。
- 心搏骤停。

临床应用：

- 剂量：$0.01\sim0.5\mu g/(kg\cdot min)$；$>0.05\mu g/(kg\cdot min)$很少适用于心脏术后。

- 较其他儿茶酚胺类效果更明显。

- 可以和磷酸二酯酶（PDE）抑制剂联合应用增强CO而不会加大后负荷和MVO$_2$。

- 快速性心律失常相对常见。

磷酸二酯酶抑制剂

米力农和氨力农

- 抑制PDE分解心肌细胞和血管平滑肌的cAMP。

剂量依赖性CVS效应：

- 提高心肌收缩力。

- 增强舒张期心肌松弛。

- 适度增快心率和AV传导。

- 血管舒张。

通过适度增强心肌收缩力和降低SVR/PVR提高SV和CO。MAP普遍下降。前负荷/后负荷的下降对MVO$_2$有益处。

临床适应证：

- 支持心脏术后低心排的二线药物。

- SVR升高的低心排。

- 双心室或RV衰竭伴随着PVR上升，例如心脏移植、二尖瓣手术术前和术后。

临床应用：

- 米力农：负荷剂量25~50μg/kg；输注0.375~0.75μg/（kg·min）；半衰期2~4小时。

- 氨力农：负荷剂量0.5~1mg/kg；输注2.5~20μg/（kg·min）；半衰期4~6小时。

- 长半衰期意味着达到药效需要几个小时而不是几分钟，起效时间也同样延长。

- 当和儿茶酚胺一起使用时对CO会有协同效应。

- 血管舒张作用限制了临床应用，常需要额外的血管收缩剂（如去甲肾上腺素）。

- 肾上腺素受体下调状况下使用，例如慢性HF或慢性β激动剂治疗后。

- 和多巴酚丁胺相比较心动过速和心律失常发生的风险低。

左西孟旦

　　和其他钙敏感剂相同，左西孟旦主要通过提高钙和肌钙蛋白C的结合发挥强心作用。它也能开放ATP敏感的钾通道和抑制PDE。

　　剂量依赖性CVS效果：

- 提高心肌收缩力（Ca^{2+}敏感）。

- 血管舒张（K^+通道开放）。

- 增强舒张期心肌松弛（阻断PDE）。

　　全部效应和PDE抑制剂相同，提高SV和CO，降低SVR/PVR。MAP降低或不变。对MVO_2影响小，而冠状动脉血流增加。

　　临床适应证：

- 目前是支持心脏术后CO的三线用药。

- 低CO（心源性休克，DHF）。

　　临床应用

- 负荷剂量$6 \sim 12 \mu g/kg$；$0.05 \sim 0.2 \mu g/（kg \cdot min）$输注24小时。

- 活性代谢物；效果持续9日。

- 在肾上腺素能受体下调状况下可能有用。

- 和多巴酚丁胺相比较，改善CO的程度相当，MVO_2增加程度较低。

- 有证据表明能改善心脏手术结果。

- 治疗急性DHF较多巴酚丁胺相比无长期生存的益处。

- 潜在的延长Q-T间期和致室性心律失常。

血管收缩剂

去甲肾上腺素

- 内源性儿茶酚胺。

- 强大的 α_1 激动剂；适度的 β_1 和有限的 β_2 活性。

剂量依赖性CVS效果：

- 临床效果以血管收缩（α_1）为特点。

- 适度增强心肌收缩力（β_1）。

- HR升高（β_1）程度小，或降低反射（α_1）。

- 提高PVR。

提高SVR，SV适度升高，导致收缩压、舒张压和脉压差升高而对CO影响最小。尽管舒张压升高使冠状动脉血流增加，由于后负荷和收缩力提高导致MVO_2增加。

临床适应证：

- 休克（血管舒张性）。

临床应用

- 剂量0.01～0.3μg/（kg·min）；根据MAP或SVR滴定。

- 如果CO满意可单独应用，或者是CO受损时和正性肌力药物联合应用（如多巴酚丁胺/米力农）。

- 动脉桥痉挛和肾脏/内脏血流减少的风险，特别是在大剂量时。

血管加压素

- 内源性多肽激素。
- V_1、V_2、V_3和催产素型受体（OTR）活性。

剂量依赖性CVS效果：

- 临床效果以血管收缩（V_1）为特点。
- 相对的对肺、冠状动脉和脑循环影响较小。

尤其是影响内脏、骨骼肌和皮肤血管。对CO的影响依赖SVR的升高和反射性心率变化。

临床适应证：

- 休克（血管舒张性，如血管麻痹综合征）。

临床应用：

- 剂量：0.01～0.1U/min；一般0.4U/min。
- 在低氧血症和酸中毒时也能保持一定效果。
- 较去甲肾上腺素更能降低内脏血流，大剂量时可能导致心肌缺血。
- 经常是在需要逐步增加去甲肾上腺素用量时应用，当去甲肾上腺素的敏感性下降时用来维持血管张力。

血管舒张剂

硝酸甘油

- 通过cGMP生成增加舒张血管平滑肌。

剂量依赖性CVS效果：

- 血管舒张（静脉>动脉）。
- 前负荷下降导致CO和MVO$_2$下降，MAP适度下降。大剂量导致SVR和MAP的下降。

临床适应证：

- 高血压。
- 伴有肺水肿的急性DHF。
- 心肌缺血。

临床应用

- 剂量：1~10mg/小时；根据MAP上调。
- 尽管在治疗肺动脉高压上有潜在的益处，由于同时会降低SVR/MAP而限制其使用。
- 较长时间静脉输注可能导致心动过速。

硝普钠

- 通过释放一氧化氮和提高cGMP舒张血管平滑肌。

剂量依赖性CVS效果：

- 血管舒张（动脉和静脉）。
- 降低SVR，CO保持不变或上升。

临床适应证：

- SVR升高引起的高血压。
- 急性DHF。

临床应用：

- 剂量：0.1~2μg/（kg·min）；根据MAP调整剂量。
- 常和GTN联合治疗难治性高血压。
- 停药时有潜在的SVR/MAP反弹。
- 氰化物中毒与剂量及用药时间相关，即使PaO$_2$最高也会导致组织缺氧。

吸入NO

● 通过cGMP的升高松弛血管平滑肌。

剂量依赖性效果:

● 舒张肺动脉。

● 减少PVR/RV后负荷，改善V/Q比例。很快被血红蛋白灭活而对体循环影响小。

临床适应证:

● 可恢复性的肺动脉高压和（或）RV功能不全，例如心脏移植、二尖瓣置换术后。

● ARDS伴有难治性低氧血症。

临床应用:

● 初始剂量：20ppm，接下来减量至最小的有效剂量（常为1~5ppm）。

● 根据肺动脉压力滴定。

● 通过装备好的呼吸回路的吸气通路给药以使二氧化氮水平最低。

● 停药剂量有潜在的肺动脉压力反弹；西地那非可被用做停药时的辅助用药。

● 对ARDS患者PaO_2的改善无持久性。

● 无研究表明它的使用能减少死亡率。

机械循环辅助：体外生命支持

机械循环辅助能拯救生命。主动脉内球囊反搏

（IABP）一直被认为是心脏术后有效的循环支持手段；但是在严重的循环衰竭它的作用是有限的。IABP主要的作用机制是增强心肌舒张灌注压并减轻心脏后负荷。心脏功能的改善会使正性肌力药物停止使用，可避免它们的不利影响。当心功能受到严重损害时IABP可能是无效的，并且会使病人卧床限制了活动。短期心室辅助装置（VADS）提供完全的循环辅助，可以作为患者进一步恢复、决策或移植的桥梁。当在28日内未恢复或未行移植手术但未来又有这些可能时，可能会应用长期VAD。体外循环膜肺氧合（ECMO）可以用来心肺支持，在成人和小儿都可以应用。这一章节主要包括了这些辅助装置的应用指征、禁忌证和使用方法。

主动脉内球囊反搏

IABP球囊在舒张期充气以提高舒张压改善心肌氧供，在R波收缩期之前即刻放气降低后负荷和心肌氧需（图27.1和图27.2）。这种供需平衡的改善对缺血性心肌衰竭和体循环灌注有利。

IABP的常用指征：

● 心脏术后的心肌顿抑。

● 等待CABG的难治性不稳定型心绞痛。

● 难治性缺血性室性心律失常。

● 急性MI的并发症：

· 急性严重的二尖瓣关闭不全。

· 室间隔缺损（VSD）。

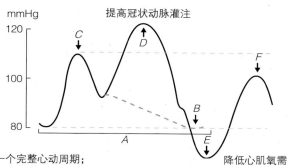

A 一个完整心动周期；
B 无辅助的主动脉舒张末压力；
C 无辅助的收缩压；
D 提高的舒张压；
E 辅助的主动脉舒张末压力；
F 降低的收缩压

图27.1　IABP 压力描图显示舒张期增强
MAQUET心脏辅助部门提供。

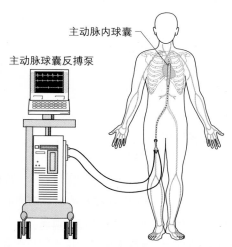

图27.2　使用中的IABP
MAQUET心脏辅助部门提供。

- 不稳定的初期PCI患者。

- 难治性心室衰竭。

禁忌证

- 严重主动脉瓣关闭不全。

- 严重钙化的主动脉–髂动脉病和（或）外周血管疾病。

- 降主动脉疾病（主动脉缩窄或主动脉瘤）。

- 严重肥胖患者的无鞘置管。

潜在的风险和并发症

- 肢体缺血。

- 置管部位出血。

- 主动脉穿孔或夹层。

- 腹膜后出血。

- 患者被迫卧床且头高位<45°。

- 感染风险特别是股动脉置管。

- 血小板减少症。

- 球囊泄露。

- 骨筋膜室综合征。

短期心室辅助装置

短期VADs被用来支持循环衰竭长达28日。在美国最常用的装置是Levotronix CentriMag®（图27.3），被许可应用28日。CentriMag®是一种无轴承发动设计的离心泵，产生磁悬浮旋转转子驱动血液产生非搏动血流。

在CICUs短期VADs被越来越多的用于支持循环衰竭，一直到病情恢复或实施更确切的治疗手段（图 27.4）。

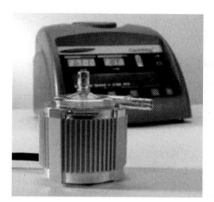

图27.3 Levitronix CentriMag®。

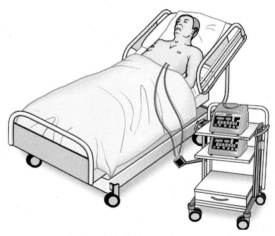

图27.4 患者在使用短期心室辅助装置

　　这种循环通路和泵体的设计使凝血和栓塞并发症的发生风险最小。尽管需要普通肝素抗凝，必须严格频繁的监测活化部分凝血酶时间（APTTs）。

治疗策略

● 治疗决定的过渡。

● 恢复的过渡。

● 过渡到过渡（长期装置）。

● 移植的过渡。

指征

● 扩张性心肌病。

· 缺血性。

· 心肌炎。

· 围生期。

● 开心手术后。

● 先天性心脏病。

● 心脏移植术后移植心脏的衰竭。

Levitronix CentriMag® 的特点

● 流量可达9.9L/min。

● 没有封条和轴承，一个移动的部分。

● 磁悬浮叶轮。

● 许可应用30日。

● 高性价比。

● 机动性有限。

不同的治疗形式

● 左心VAD。

● 右心VAD。

● 双VAD。

● ECMO。

插管选择

LVAD

● 流入插管：

　　· 左房（经右上肺静脉）。

　　· 心尖。

● 流出插管：

　　· 升主动脉。

　　· 降主动脉。

RVAD

● 流出插管在右房。

● 流入插管到肺动脉。

长期心室辅助装置

在美国使用长期VADs的主要适应证是作为移植的过渡。由于世界范围内VADs的存活率在改善，使用长期VADs作为目标治疗也在增加。

适应证

● 移植的过渡。

● 等待恢复。

长期VADS的类型（图27.5）

● 第1代：搏动泵。

● 第2代：旋转的叶轮产生持续的血流。

● 第3代：离心式小型化至D电池尺寸。

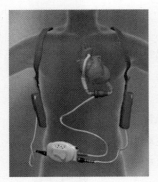

图27.5　Thoratec HeartMate II ®

长期LVAD的组件

- 电池。
- 固定使用时的主要电源组件。
- 驱动器线。
- 泵。
- LV心尖到泵的流入插管。
- 泵到升主动脉的流出插管。

长期LVAD的临床要求

- 需要有功能的RV。
- 华法林抗凝至INR 1.5～2.5。
- 电池寿命4小时。
- 尽量活动。
- 家庭放电是规范。
- 复苏：

- · 不要CPR。

- · 总是电除颤可休克的心律失常。

● 心脏移植需行手术治疗。

ICU术后早期并发症

● 出血是主要问题：

- · 外科、肝功能不全、残存抗凝药物和炎性反应导致的凝血病及血小板功能不全是主要原因。

- · 早期干预止血很重要。

- · 再次手术止血很常见。

- · 一旦出血得到控制再开始抗凝治疗需谨慎。

● 右心衰竭：

- · 可能由于RV心肌功能不全，心室互相依赖和后负荷上升。

- · 过多的应用血制品可能会升高PVR和RV的负荷。

- · 可能是由于潜在的心力衰竭病因RV受损。

- · 可能会需要短期RVAD。

- · RV衰竭可能会导致"suck down effect"，左室室壁塌陷至流出道。

● 低血容量可能导致泵流量差由于静脉回流少。

● 呼吸衰竭。

● 肝肾功能不全。

长期并发症

NYHA Ⅲb或Ⅳ级患者的2年生存率和2年内不可避免的行移植和持续流量泵治疗的为58%。并发症很常见，易于出现感染、出血或血栓栓塞相关的并发症。

- 卒中18%：
  - 缺血性。
  - 出血性。
- 败血症36%：
  - 驱动器线感染。
  - 泵和囊袋感染。
  - 非LVAD感染。
- 置换泵9%。
- 右心衰竭20%。
- 肾和肝脏衰竭。

ECMO

体外生命支持可以做心肺支持［静脉–动脉（V–A）ECMO）］或肺支持［（静脉–静脉（V–V）ECMO）］。在循环通路中普通离心泵已经替代了滚压泵。CPB相比较ECMO膜肺使用时间长并被嵌入循环通路中。整个循环通路更简单，无开心手术储液器，以降低凝血和激活炎性反应的风险。

V–A ECMO

急性心源性休克患者的复苏使用V–A ECMO是一种"crash and burn"的选择。这项技术允许在实施长期VAD前评价神经系统功能和终末器官恢复的潜在可能性。通常被用于小儿心脏外科手术开心术后的衰竭。

- 可以开胸或经皮置管。

- 股动脉插管是经皮比较常用的。

- 直接或经皮通过右颈或股静脉到右心房静脉插管。

风险和并发症

- 空气栓塞。

- 出血。

- 血栓风险。

- 卒中。

- 肢体缺血。

- 溶血。

- 感染。

- 制动。

V-VECMO

V-VECMO被应用于严重呼吸衰竭的患者，使肺得到休息。已经主要应用于新生儿和小儿。支持时间一般为1~2周。

成人ARDS死亡率超过50%。CESAR研究显示处理这些患者具有ECMO专家中心更有优势。

在X射线透视（或TOE）指引下经皮置管的主要静脉［颈内和（或）股静脉］。最近双腔插管（Avalon 插管）可以通过IJV被使用。

ECMO的适应证和结果被ELSO注册研究收集。成人辅助呼吸的V-V ECMO出院生存率较心脏V-A ECMO要好，55% vs 39%。

行ECMO治疗呼吸方面病因

- 新生儿胎粪吸入。

- 病毒性肺炎包括流感和H1N1病毒。

- 其他肺炎。

- 呼吸窘迫综合征。

- 创伤包括术后。

在CESAR研究中成人ECMO的适应证

- 年龄18～65岁。

- 严重呼吸衰竭但具有潜在的可逆性。

- 传统治疗失败。

- Murray评分＞3.0或pH＜7.2。

- 早期转诊＜7日，吸气峰压＞30cmH₂O和FiO₂＞0.8。

- 肝素无禁忌。

需要的管路设备

- 合适的PMP氧和器包括Maquet Quadrox D®和Medos Hi-Lite®7000。

- 离心泵，现代化设计，例如Levitronix或Maquet Rotaflow®。

- 超声流量仪。

- 监测膜前和膜后压力。

- 监测静脉引流（流入）压力。

- 无静脉储液器。

- 无额外的连接，减少气栓或出血的风险。

- 引流和回流管路的高流量停止旋塞以便可以加入其他分支。

V-V ECMO时的目标

- 保护性肺通气：
  - FiO_2 30%，PIP 20~25，PEEP 10~15，呼吸次数10。
- 压力控制通气或BIPAP。
- 目标氧和PaO_2 6~8kPa，随ECMO流量调整。
- 通过调整氧和器流速使$PaCO_2$ 4~6kPa。
- 输注普通肝素维持ACT 180~200秒或APTT比 2~3。这些目标值取决于ACT机器的类型和本地策略。
- 保持HB 120~140g/L。

体外肺支持ECLS（表27.1）

Novalung®

Novalung®是一种新的无泵体外膜，可以有效地去除CO_2，也能改善氧和，但效果有限。适应证为人工通气难以治疗的伴随高碳酸血症和呼吸性酸中毒的呼吸衰竭。在处理肺移植移植物功能不全、ARDS和肺炎方面也有进展。通常是左股动脉和右股静脉经皮插管。

禁忌证

- 肝素敏感或肝素诱导的血小板减少。
- 心源性休克。
- 股动脉细小或血管闭塞性疾病。

技术性参数

- 聚甲基戊烯扩散膜，表面面积$1.3m^2$。
- 血流速0.5~4.5L/min。
- 最高氧流量15L/min。

- 240ml预充量。
- 最高压力200mmHg。
- 在2.5L/min压力降至11mmHg。
- 维持MAP 70~90mmHg,因为流量是压力依赖性的。必要时使用去甲肾上腺素。
- 肝素涂层系统允许最低抗凝。
- 静脉输注肝素使活化凝血时间(ACT)150~170秒或APTT 40~50秒。
- 定期的监测ACT和(或)APTT。
- 每小时监测脉搏和下肢的灌注。

表27.1 ECLS注册报告

	所有患者	生存的ECLS		生存至DC或转院	
呼吸	24 770	20 951	85%	18 558	75%
心脏	4 375	2 649	61%	1 723	39%
ECPR	694	438	63%	270	39%
小儿					
呼吸	5 009	3 251	65%	2 785	56%
心脏	5 423	3 468	64%	2 609	48%
ECPR	1 347	720	53%	539	40%
成人					
呼吸	2 620	1 655	63%	1 428	55%
心脏	1 680	894	53%	660	39%
ECPR	591	225	38%	173	29%
全部	46 509	3 425	74%	28 745	62%

数据来自Extracorporeal Life Support Organization。

延伸阅读

Peek GJ, Mugford M, Tiruvoipati R, et al. Efficacy and economic assessment of conventional ventilatory support versus extracorporeal membrane oxygenation for severe adult respiratory failure (CESAR): a multicentre randomised controlled trial. Lancet, 2009, 374 (9698): 1351–63.

Slaughter MS, Rogers JG, Milano CA, et al. Advanced heart failure treated with continuous–flow left ventricular assist device. NEJM, 2009, 361 (23): 224–51.

第二十八章

心外膜起搏

简介

许多患者在脱离体外循环早期都需要进行临时心脏起搏直到心脏从停跳、低温以及操作中恢复正常的传导途径。一些患者需要更长时间的起搏治疗，甚至因为手术并发症而需要永久起搏。大部分患者不需要起搏，但也很难预测哪些患者需要起搏。所以大部分外科医生会给所有患者都安装至少一根心室起搏电极，而有些医生只对在关胸前需要起搏的患者安装起搏电极。当安装心室单根起搏电极患者需要起搏时在皮下放置一根起搏电极将心室电极连接起搏器负极即可进行起搏。

术后起搏的适应证为：

● 心脏停搏。

● 完全心脏阻滞或二度Ⅱ型房室传导阻滞。

● 缓慢型心律失常（起搏比药物治疗更佳）。

● 结性或交界性心律。

● 维持房室机械性同步。

● 窦性夺获。

● 预防房颤。

● 快速起搏控制房扑。

● 心脏移植后。

一般原则

当心室内源性去极化时心室收缩的机械协同效应更加

明显。在行心室起搏前应先尝试心房起搏。因此当患者需要起搏时应优先放置心房起搏电极，好处有：

- 当进行心房起搏或房室顺序起搏时心排血量可增加25%。
- 在射血分数低的患者中效果更好。
- 在心室肥厚的患者中增加左心室的充盈，左室顺应性的减低会导致舒张功能不全及心肌缺血。

起搏导线的非正式习惯：

- 胸骨右侧导线——心房。
- 胸骨左侧导线——心室。
- 心房电极——蓝色标记。
- 心室电极——白色标记。

起搏导线的拔除：

- 凝血功能恢复正常后。
- 轻柔拔出。
- 遇到阻力后切开皮肤使末端拔出。
- 拔除后几小时内观察患者有无心包填塞表现。
- 监测心电图有无心律失常。

对起搏器依赖超过7天的患者考虑安装永久起搏器，一般指征为：

- 完全心脏阻滞。
- 窦房结功能障碍。
- 房颤伴缓慢心室率。
- 二度Ⅱ型房室传导阻滞。

起搏模式

按NBG模式进行描述，前3个是临时心外膜起搏的常用模式（表28.1）。

表28.1 起搏模式

I	II	III
起搏位置	感知位置	对感知的反应
0：无	0：无	0：无
A：心房	A：心房	T：触发
V：心室	V：心室	I：抑制
D：双腔 （心房+心室）	D：双腔 （心房+心室）	D：双腔 （触发+抑制）

常用的起搏模式如下：

单腔起搏

AOO

心房非同步模式用于稳定的心动过缓伴异常感知（电烙术）和正常的房室结传导。不在房性心动过速、房扑、房颤和房室结阻滞时应用。

VOO

心室非同步模式用于不依赖房室传导的心动过缓以及应用电烙导致异常感知时。也作为紧急快速起搏时使用。

AAI

心房按需模式可感知内在心房除极，如在一个周期内没有检测到按照设定频率的信号则起搏器发放一次冲动。存在内在心房节律和房室传导完整时使用。不在房性心动过速、房扑、房颤或房室结阻滞时应用。

VVI

心室按需模式和AAI相似，但起搏和感知心腔为心室。心动过缓伴有房室传导阻滞、房扑、房颤或病态窦房结综合征时应用。当为了避免并发症而未放置心房起搏导线需要起搏时预计时间缩短或应用超速起搏压制异位节律。弊端是失去了心房对心室的充盈作用。

DDD

当放置心房和心室起搏电极时DDD是最常用及最有效的起搏方式。其他的双腔起搏模式包括DOO、DVI和DDI，在此不做详细讨论。

DDD模式中心房和心室共同感知并顺序起搏。首先如同AAI模式，如没有按照既定设置感知到心电信号，起搏器发放一次冲动至心房。起搏器将会感知心室对心房起搏的反应或自身心房除极，如未感知其中任意一种信号，则起搏器发放冲动。这一模式在所有起搏中均适用。房性心动过速是会有心室跟踪的风险，可通过设置"最大跟踪频率"来解决这一问题。

抗心动过速模式

大部分心脏外科术后快速型心律失常可通过超速起搏来治疗。在此过程中可能会发生室速或室颤，应充分注意：

房室交界性心动过速

可通过心房（AAI或AOO）或房室顺序（DDD或DOO）超速起搏来治疗。以自身心率的120%来进行起搏夺获，然后缓慢减慢起搏心率来建立稳定的窦性节律。

自发性折返性室上性心动过速

可用上述方法或设置比室上性心动过速慢一些的起搏心率，起搏可诱导折返环的不应期并将其中止。

房扑

对于Ⅰ型房扑率<320～340者超速起搏有效，但对于Ⅱ型房扑房率更快的患者无效。

室上速复律失败伴快速心室率

在这种情况下以800次/分的快速心房起搏会诱导房颤并在房室传导阻滞程度足够高的患者中获得较慢的心室率。有时这种方法可以诱导转复为窦性心律。

室性心动过速

超速起搏或低速起搏可终止室速，但有诱发室颤的风险。

故障解除

起搏失败

需要与在心电图上起搏信号缺失夺获失败（在起搏导线尖端无电流），慢于所设置心率相鉴别，可由以下原因导致：

- 导联脱离。
- 导联功能不良（导线损伤）。
- 低电量。
- 过度感知。
- 交互影响。

夺获失败

心电图上有起搏信号但其后无QRS波群或动脉波形及脉搏氧饱和度波形，可由以下原因导致：

- 起搏器输出电流低（mA）。
- 高刺激阈值。
- 起搏电极从心肌脱离。
- 由于局部组织纤维化使电阻增高。
- 心肌缺血。
- 电解质紊乱。
- 某些药物作用如β受体阻断剂、维拉帕米、利多卡因，索他洛尔、氟卡尼（氟卡胺）、普罗帕酮（丙胺苯丙酮）。

以下方法可能有效：

- 增加起搏器输出电流。

- 纠正上述因素。
- 调转双极起搏导线的电极。
- 使用皮下回路起搏导线行单极起搏。
- 如果起搏阈值持续升高行临时经静脉或食管起搏。
- 紧急情况行经皮起搏。

感知失败

必须与起搏器工作正常但设置不合理进行鉴别。查看感知阈值（见强制检查）。

交互影响

在双腔起搏模式中出现，心房起搏信号被心室电极感知并抑制心室脉冲发放。

以下方法可能有效：

- 降低敏感性（mV）。
- 减少起搏器输出电流（mA）。

强制检测

应当在应用起搏器早期及每日检查起搏器刺激及感知阈值和电量。所有患者均进行刺激阈值检测，一旦建立了自主心律就应当进行感知阈值检测。应当通过减低起搏心率来检测自主心律，直至出现自主心律并进一步评估是否仍需要起搏。

刺激阈值

持续夺获心脏所需的最低输出电流（mA）。

评估方法

● 设置起搏心率高于患者自主心率10次／分。

● 设置心室输出至0.1mA（这可预防偶然发生的"R–on–T"现象导致的室性心动过速）。

● 按住菜单键直至菜单显示（如图28.1 Medtronic起搏器菜单）。

● V sensitivity亮起。

● 降低敏感性（增加mV数值）直至感知指示灯停止闪烁。

● 增加其数值直至闪烁灯再次亮起即为感知阈值。

● 设置此数值的一半为敏感性数值。

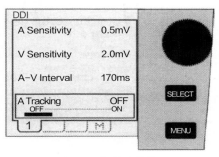

图28.1　起搏器菜单
经Medtronic允许。

起搏导线相关并发症

- 出血和血肿。

- 心包填塞。

- 心肌损伤。

- 穿孔。

- 感染。

- 冠状动脉吻合口破裂。

- 与导联系统脱落。

- 突然停止起搏心脏停搏。

- 不恰当起搏造成的室性心动过速。

- 肌肉和神经刺激。

延伸阅读

Reade MC. Temporary epicardial pacing after cardiac surgery: a practical review: Part 1: general considerations in the management of epicardial pacing. Anaesthesia, 2007, 62: 264–71.

Reade MC. Temporary epicardial pacing after cardiac surgery: a practical review: Part 2: selection of epicardial pacing modes and troubleshooting. Anaesthesia, 2007, 62: 364–73.

第二十九章

镇静和镇痛

简介

心脏手术后，在重建正常生理状态的过程中，病人需要短期的镇静或者控制症状，最大限度的降低氧耗。病人自稳态的恢复包括重建正常体温、正常的凝血功能、体液平衡和血管收缩功能。

经历微创或者非体外操作后病人可以考虑早期拔管，但是仍然需要给予满意的止痛方案。

ICU中存在很多影响病人舒适、安全和整体体验的因素。疼痛、焦虑和睡眠剥夺破坏患者的神经功能，并且导致谵妄和创伤后应激障碍（post-traumatic stress disorder, PTSD）的发生。

本章将介绍镇静和镇痛药物的药理学、现代的观念和策略以及病人的评估。

镇静的原则

我们必须要将无并发症病人的短期镇静和重症不稳定病人的长期镇静区分开来。

我们要考虑到如下方面：

- 短期的镇静是使用短效药物，帮助我们实现及时拔管的主要方案。
- 已经由以催眠驱动的镇静转化为阿片类药物为基础的技术。
- 良好的镇静不仅能控制症状，还帮助病人处于安静和合作的状态。

- 不稳定的重症病人的镇静需要考虑其对血流动力学和器官功能障碍的影响。

- 长期使用镇静药物可以导致病人阿片类药物成瘾和苯二氮䓬类耐受。

- 镇静方案需要包括目标和允许镇静中断。

镇痛的原则

术后镇痛往往比较复杂受多种因素的影响。不仅取决于生理因素还受精神压力状态的影响。当今术后镇痛的观念受如下因素影响：

- 包括局部麻醉在内的多种形式的镇痛途径。

- 合理的药物代谢动力学和药效学。

- 最大程度的滴定以满足病人的需求。

- 合并器官功能障碍的病人无须或者仅需微小的调整。

- 药物经济学。

延伸阅读

Schweikert WD, Kress JP. Strategies to optimizeanalgesia and sedation. Crit Care, 2008, 12 (Supp. 3): 56.

Sessler CN, Varney K. Patient−focused sedation and analgesia in the ICU. Chest, 2008, 133: 552−65.

Tonner PH, Weiler N, Paris A, et al. Sedation and analgesia in the intensive care unit. Curr Opin Anaesthesiol, 2003, 16: 113−21.

患者评估

虽然很容易识别患者是否舒适，但是量化和衡量这些状态以及以此为基础决定实施镇痛或者干预还是存在一定的难度。

评估工具

RASS

这是一个有用的，由重症医师、护士、药剂师和物理治疗师共同参与制定的10条评分标准。目前广泛应用于临床和研究（表15.3）。

CAM-ICU

这一评分主要为识别谵妄病人而设计的。它基于对病人精神状态的评价，且不受镇静药物的影响。CAM-ICU包括：

- 注意力不集中的水平。
- 意识改变的水平。
- 思想混乱的程度。

脑电图

尽管脑电图的参数，如BIS或者可以被唤醒的潜能被广泛应用于滴定全身麻醉的程度，但是在识别和反应ICU镇静中的细微变化却被证明是无用的。脑电图被推荐用于识别：

- 癫痫的发作和病灶。
- 低温过程中的暴发抑制。

● 麻醉病人适宜的睡眠程度。

VAS

传统的定量评价病人疼痛和不适的工具。通常有11级，用0代表没用疼痛，10代表最严重的疼痛。虽然今天VAS仍然在广泛应用，但是由于其有着许多/缺点限制了应用。

● 受操作者偏见的影响。

● 严重受实施环境的影响。

● 过去广泛应用于研究。

● 对于个人随访有用。

功能容量

是对病人镇痛有效性的有意义描述，反映病人在任意阶段功能恢复的程度。心脏手术后功能容量评价：

● 良好的胸部廓清。

● 活动。

● 步行距离。

● 爬楼梯。

目的和策略

给病人舒适和安全

包括降低疼痛、耐受插管、减少焦虑和避免副作用。

有利于病人恢复

最快的实现恢复的目标包括拔出气管插管和活动，以及更有效的生理和功能的恢复，比如密集的胸部物理治疗。

延伸阅读

Haenggi M, Ypparila-Wolters H, Hauser K, et al. Intra- and inter-individual variation of BIS-index and Entropy during controlled sedation with midazolam/remifentanil and dexmedetomidine/remifentanil in healthy volunteers: an interventional study. Crit Care, 2009, 13: R20.

Sessler CN, Gosnell MS, Grap MJ, et al. The Richmond Agitation-Sedation Scale. Am J Respir Crit Care Med, 2002, 166: 1338-44.

Vanderbilt University Medical Center. Delirium resources. Available at: <http://www.mc.vanderbilt.edu/icudelirium/assessment.html>.

药理学

对于心脏病人来说，可供选择的镇静镇痛药物十分有限。许多药物之间都有协同作用，当一起使用的时候，需要适当降低彼此的剂量。

阿片类药物
吗啡
应用广泛和有效的阿片类药物，同时具有镇静作用。主要通过静脉内护士控制给药或者病人控制给药的方式进行镇痛。由于其药物动力学和代谢方面存在巨大的个体差异，不适宜长期应用，其活性成分是吗啡-6-葡萄糖醛酸盐。低灌注病人皮下注射吗啡的吸收很难估计，吗啡具有呕吐和抑制肠道蠕动的副作用。

阿芬太尼

静脉给药的短效阿片类药物，低的浓度效应曲线使得其可以用于自主呼吸的病人。一旦停止注射病人通常可以快速恢复。但是，恢复速度受细胞色素P450途径代谢速度的影响，代谢慢的病人恢复较慢（约25%的高加索人）。

瑞芬太尼

超短效的芬太尼类似物，其半衰期仅3~4分钟，消除不受器官功能障碍的影响。常常在术后病人带管期间或者拔管之后的短期使用。容易滴定剂量，雷米芬太尼也允许用于靶控输注，有更好的改善效果。

哌替啶（杜冷丁）

相对比较老的与吗啡比较类似的N-苯基哌啶。目前主要用于控制术后病人的寒战。

镇静/催眠

异丙酚

由于其容易滴定和快速恢复的特点，是目前比较常用的安眠药，易于靶向控制输入（TCI）。当长期用于镇静时，甘油三酯的水平需要定期监测。在重症儿童和成年病人中，有发生严重代谢酸中毒和高代谢综合征的报道（异丙酚输注后综合征，PIS）。但是，在日常使用中PIS罕见，常常与不合理的大剂量使用有关。

咪唑安定

短效的苯二氮䓬类药，具有镇静、抗焦虑、遗忘和抗惊厥的作用。镇静和呼吸抑制的作用可以被同时使用的阿片类药物强化。老年病人对咪达唑仑（咪唑安定）敏感，恢复也较慢。长期使用和器官功能障碍的病人容易发生药物蓄积。

可乐定

α_2受体激动剂，能够有效控制焦虑病人和酒精戒断病人的症状。越来越多的应用(帮)长期滞留ICU患者脱离呼吸机。如果注射过快，容易发生心动过缓和低血压。大剂量应用正性肌力药物的病人应该避免使用。

右美托咪啶

高选择性的α_2肾上腺素能受体激动剂，最近的研究表明其效果不劣于异丙酚和咪达挫仑。在心脏ICU中的应用经验还比较有限。在英国自2011年开始被允许用于成年ICU病人的镇静，要求镇静深度不超过可以被言语唤醒的程度（RASS评分0～–3）。

抗精神病药物/N-甲基-D-天冬氨酸受体拮抗剂

氟哌啶醇

现在被认识是治疗谵妄的首选的精神类药物。控制症状的效果存在剂量依赖性。与氟哌利多相似，能够影响Q-T间期和引起尖端扭转性心律失常。

氯胺酮

N-甲基-D-天冬氨酸受体拮抗剂，能够减轻长期或者短期疼痛。减少阿片类药物使用后痛觉过敏的发生。现在的证据推荐应用极低剂量，通常不超过0.05mg/（kg·h）。大剂量使用的时候容易发生锥体外系症状。在许多国家被当作K粉的类似物使用。

延伸阅读

Baltali S, Turkoz A, Bozdogan N, et al. The efficacy of intravenous patient-controlled remifentanil versus morphine anesthesia after coronary artery surgery. J Cradiothorac Vasc Anesth, 2009, 23: 170-4.

Riker RR, Shehabi Y, Bokesch PM, et al. Dexmedetomidine vs midazolam for sedation of critically ill patients. JAMA, 2009, 301: 489-99.

临床策略

许多中心都制定了标准的、程序化的和集束化的镇静镇痛的实施方案，但是在很多心脏重症治疗单元存在有些护士和护理执业师采取不履行职责的做法。

目前尚缺乏证据表明哪种药物或者药物组合更具有优势，当前应用的主要目的是减少ICU滞留时间和降低非必要的机械通气时间。选择药物的时候要主要考虑能够最有效实现这些目标的药物。

制定可预见和以病人为中心的疼痛管理策略时，对于需要特别关注的病人要注意调整。急性疼痛管理对于复杂疼痛甚至之前已经存在的疼痛综合征的病人很有帮助。

任何镇静镇痛的技术或者途径都应该实现如下目的：

- 简便、可预见、便于管理。

- 对绝大多数病人安全。

- 对当前的治疗没有或者仅有很小的影响。

体外循环心脏手术后病人的路径

- 入ICU即可开始应用异丙酚和瑞芬太尼。

- 当病人转暖、血流动力学平稳和没有严重出血的时候，应用异丙酚。

- 减少瑞芬太尼用量，允许自主呼吸，同时帮助病人更好地耐受气管插管。

- 当病人清醒能够配合的时候，拔出气管插管。

疼痛管理

心脏术后病人有两个主要时期需要镇痛：术后早期阶段和逐步降低镇痛阶段。

虽然通常认为应该尽早地改用口服镇静镇痛药物，但是由于病人胃肠道运动和吸收功能恢复延迟、恶心呕吐等，通常难以实现。

术后早期镇痛阶段

- 静脉注射吗啡或者持续静脉泵入瑞芬太尼。允许规律静脉注射对乙酰氨基酚（扑热息痛）。

- 胃肠道吸收功能恢复后，改用口服阿片类如羟考酮（快速和缓释剂型）或者口服扑热息痛。

- 非甾体类药物仅对部分病人适用。这类药物对抗凝、肾功能和胃肠道黏膜完整都有影响。禁用于冠状动脉支架术后病人。

逐步降低镇痛阶段

- 改用合成镇痛药物，如co-codamol。
- 可以给予小剂量的阿片类药物，比如必要时给予曲马朵。
- 合适的病人应用非甾体类药物。

伤口管理

胸骨

常规胸骨伤口管理

- 尽量减少低温、疼痛、低血容量和血管收缩。
- 优化血流动力学。
- 术后首个24小时内尽量维持原包扎创面以保证皮肤边缘修复的足够时间。术后24~48小时内显露非引流切口促进伤口愈合。
- 认真洗手，保护无菌伤口。
- 吸痰或咳嗽时固定肋骨来减少伤口应激。

胸骨伤口并发症

- 胸骨裂开：缺乏临床或微生物感染证据的情况下胸骨正中切口裂开。
- 正中切口创面感染：存着胸骨组织感染和胸骨骨髓炎的临床或微生物证据，有或无脓毒症，有或无不稳定胸骨。亚型包括：
  - · 浅表伤口感染：伤口感染仅限于皮下组织。
  - · 深部伤口感染：胸骨骨髓炎相关的伤口感染，伴或不伴有感染胸骨后感染。

深部胸骨伤口感染或纵隔炎可进一步来分类，取决于风险因素的存在、临床症状的潜伏期和对治疗的反应。

表现与诊断

感染较多出现在术后4~5天。患者因胸骨伤口问题再次入院或从病房重新进入ICU更为常见。他们通常会有系统性脓毒症的迹象：

- 伤口红斑、硬结和皮温较高。
- 剧烈的痛苦和肿胀。
- 伤口化脓：可为无菌的无色液体，也可是培养阳性的脓性分泌物。
- 不稳定胸骨可预示着深部感染。
- 心动过速、发热、寒战、嗜睡。

胸骨伤口感染起初可表现为局部症状较轻的胸骨骨髓炎，其后出现胸骨分离。

关键点

双手轻柔触诊检查胸骨稳定性，同时提醒病人，触诊可引起疼痛。

化验检查

- 伤口或脓液拭子：显微镜观察、细菌培养和药敏实验。
- 白细胞计数，C-反应蛋白（中性粒细胞计数）。
- CXR：
  - 纵隔增宽或心影增大。
  - 单或双侧胸腔积液。
  - 肺浸润。
- CT检查：最佳的非侵入性检查方式。可显示伤口切缘、分离的胸骨，胸骨后或心影周围聚拢，晚期患者可出现液气平面。

常见病原菌

- 金黄色葡萄球菌：最常见。

- 凝固酶阴性葡萄球菌：增加。

- 混合感染。

- 革兰阴性菌。

- 真菌。

如存在至少一种以下表现可诊断纵隔炎：

- 从纵隔组织或体液中分离出致病菌。

- 术中观察到纵隔炎的证据。

- 下列条件之一：胸部疼痛，胸骨不稳定，或发热（38.8℃），伴有纵隔来源脓性分泌物或血培养或纵隔引流物培养中分离出致病菌。

预防

- 围手术期金黄色葡萄球菌鼻腔定植的患者可用莫匹罗星软膏预防。

- 最佳时机使用预防性抗生素。

- 重视备皮和无菌操作。尽量缩短体外循环和手术时间。

- 心肺转流术及手术时间。

- 血糖控制（4~10mmol/L）。

治疗

浅表伤口感染

- 感染若局限，可切开引流。

- 彻底检查和清理感染软组织。
- 尽可能暴露胸骨线（可能需要离开原位直到重新建立胸骨的完整性）。
- 细菌培养指导下的抗微生物治疗。
- 真空辅助负压闭合（VAC）设备在严重的浅表感染伤口中可能有用。

深部伤口感染

- 确诊并治疗致病菌。
- 主要治疗方法是手术修复，包括彻底清创术和准备重建伤口。选项包括：
  - 没有肉眼感染的情况下，彻底清创和胸骨固定（包括简单的整形外科技术如胸大肌皮瓣）后一期缝合。
  - 严重肉眼感染时可行创面引流后延迟缝合。
  - VAC修复系统（清洁或感染性伤口）。VAC是伤口愈合的确切治疗手段，或作为二期缝合的前期手段。
  - 延迟缝合多需要整形外科技术。
- 一般治疗措施：
  - 无菌敷料覆盖胸骨伤口以防止呼吸道分泌物和引流物污染。
  - 床头抬高，吸痰时用防水辅料覆盖胸部。
  - 定期监测伤口并明确纪录：伤口边缘，肉芽组织和分泌物。
  - 密切监控心血管及呼吸系统并发症。胸骨不稳定和胸部疼痛可减少50%的潮气量。
  - 保持气道清洁（咳嗽和深呼吸，移动、定位和体位引流）。

· 多学科方法：营养师、药剂师和物理治疗师。监测体重，摄入热量和必需的营养成分。

· 以患者为中心的护理（长期性）：自信的方式、眼神接触、身体接触、现实的引导、家庭成员的参与、充足的睡眠、注意力分散和放松（TV、音乐）。

· 血糖控制（ 4 ~ 10mmol/L ）。

VAC敷料

● 持续性引流，保持胸骨稳定同时隔离伤口的情况下尽量去除渗出物和伤口分泌物。

● 保持一个湿润的环境并刺激肉芽组织的形成，增加周围组织的血流量。

● 外科创伤小，无须建立新伤口的前提下做填充治疗（如腹部伤口大网膜瓣）来尽量对合伤口边缘。

● 由于胸骨稳定和隔离伤口患者可以运动并接受物理治疗。

大隐静脉

普通腿部伤口的治疗

● 缝合皮肤伤口后包扎伤口并用弹力绷带加固。

● 应用压缩弹力袜预防深静脉血栓。

● 除非渗液过多，否则伤口包扎维持48个小时。之后用无菌敷料包扎，直至术后第5天。

- 早期下床活动及理疗。

- 应用弹力绷带应注意合并周围血管疾病的患者。术后应常规检查外周血管搏动。

- NICU指南（2007年）报告了内镜下大隐静脉取出术的感染发生率较普通术式显著下降。

腿部伤口并发症

轻微并发症

- 红斑、硬结、蜂窝织炎。

- 皮炎。

- 大隐神经麻痹。

- 持续性腿部肿胀。

- 水肿及淋巴液肿。

严重并发症（需外科干预）

- 感染。

- 非愈合伤口。

- 伤口坏死。

- 肢体缺血。

腿部伤口感染通常是在术后3～4天发现，因此在ICU并不常见。多数患者出院后会因此再次入院治疗。大多数患者可在病房接受清创包扎等处理。

少数患者可因严重感染、肿胀、进展性感染，需外科手术干预的外周血管疾病而重新返回ICU。这些患者可因长期感染而发生代谢问题，甚至急性败血症。

桡动脉获取部位

桡动脉伤口并发症

- 肢体缺血。
- 骨筋膜室综合征。
- 感染。
- 感觉迟钝。

缺血

随着术前选择和手术技术的重视，手部缺血是一种非常罕见的桡动脉穿刺并发症。最近，有报道称，"轻度手部缺血"发生率大约为10%，可表现为运动不耐受，多数由不良的尺动脉血流储备导致。

术后转移患者途中，应注意桡动脉切口，应检查并记录毛细血管填充。

ICU期间，应定期检查远端尺动脉搏动，皮肤颜色，毛细血管填充实验。如果有任何疑问，应松开包扎严密观察。

早期血管介入治疗是至关重要的，一旦发生真正的肢体缺血，肢体救助可成功挽救患肢。

急性筋膜室综合征

这是罕见的并发症，因为桡动脉摘取术后常规裸露肌肉筋膜。早期诊断及时治疗是最重要的。主要治疗是开放伤口。

桡动脉摘取术后骨筋膜室综合征的诊断

- 高警惕性。
- 早期标志是不相称的疼痛，特别是在运动或拉伸过程中。
- 典型症状是苍白、无脉，麻痹是晚期症状。
- 早期脉搏是可触及的，因为收缩压大于30mmHg筋膜室内压力通常与此并发症相关。
- 骨筋膜室压力的监测，尤其是呼吸机支持或者反应迟钝患者。

反应迟钝

桡动脉摘取术后神经并发症的发生率通常报道为5%~10%，持续性拇指背侧或掌侧感觉异常。大多数症状在手术后1年内好转。

开胸手术的切口

开胸手术切口并发症

- 血肿和出血。
- 裂开。
- 感染。
- 疼痛。

血肿和出血

大多数血肿是自限性的，保守治疗即可。少数情况下，开胸手术切口可引起切口边缘广泛的出血，即使加压也不能止血。额外的缝合有时是需要的，在更极端的情况下，需要局部探查以缓解血肿。

裂开

切口裂开的范围可以从局部区域伤口裂开到伤口全层受累的裂开。切口裂开与感染没有绝对的相关性。

- 局部区域的表面伤口裂开。拭子排除感染。清洁、无污染、术后早期伤口可一期缝合，但后期需监测感染情况。

- 深部伤口裂开需要正式的手术修复。非常罕见，伤口全层裂开的患者可出现手术相关肺气肿和咳嗽时的胸廓起伏。

感染

开胸手术切口比胸骨正中切口更痛，但感染的发生率却较低。

感染可从外部来源或感染的胸膜腔进入。通常与部分或全层伤口裂开相关。需注意，窦道的发展通常跟主要切口的通道相关。治疗上遵循一般处理原则，清创缝合后延迟缝合或行引流术。伤口感染相关的脓胸，可采用开放的胸穿引流术来引流胸腔引流液。胸管可逐渐拔除。支气管胸膜瘘是严重的并发症。

第三十一章

感染控制和预防

感染控制

在英国，医院获得性感染（HAIs）是住院病死率和死亡率最重要的原因。欧洲ICU 1天患病率研究发现ICU获得性感染发生率为21%。ICU患者多合并潜在的严重疾病，人工材料的使用，比如中央静脉导管、导尿管、暴露于广谱抗生素，因此ICU环境中更容易出现HAIs。可通过遵守基本的感染控制措施、谨慎的抗菌药处方、加强侵入性设备的管理来降低ICU患者HAIs的风险。

感染控制措施

感染控制预防措施主要分为2个类别：

标准的感染控制措施（SICPs）

对于减少微生物传播的风险是必须的。它们包括：

- 手卫生。
- 使用个人防护设备（PPE），如手套、防护服。
- 对环境的控制。
- 设备管理。
- 职业暴露管理。
- 血液和体液的管理。
- 适当的病人安置。
- 医疗废物的安全处理。

传播相关预防（TBPs）

患者疑似存在特异性感染，应采用TBPs，TBPs模式基于病原体的特异传播途径，可分为三大类：

- 体液传播，如流感、脑膜炎球菌病。
- 接触传播，如难辨梭状芽孢杆菌、耐甲氧西林金黄色葡萄球菌（MRSA）。
- 空气传播，如结核分枝杆菌、水痘。

对某种特异的病原体而言，此三类并非都是必须的。因此建议救助于当地疾病感染控制团队。

手卫生

手卫生是预防医院感染的最有效措施。然而，手卫生随机调查研究显示医疗人员手卫生依从性较差。

皮肤菌群分为2类

- 机会致病菌——来源于患者或环境，而非正常菌群，如MRSA、假单胞菌属。
- 定植菌群——如凝固酶阴性的葡萄球菌和棒状杆菌，自身存在于皮肤菌群，只有当进行侵入性操作时才可引起感染，比如放置中心静脉导管。

什么时候洗

手卫生的5个关键点

- 病人接触前。
- 无菌任务前。
- 体液暴露后。
- 病人接触后。
- 病人环境接触后。

除表31.1所说的5个关键点外，在处理食物的地方、厕所、明显污染时均需注意手卫生。

消毒凝胶

酒精洗手液可用于单病人护理（卫生手消毒）的情形下。如存在交叉处理，则需用肥皂和水（卫生洗手）。酒精凝胶对于难辨梭状芽孢杆菌患者的手卫生要求是不够的，因为它对孢子无效。

外科手消毒

进行手术或任何侵入性操作前均需用外科手消毒。手和前臂必须2分钟内用杀菌剂洗手，如聚维酮碘或氯己定。

谨慎的抗菌药物处方

所有信托基金将有抗菌管理团队负责开发，实施和审核抗生素使用原理。此原则应用于经验处方、手术预防，并针对特定病原体。

其他控制抗生物处方的方法包括：

- 警惕抗生素策略，即抗生素使用只能与微生物学家或传染病医师讨论规定。
- 静脉到口服用药转变策略。电子处方。
- 自动停止订单。抗生素循环或旋转。

这些措施的目的是减少和降低抗生素耐药性感染耐药菌，如难辨梭状芽孢杆菌和MRSA等。

难辨梭状芽孢杆菌感染（CDI）

难辨梭状芽孢杆菌是一种厌氧革兰阳性杆菌，1978年第1次在假膜性结肠炎中发现。现在是医院获得性腹泻最常见的致病菌，与住院发病率和死亡率直接相关。2008年，加拿大魁北克爆发了一种新型核糖病原体。英国出现的027株菌与更严重疾病，难治性疾病和死亡率直接相关，其原因在于内毒素的超量释放。ICU患者CDI的危险因素包括广谱抗生素的使用、质子泵抑制剂（PPI）、延长停留时间和严重的基础疾病。

降低CDI的风险

- 手卫生。
- 隔离病人。
- 使用个人防护用品，如手套、防护服。
- 强化清洁环境——每天清洗2次。
- 氯基洗涤剂。
- 按当地政策，谨慎开处方。每日抗生素均需审查。
- 限制使用4Cs高危抗生素——克林霉素、拉维酸、头孢类抗生素、环丙沙星。审查PPI。

CDI的治疗

- 停用抗生素、质子泵抑制剂、抗动力药物。
- 使用表图监测每日发病率。
- 每天监测体液和电解质。
- 评估疾病严重程度。严重程度标准包括：结肠扩张 >6cm，肌酐 >5×基线，温度 >38.5℃，白细胞 >15×10^9/L，免疫抑制：
  - · 严重程度指标处于0～1之间的患者和无严重疾病的患者应用一线药物甲硝唑400mg，每日3次，并持续

10 ～ 14天。

- 严重程度指标＞2的患者推介口服万古霉素125mg，每日4次，并持续10～14天。如存在肠梗阻，应增加静脉用甲硝唑。

- 如存在腹胀或腹痛，应接受放射性检查并评估手术治疗的可能性。

MRSA

MRSA是院内感染的重要病原菌，是ICU相关发病率和死亡率的显著危险因素。心胸外科患者术前一般筛选两个或两个以上的身体部位的MRSA感染。理想状态下，阳性患者应接受去克隆，术前至少有两项MRSA转为阴性。

化治疗包括

- 鼻腔应用2%莫匹罗星软膏，每日3次，持续5天。

- 应用身体清洁剂。

流感

流行性感冒流感是呼吸道感染最常见的致病菌。呼吸系统并发症，如病毒性和细菌性肺炎更常见于合并心肺疾病患者。

ICU流感大流行期间应对所有患者在入院时实施感染控制措施（ICPs），并持续应用。这些ICPs和其他控制措施包括：

- 坚持SICPs和液滴预防措施。

- 隔离或集中受感染的患者。

- 手卫生。

- PPE，除了手套和防护衣，推荐使用外科口罩。

- 近距离接触（<1m）的患者接受雾化治疗，推荐FFP3
  呼吸器和眼睛保护液。

- 排除有症状的工作人员和来访者。

- 环境清洁。

- 患者和工作人员疫苗接种。

此外，与呼吸设备相关的预防措施，包括：

- 尽可能封闭通风系统。

- 通气回路除非必须，尽量不打破——如发生破裂，应
  采用合适的产生气溶胶的PPE操作。

- 所有呼吸设备都应该有一个高效率的细菌/病毒过滤
  器，并可根据制造商的建议来变化。

护理设备

护理设备，比如导尿管、外周静脉和中心静脉导管等
均存在发生HAIs的高风险。ICU可采用降低设备相关HAIs
的护理集束。这些集束由基本循证程序组成，并组合于单
一方案，目的是改善患者的预后。这些集束应在开始和维
护这些设备中采用。比如，外周静脉导管集束如下：

- 原位检查PVC。有渗出或炎症时拔除PVC。

- 检查PVC敷料是否完好。

- 72小时可拔除PVC。

- 程序时均实施手卫生。

抗微生物治疗

高度怀疑感染时可采用经验性广谱抗生素治疗。可根据培养结果降级为窄谱抗生素治疗以减少耐药菌的发生和机会性感染，如难辨梭状芽孢杆菌。

感染性筛查
- 中心静脉导管和外周静脉导管血培养。
- 脓性样本（较拭子更好）。
- 伤口拭子。
- 痰或气管吸取物。
- 尿和粪便。

抗生素
β-内酰胺类抗生素
- 均含有一个β-内酰胺环。
- 作用模式是抑制细胞壁的合成。
- 分类系统：
  - 青霉素。
  - 头孢菌素。
  - 碳青霉烯类抗生素。

变态反应和副作用
- 过敏反应：
  - 青霉素过敏反应（Ⅰ型，IgE介导的反应）可出现皮肤瘙痒、潮红、荨麻疹、血管性水肿、低血压（罕见）。过敏患者应禁用所有 β-内酰胺类抗生素。

· 血清病——晚期反应有发热、皮疹、淋巴结肿大以及关节炎。

· 2%的青霉素过敏患者（阳性皮肤测试）会出现头孢菌素的过敏反应。1%的青霉素过敏患者（阳性皮肤测试）会出现碳青霉烯类过敏反应。

· 皮肤反应——斑丘疹或麻疹样皮疹，通常1%~5%患者在应用抗生素2周内出现反应。

● 胃肠道：

· 腹泻，难辨梭状芽孢杆菌感染（任何抗生素）。

● 肝胆：

· 胆汁淤积性黄疸——通常出现于氟氯西林和耐β-内酰胺酶的青霉素。头孢曲松钠可引起胆汁淤积。

● 肾脏：

· 肾间质性肾炎，肾小球肾炎。

● 中枢神经系统：

· 脑病与高剂量治疗，癫痫发作。

● 血液系统：

· 溶血性贫血，血小板减少，中性粒细胞减少症。

青霉素类

分类

● 青霉素（青霉素G）。

● 口服青霉素（如青霉素V）。

● 抗葡萄球菌（如甲氧西林、氟氯西林）。

● 广谱青霉素类（如阿莫西林）。

● 耐β-内酰胺酶青霉素（如克拉维酸、哌拉西林/三唑巴坦）。

临床应用

● 青霉素用于治疗由化脓性链球菌相关的感染（如蜂窝织炎，坏死性筋膜炎），无乳链球菌和肺炎链球菌（如对青霉素敏感）。

● 青霉素V主要用于这些致病菌导致的轻度感染，主要为咽炎（strep喉咙）和肺炎链球菌的预防。

● 氟氯西林是治疗甲氧西林敏感的金黄色葡萄球菌（MSSA）的标准抗菌治疗。也可作为皮肤和软组织感染的经验性治疗方案。

● 阿莫西林用于治疗大多数肠球菌引起的感染和革兰阴性菌，如大肠埃希菌的治疗。由于阿莫西林口服吸收的优点，其常用于治疗社区获得性肺炎，肺炎链球菌是最常见的原因。

● 耐β-内酰胺酶青霉素用于治疗产生β-内酰胺酶的病原菌，这些酶可破坏PenV、PenG和阿莫西林的β-内酰胺环。拉维酸是克拉维酸（一种有效的多β-内酰胺酶抑制剂）和阿莫西林的组合药物。主要用于治疗HAIs，比如肺炎，抗药性是其主要问题。他唑巴坦和克拉维酸有类似效果。特治星是他唑巴坦和哌拉西林的组合药物，是抗革兰阳性菌和革兰阴性菌的广谱抗生素，包括铜绿假单胞菌。

头孢菌素类抗生素

分类

● 第1代头孢通常用于治疗单纯性尿路感染，如头孢氨苄。

- 第2代增强了治疗革兰阴性菌的效果，如头孢呋辛。

- 第3代进一步增强了治疗革兰阴性菌，如头孢噻肟，头孢曲松、头孢他啶（抗铜绿假单胞菌）。

- 第4代提高了抗菌谱，包括铜绿假单胞菌，如头孢吡肟。

- 第5代新药还没有广泛使用，如头孢吡普具有抗MRSA活性。

- 因替代药物对大多数临床感染症状有效，因此头孢菌素的使用在近几年显著下降。

- 头孢呋辛仍作为手术预防的首先治疗，少数医院优先选择氟氯西林联合庆大霉素。

- 头孢曲松仍是治疗细菌性脑膜炎的首选药；同时用来作为门诊抗生素治疗（OPAT）的一部分。

- 头孢他啶是一种有效的铜绿假单胞菌的抗生素。

碳青霉烯类抗生素

- 对革兰阳性菌、革兰阴性菌和厌氧菌均有效的广谱抗生素。

分类

- 亚胺培南——第1个通过认证的碳青霉烯类抗生素，存在中枢神经系统毒性。

- 厄他培南——每日1次使用的碳青霉烯类药物，对铜绿假单胞菌无效，但对其他革兰阴性菌和厌氧菌均有效。

- 美罗培南——抗铜绿假单胞菌和最常用的碳青霉烯类抗生素，已批准用于治疗中枢神经系统感染。

临床应用

- 用来治疗各种严重的腹腔感染、复杂性尿路感染、肺炎和菌血症。

- 美罗培南被批准用于细菌性脑膜炎的治疗。

糖肽类

万古霉素和替考拉宁抑制细胞壁的合成，对大多数革兰阳性菌有效。

- 糖肽不能口服吸收，静脉应用于除CDI外的各种疑似或确诊感染。

临床用途

- 腹膜透析腹膜炎患者。

- 导管相关血行感染。

- 口服万古霉素是治疗甲硝唑无效的CDI患者的二线用药。

副作用

- 万古霉素较替考拉宁更常见。

- 红人综合征——在快速输液过程中输液相关组胺介导的脸部发红。

- 5% ~ 15%进展为肾功能下降；监测药物浓度。

- 万古霉素联合应用氨基糖苷类如庆大霉素，20% ~ 30%的患者可发生肾毒性。

- 耳毒性罕见。

氨基糖苷类抗生素

- 庆大霉素是英国最常用的氨基糖苷类抗生素，还有其他，如丁胺卡那、妥布霉素。用于特殊感染的治疗或庆大霉素耐药菌的治疗。

- 氨基糖苷类抗生素抑制细菌的蛋白质合成，对革兰阴性菌和部分革兰阳性菌有效。
- 临床用途：
  - 联合β-内酰胺类或糖肽类用于外科预防性抗生素。
  - 严重感染的经验性治疗，如复杂的尿路感染，腹腔感染，中性粒细胞减少的败血症。
  - 针对多数革兰阴性菌的靶向治疗，如大肠埃希菌和铜绿假单胞菌。联合β-内酰胺类或糖肽类抗生素治疗金黄色葡萄球菌或链球菌感染。
  - 外用庆大霉素治疗眼和耳感染。CF患者应用雾化吸入妥布霉素治疗。

变态反应和副作用

- 肾毒性——发生率10%~20%，尽管毒性是可逆的。
- 耳毒性可引起前庭或耳蜗损伤，导致不可逆的听力损失。
- 神经–肌肉阻滞——氨基糖苷类禁用于重症肌无力患者。
- 如果患者继续治疗超过48小时，应监测血药浓度。

喹诺酮类药物

- 喹诺酮类药物抑制细菌核酸的合成，可杀灭革兰阳性菌和革兰阴性菌。

分类

- 环丙沙星是英国最常用的喹诺酮类药物，具有抗革兰阴性菌活性，包括铜绿假单胞菌和部分葡萄球菌活性，但对肺炎链球菌活性有限。环丙沙星也有一些活动对嗜肺军团菌，肺炎支原体、肺炎衣原体。
- 诺氟沙星和氧氟沙星与环丙沙星具有相似的抗菌谱。

- 莫西沙星和左氧氟沙星与环丙沙星对革兰阴性菌的抗菌谱相似，但对铜绿假单胞菌的有效性低。与环丙沙星相比，莫西沙星和左氧氟沙星对肺炎链球菌、嗜肺军团菌、肺炎支原体和衣原体肺炎的活性更强。

临床用途

- 应用广泛，特别是青霉素过敏的病人。
- 环丙沙星用于治疗肾盂肾炎、尿路感染、肺炎、骨和关节感染、铜绿假单胞菌感染和沙门菌感染。
- 氧氟沙星用于前列腺炎、淋病、盆腔炎症性疾病。
- 左氧氟沙星、莫西沙星是社区获得性肺炎的二线用药，同时用于肺结核的治疗。

变态反应和副作用

- 胃肠道症状是最常见。据报道喹诺酮类药物与全球暴发的难辨梭状芽孢杆菌感染相关。
- 中枢神经系统：11%的病人出现了头痛、头晕等症状。喹诺酮类药物可诱发癫痫。
- 0.4% ~ 2.2%的患者出现皮疹。
- 成人的肌腱断裂。
- 关节病在幼年动物研究中发现但在人体实验中未见报道。
- Q-T间期延长。

大环内酯类

- 此类抗生素抑制细菌的蛋白质合成。

分类

- 红霉素和克拉霉素与青霉素具有相似的抗菌谱，因此常用于青霉素过敏患者。它们对葡萄球菌，特别是

MSSA和大多数链球菌均有效。它们对引起非典型肺炎的致病菌也同样有效，即嗜肺军团菌、肺炎支原体和肺炎衣原体。

- 与红霉素相比，阿奇霉素具有更强的抗革兰阴性菌活性，可单剂量治疗衣原体感染。
- 用于治疗社区获得性肺炎，通常与β–内酰胺类联合应用。
- 也用于治疗严重的弯曲杆菌肠炎。
- 克拉霉素用于根除幽门螺杆菌。

变态反应和副作用

- 胃肠道症状常见于红霉素，但其他大环内酯类药物少见。胆汁淤积性黄疸。
- 所有大环内酯类均出现Q–T间期延长。
- 皮疹。

床旁超声心动图

简介

床旁超声心动图已经成为诊断和监测的重要工具。在CICU中，床旁超声心动图可以辅助重症医生迅速做出诊断、开始恰当的治疗。

适应证

- 诊断血流动力学不稳定：
  - 心力衰竭。
  - 心肌梗死。
  - 肺栓塞。
  - 心包积液。
  - 心包填塞。
  - 瓣膜问题。
  - 心搏骤停。
- 评估容量状态。
- 监测治疗效果。
- 左室评估：
  - 大小。
  - 充盈程度。
  - 收缩力。
  - 室壁运动异常。
- 右室评估：
  - 大小。
  - 充盈程度。

· 收缩力。

● 不明原因发热的评价。

● 评估心内膜炎。

● 脱机失败的评估。

● 辅助ECMO及IABP植入。

经胸还是经食道超声心动图

心超声心动图的图像可以经过胸壁［经胸超声心动图（TEE）］或者食管获得［经食道超声心动图（TOE）］。TEE是安全、非侵入性检查，能够在清醒和镇静病人中迅速进行，在重症监护时是一种首选的检查手段。如果TEE不能获得满意的图像，可以选择经TOE对进行心脏检查。TOE是半侵入性检查，在一些特定情况优于TEE：二尖瓣的详细情况（包括二尖瓣）、左心耳血栓、心内膜炎赘生物的评估、主动脉夹层的评估。

TTE用于：

● 心包积液的评估。

● 左室心尖的最佳显示。

● 左房的最佳显示。

● 利用下腔静脉及肝静脉评估血容量状态。

● 心尖部观测主动脉、二尖瓣、三尖瓣的最佳多普勒光束校准。

TOE用于

- TEE不能获得的满意图像（如肥胖，胸廓畸形，肺气肿，使用高水平呼气末正压的IPPV）。

- 评估靠近食管的结构（如左心耳、二尖瓣）。

- 人工瓣膜的检查。

- 赘生物的评估。

- 怀疑主动脉夹层。

经胸壁超声心动图

图像的理解

心脏位于前纵隔，其长轴位于从右肩至左乳头的连线。从前面观察时，最前方的结构是右心房和右心室，最后方结构是左心房。超声传感器产生微弱的扇形光束，形成一个个切面。获取的切面或图像取决于胸壁上探头的位置。TTE利用胸壁上各种标准位置（或视窗）来评估心脏结构及功能。图像呈现在屏幕上，屏幕的顶端代表传感器的位置——结构越接近传感器，呈现的图像就越接近屏幕顶端。

标准超声心动图声窗

在胸壁和腹部有3个主要的超声心动图的声窗，这些位置允许超声波传播到心脏再被反射回来。同样的也可以看见肺（图32.1）。

肋下声窗

- 将超声探头置于右肋区下部皮肤并引导超声光束向上

直达心脏。

心尖声窗

● 将超声探头置于心尖部并引导超声光束平行于心脏长轴直达剑突。

胸骨声窗

● 将超声探头置于第2～4肋间的胸骨左侧区。

胸腔声窗

● 将超声探头置于侧胸壁。

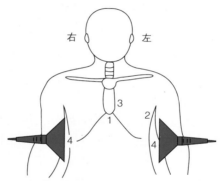

1. 肋骨下；2. 心尖；3. 胸骨旁；4. 胸膜

图32.1 超声心动声窗位置

图像来自于FATE-card, 改编已通过 MDSc Erik Sloth教授的同意。http://www.usabcd.org。

病人的准备

优化病人的体位有助于提高所超声图像的质量。病人取仰卧位，腹壁松弛，获取的肋下图像最佳。患者取左侧卧位，使心脏靠近胸壁，利于提高胸骨旁和心尖切面获取的图像质量。此外，病人左臂外展可以增大肋间隙，拓宽超声心动图声窗。获得的超声图像在整个呼吸周期会发生改变。为获取最佳的图像,可能会要求能合作的有自主呼吸的病人屏住呼吸。在行机械通气的病人,可能要短暂的控制呼吸机以获取必要的图像。

自身及器的准备

在重症监护室床旁的空间通常是有限的,但是机器和屏幕的摆放很重要,这样才能在检查的过程中比较舒适。别忘了在机器中输入患者信息并将机器上的ECG电极连至病人。确定探头标记的位置和方向(使探头定位正确)。确认超声耦合剂和检查结束用来清理耦合剂的纸巾是否充足。如果可能的话调暗光线。

用你优势手的拇指、食指、中指握住探头。确保耦合剂足量,通过探头轻柔加压以获得图像。检查的过程中,手腕置于胸壁上防止探头滑动。学习如何小幅度移动手腕及探头以改变图像很重要。为获取理想图像,探头可以旋转、倾斜、滑动。总是从相同的部位扫描可最大化这些"已知运动"的优势。调整探头或病人的位置可以改善图像质量。

超声模式

为了全面评估心脏的结构和功能会用到多种超声模式,包括二维(2D)、动态或M型、多普勒[连续多普勒(CWD)、脉冲多普勒(PWD)及彩色多普勒血流显像(CFM)]。

2D超声

- 针对组织横断面的一系列切面。当它在屏幕上连续的成像时，它所提供的是心脏的实时图像（图32.2）。
- 用于评估心室和瓣膜的解剖和运动。

动态或M型超声

- 单个层面不同时相的图像。它能够高度精确测量运动的结构。超声波应该垂直于目标结构。电脑软件来测量和储存测量数据（图32.3）。
- 用于测量心脏各个腔室的大小以及不同时相的变化（例如：舒张期塌陷）。

多普勒超声

利用多普勒原理探测红细胞朝向探头或者背离探头的速度。

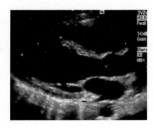

图32.2　2D超声

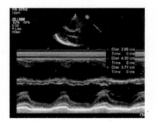

图32.3　M型超声

连续多普勒

- 沿着超声光束长度探测最大的血流速度。因此不能准确定位血流紊乱部位。
- 计算得出的速度呈现在速度–时间图上，血流朝向探头，图像在基线上方，背离探头方向则在基线下方（图32.4）。

● 可以测量高流速。

● 用于评估瓣膜狭窄、瓣膜反流以及心内分流的速度。

脉冲多普勒

● 测定特定位置的血流速度［如：左心室流出道（LVOT）］，取样点由操作者决定。

● 计算得出的速度呈现在速度–时间图上，血流朝向探头，图像在基线上方，背离探头方向则在基线下方（图32.5）。

● 测量仅在速度低于2m/s时精确。

● 用于每搏输出量和心排血量的计算。

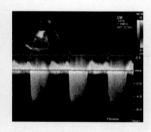

图32.4　CWD

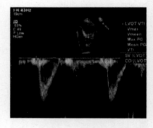

图32.5　PWD

彩色多普勒

● 在一个固定区域的多个位点测定血流速度和方向。

● CFM在成像方面优于2D图像。背离探头的血流是蓝色，朝向探头的血流是红色（图32.6）。速度越高，红色或蓝色越深。如果血流速度超过CFM的处理能力，

　　图像将会出现色彩混叠。

● 用于评估反流和分流。

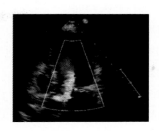

图32.6　CFM

简略（快速）的扫描方案

　　一个完全标准的TTE检查包含一系列的图像及测量，并且可能需要20分钟。由非心脏病学家操作的简短超声心动图检查在重症监护环境下是可行的，且对病人的管理有重要意义。虽然心脏病学家在常规超声心动图检查和超声图像解读方面有很重要的作用，但是在需要24小时监护的重症病人、血流动力学不稳定的病人、治疗以后需要再评估的病人，重症医生主导的简短超声心动图检查更可行。

经胸超声心动图的重点评估（FATE）

　　在综合ICU的病人中，由接受过训练的重症医生操作的TTE为91%的有自主呼吸和84%的行机械通气的病人进行检查并提供诊断图像，能够直接改变研究中超过50%的治疗方案。

　　简略的超声心动图检查就是FATE的方案。有研究表明，在97%的病人中，它可提供一个或多个心脏图像，帮助医生做出临床决策。

FATE的评估包括以下5个切面：

● 胸骨旁长轴（LAX）切面。

● 胸骨旁短轴（SAX）切面。

● 心尖部切面。

● 肋下切面。

● 胸腔切面。

FATE方案的目的在于：

● 排除明显的病理状态。

● 评价收缩力。

● 评价室壁厚度及腔结构。

● 检查双侧胸腔。

● 与临床相关方面信息。

FATE评估的相关切面将在后续内容中详细讨论。

延伸阅读

Jensen MB, Sloth E, Larsen KM, et al. Transthoracic echocar-diography for cardiopulmonary monitoring in intensive care. Eur J Anaesthesiol, 2004, 2: 700–7.

Orme RML'E, Oram MP, McKinstry CE. Impact of echocar-diography on patient management in the intensive care unit: an audit of district general hospital practice. B J Anaesthes, 2009, 1029 (3) 340–4.

胸骨旁长轴

获取切面

- 患者转向左侧。

- 探头标记点指向患者右肩。

- 将探头置于胸骨左缘第2~4肋间。

- 左室壁水平穿过屏幕，二尖瓣与主动脉瓣应该位于图像的中部。

图像说明（图32.7）

- **右心室**：最接近于探头的心室位于屏幕的顶端。用M型超声测量大小。

- **主动脉瓣**：评估瓣膜运动并用CFM明确是否有反流。

- **主动脉根部和升主动脉**：测量LVOT、主动脉窦、窦管交界、升主动脉。

- **二尖瓣**：可见前叶（靠近探头）及后叶。评估小叶运动并应用CFM明确是否有反流。

- **左心室**：室间隔和后壁。用M型超声测量大小、功能和壁厚度。

- **左心房**：用M型测量大小。

- **降主动脉**：左心房后方的环状结构。

- **心包积液**：可见于右心室前方或左心室后方。用M型测量。

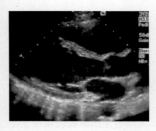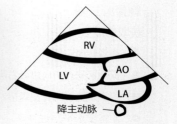

RV, 右心室; LV, 左心室; AO, 降主动脉; LA, 左心房

图32.7 胸骨旁长轴切面: 图像及简图

胸骨旁短轴（主动脉）

获取切面

● 以胸骨旁长轴切面的主动脉瓣为中心，顺时针旋转探头90° 直到看见心脏的横截面，超声束从病人的右肩向左侧可看到一系列从基底部到心尖的心脏短轴切面。探头标记朝向左肩。

● 主动脉瓣的3个瓣叶应该位于在屏幕中央。三尖瓣和肺动脉瓣分别位于屏幕左侧和右侧。

图像说明（图32.8）

● 右心室：包绕主动脉瓣的前面的腔室（最接近探头）。

● 主动脉瓣：以"奔驰标志"出现在屏幕中央。应用CFM评估瓣叶运动并确定是否有反流。

● 三尖瓣：位于屏幕左方。应用CFM评估瓣叶运动并确定反流。利用CWD估测肺动脉压。

● 肺动脉瓣：位于屏幕右方。应用CFM评估瓣叶运动并确定是否有反流。利用CWD确定是否梗阻。

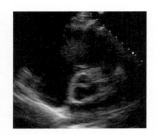 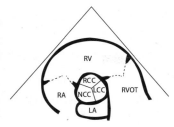

RA，右心房；RV，右心室；RVOT，右室流出道；LA，左房；
RCC，右冠瓣；LCC，左冠瓣；NCC，无冠瓣

图32.8 胸骨旁短轴（主动脉）切面：图像及简图

胸骨旁短轴（二尖瓣）

获取切面

● 从胸骨旁短轴主动脉水平，向心尖方向很小幅度倾斜
探头。

● 左心室应是圆形且对称，可见二尖瓣呈鱼嘴状。

图像说明（图32.9）

● 二尖瓣：前叶（离探头最近）和后叶清晰可见。评估
半叶运动。通过描记瓣膜区域（面积）来评估瓣膜狭
窄程度，CFM明确是否有反流。

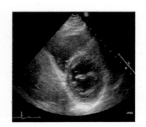 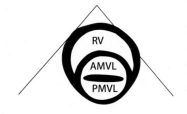

RV，右心室；AMVL，二尖瓣前叶；PMVL，二尖瓣后叶

图32.9 胸骨旁短轴（二尖瓣）切面：图像及简图

胸骨旁短轴（乳头肌）

获取切面

● 从胸骨旁短轴二尖瓣水平，向心尖方向（左侧）稍倾斜探头直至可见乳头肌。

● 左心室应是圆形且对称，且乳头肌体部均可见。

图像说明(图32.10）

● 左心室：室间隔、前壁、侧壁、后壁均可见。运用M型测量大小和室壁厚度。能够评估左心室整体和局部功能。

● 右心室：应用M型测量心室大小并寻找是否有舒张期塌陷。

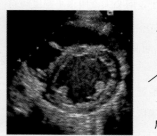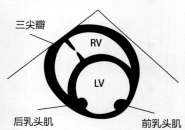

RV，右心室；LV，左心室

图32.10　胸骨旁短轴（乳头肌）切面：图像及简图

心尖四腔心

获取切面

● 将探头置于心尖部，并引导超声光束平行于心脏长轴。

● 探头标记指向患者左侧。

● 心脏的四腔室、二尖瓣和三尖瓣均可见。室间隔应该垂直位于屏幕中央。

图像说明（图32.11）

左侧的腔室见于屏幕右侧。

- 左心室：可见室间隔、心尖和侧壁。可评估左心室整体和局部的功能。
- 右心室：评估大小（与左室对比）和功能。
- 心房：可见右心房、左心房及房间隔。可评估心房容量。
- 二尖瓣：可见二尖瓣的前叶和后叶。评估瓣叶活动。通过CWD测量压力降半时间评估瓣膜狭窄程度。利用CFM明确是否有反流。
- 三尖瓣：可见侧叶和间隔小叶。评估瓣叶活动，并利用CFM确定反流。利用CWD估测肺动脉压。

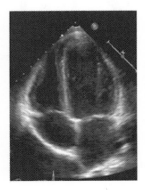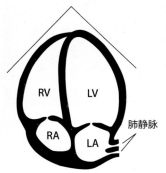

RV，右心室；LV，左心室；RA，右心房；RV，左心房

图32.11　心尖四腔心切面：图像及简图

心尖五腔心

获取切面

● 从顶部四腔室的切面，向前胸壁方向倾斜探头直至出现第5腔室（LVOT）。

图像说明（图32.12）

● 主动脉瓣：评估瓣叶活动并利用CFM明确是否有反流。利用CWD测定峰值流速/跨瓣压差来评估其硬化程度。

● LVOT：利用PWD计算LVOT速度时间积分（VTI），可用于LVOT的横断面，计算心排血量。

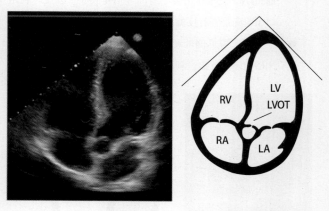

RV, 右心室；LV, 左心室；RA, 右心房；LA, 左心房；LVOT, 左室流出道

图32.12 心尖五腔心切面：图像及简图

肋下

获取切面

● 增加图像深度。

- 病人取仰卧位，腹部放松，膝部弯曲。

- 探头握于手心，平行于右侧肋缘皮肤放置，超声波在肋骨下方对准心脏方向，同时需要轻柔地向下加压。

- 探头标记指向患者左肩。

- 所有的4个腔室、二尖瓣和三尖瓣可见，室间隔水平穿过屏幕。

图像说明（图32.13）

用于评估右侧腔室（因为它们最接近探头）和心包积液的良好切面。如果不能获取胸骨旁切面，可用它替代。

- 肝：图像左侧顶端，肝实质透声良好。

- 膈肌：肝脏和右心间高回声线性结构，随呼吸运动。

- 右心室：靠近膈肌，可见游离壁和室间隔。与左心室比较大小并评价功能。用M型测量心室大小和室壁厚度。利用CFM明确是否有室间隔缺损。

- 右心房：利用CFM明确是否有房间隔缺损。用M型测量右房大小。

- 三尖瓣：评估瓣叶活动并用CFM明确是否有反流。

- 左心室：可见侧壁和后壁。

- 左心房：用M型测量左房大小。

- 二尖瓣：评估瓣叶活动。

- 心包：评估大小和心包积液深度。

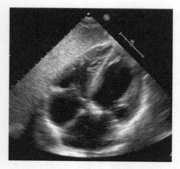
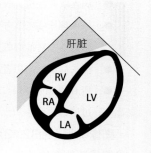

RV，右心室；LV，左心室；RA，右心房；LA，左心房

图32.13 肋下切面：图像及简图

下腔静脉

获取切面

- 从肋下切面逆时针旋转探头，同时保持右心房可见。

- 下腔静脉（IVC）呈中空管状结构进入右心房。

图像说明（图32.14、图32.15和表32.1）

- IVC：测量直径及与呼吸相关变化以估测右心房的压力。

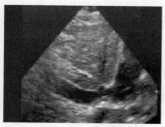
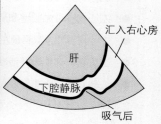

图32.14 下腔静脉切面：RA，右心房

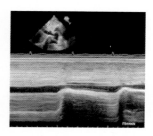 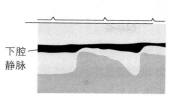

下腔
静脉

图32.15　吸气时下腔静脉直径改变示例：图像及简图

表32.1　右房压力

	0 ~ 5 （mmHg）	5 ~ 10 （mmHg）	10 ~ 15 （mmHg）	15 ~ 20 （mmHg）	>20 （mmHg）
IVC下腔静脉 大小（cm） 呼吸变异	<1.5 塌陷	1.5 ~ 2.5 ↓ >50%	1.5 ~ 2.5 ↓ <50%	>2.5 ↓ <50%	>2.5 没有改变
其他右房大小	正常	正常	↑	↑ ↑	↑ ↑

胸腔

获取切面

● 将探头置于侧胸壁的腋中线上。

● 探头标记指向腋窝。

● 屏幕左方可以看到尾部结构，识别膈肌、肝脏、肺组织。

图像说明（图32.16）

● 膈肌：曲线通过图像的亮线，随呼吸运动。

● 肝/脾：图像左侧，靠近膈肌。

● 肺组织：图像右侧。

● 胸腔积液：呈低回声区（暗区）。

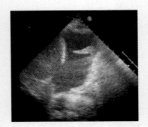 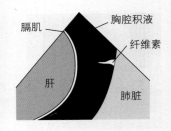

图32.16 胸腔积液：图像及简图

低血压排查

CICU中不明原因的低血压通常继发于低血容量、血管舒张或者心力衰竭。床旁超声心动图可用于帮助鉴别这些可能的病因。

低血容量

低血容量导致左室充盈减少。舒张末和收缩末的左心室的容量/面积/直径(代替左心室充盈度)将明显减少。左心室收缩开始时舒张末容积较正常小，收缩结束出现乳头肌对吻现象。

血管舒张

血管舒张导致外周血管阻力下降而因此每搏出量增加。舒张末期左室容量保持不变，但是收缩末期容量降低。左室收缩开始时舒张末容积正常，出现乳头肌对吻现象收缩结束。

- 获取左心室的短轴图像（胸骨旁SAX切面）。
- 测量左室内径（LVID）/描记舒张末期（LVIDd）和收缩末期（LVIDs）左心室周长（图32.17、图32.18、图32.19和图32.20）。

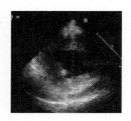

图32.17　胸骨旁短轴切面，
舒张末期，LVIDd= 2.66cm

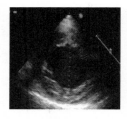

图32.18　胸骨旁短轴切面，
舒张末期，LVIDd= 3.89cm

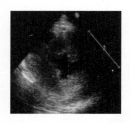

图32.19　胸骨旁短轴切面，
收缩末期，LVIDd= 1.61cm

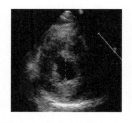

图32.20　胸骨旁短轴切面，
收缩末期，LVIDd= 1.46cm

心力衰竭

低血压的原因可能有：

- 左心室：
  - 整体功能异常。
  - 局部功能异常。
  - LV流出道梗阻（二尖瓣的舒张前向运动）。
- 右心室：
  - 收缩功能异常。
  - RV流出道梗阻（PE）。

- 心包：
  - 液体（心包填塞）。
  - 增厚（限制性心包炎）。

左室功能评估

- 直观评价（主观评价 肉眼评估）。
- 大小和缩短率/射血分数。
- CO的测量。

直观评价

胸骨旁短轴切面乳头肌水平获取心脏功能的全图。将图像的深度标准化有利于对比和识别（图32.21）。

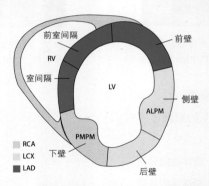

RV,右心室；LV，左心室；ALPM,前乳头肌；PMPM, 后乳头肌；RCA，右冠状动脉；LCX，左冠状动脉回旋支；LAD, 前降支。
　　图32.21　说明冠状动脉区域的胸骨旁短轴切面
经《Practical Perioperative Transoesophageal Echocardiograph》David Sidebotham, Alan Merry, Malcolm Legget,2003,图17.7，获权改编。

心脏空虚还是充盈

- 在胸骨旁SAX切面，乳头肌在心室收缩末是否接触？

- 在肋下切面评估IVC。

- 评估RA大小。

心脏收缩是否良好

- 心脏运动是否协调。

是否存在节段性壁运动异常

- 依次检查每个部分。将手指放在图像中间可有助于确定异常收缩的部分。

- 节段室壁运动可能是正常、运动减低、运动消失或者矛盾运动（运动障碍）。

计算缩短率和射血分数

M型

在胸骨旁LAX切面（图32.22和图32.23），左心室基底段（二尖瓣瓣叶尖部）用M型测量左室舒张末内经（与

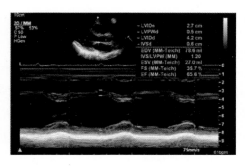

图32.22　（胸骨旁长轴）使用M型计算缩短分数及射血分数示例

ECG上的R波同步）和收缩膜内经（与ECG上T波同步）。
机器内置的软件将计算出缩短率和射血分数。

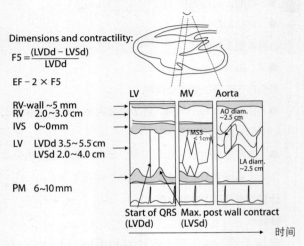

Dimensions and contractility:

$$F5 = \frac{(LVDd - LVSd)}{LVDd}$$

$$EF - 2 \times F5$$

RV-wall ~5 mm
RV   2.0~3.0 cm
IVS   0~0mm
LV   LVDd 3.5~5.5 cm
        LVSd 2.0~4.0 cm

PM   6~10mm

LV   MV   Aorta

AO diam.
~2.5 cm

MSS
< 1cm

LA diam.
~2.5 cm

Start of QRS   Max. post wall contract
(LVDd)   (LVSd)

时间

图32.23　胸骨旁长轴M型简图

图像来自于FATE-card，改编已通过 MDSc Erik Sloth教授的同意。http://www.usabcd.org.

Simpson法

Simpson法是将左心室分成一系列平面它们有助于LV容积的3D估计（图32.24）。利用内置的软件，测量舒张末期和收缩末期的LV容积进而估算LV的射血分数。该方法在另外的切面（心尖两腔心切面）重复操作后，针对获得的数据取平均值，更加准确。

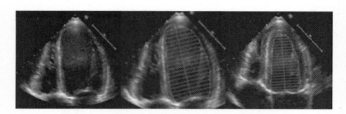

图32.24 Simpson方法估算射血分数，获得一个心尖四腔心切面确保左室心内膜边缘清晰可辨，以及左室没有被缩小（确保心尖是确定可辨的。它是固定的，并且不会在收缩时向基底部移动）。在左室拉近，并且记录一个循环。在舒张末期，（心电图上R波时期）追踪心内膜边缘，记录计算舒张末期容积。运动到收缩末期（心电图上T波时期），追踪心内膜边缘，记录收缩末期容积。射血分数即可以计算出来：

$$射血分数（\%）=EDV-ESV/EDV×100$$

测量心输出量（图32.25和表32.2）

即LVOT的流量。在一定时间内通过LVOT的血容量是LVOT的横截面面积与VTI的乘积：

$$搏出量_{LVOT}=横截面面积_{LVOT}×VTI$$

LVOT横截面面积

● 圆周面积=$π×r^2$。

● 精确测量胸骨旁LAX切面的LVOT直径（r=直径/2），确保平方的精确性。

LVOT的速度时间积分

● 心尖五腔心切面。

● 利用PWD将取样框置于LVOT。

● 在产生的速度–时间图上，描记出速度的轮廓来计算VTI。

通过LVOT的血容量可用于计算心排血量：

$$心排血量 = 容积_{LVOT} \times 心率$$

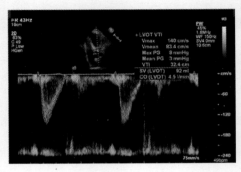

图32.25　PWD在左室流出道，计算VTI

表32.2　左室大小及功能

	正常	轻度	中度	重度
左室厚度				
IVSd/PWd（cm）	0.6~1.2	1.3~1.5	1.6~1.9	≥2
左室大小，女性				
LVIDd（cm）	3.9~5.3	5.4~5.7	5.8~6.1	≥6.2
LVIDd/BSA（cm/m²）	2.4~3.2	3.3~3.4	3.5~3.7	≥3.8
左室大小，男性				
LVIDd（cm）	4.2~5.9	6.0~6.3	6.4~6.8	≥6.9
LVIDd/BSA（cm/m²）	2.2~3.1	3.2~3.4	3.5~3.6	≥3.7
左室容积，女性				
左室舒张容积（ml）	56~104	105~117	118~130	≥131
左室收缩容积（ml）	19~49	50~59	60~69	≥70
左室容积，男性				
左室舒张容积（ml）	67~155	156~178	179~201	≥202
左室收缩容积（ml）	22~58	59~70	71~82	≥83

续表

	正常	轻度	中度	重度
左室容积指数				
左室舒张容积/BSA	$35 \sim 75$	$76 \sim 86$	$87 \sim 96$	$\geqslant 97$
（mL/m^2）	$12 \sim 30$	$31 \sim 36$	$37 \sim 42$	$\geqslant 43$
左室收缩容积/BSA				
（mL/m^2）				
左室功能				
缩短分数（%）	$25 \sim 43$	$20 \sim 24$	$15 \sim 19$	<15
EF（Simpson'方法）	$\geqslant 55$	$45 \sim 54$	$36 \sim 44$	$\leqslant 35$
（%）				
左房大小，女性				
左房直径（cm）	$2.7 \sim 3.8$	$3.9 \sim 4.2$	$4.3 \sim 4.6$	$\geqslant 4.7$
左房容积（ml）	$22 \sim 52$	$53 \sim 62$	$63 \sim 72$	$\geqslant 73$
左房大小，女性				
左房直径（cm）	$3.0 \sim 4.0$	$4.1 \sim 4.6$	$4.7 \sim 5.2$	$\geqslant 5.3$
左房容积（ml）	$18 \sim 58$	$59 \sim 68$	$69 \sim 78$	$\geqslant 79$
左房大小，指数				
左房直径（cm/m^2）	$1.5 \sim 2.3$	$2.4 \sim 2.6$	$2.7 \sim 2.9$	$\geqslant 3.0$
左房容积（cm/m^2）	$16 \sim 28$	$29 \sim 33$	$34 \sim 39$	$\geqslant 40$

右心室的评估（图32.26、图32.27、图32.28和表32.3）

● 直观评价。

- 结构和节段运动。
- 估计肺动脉压。

直观评价

在心尖四腔心切面上对比左右心室。

- 右心室面积应小于左心室（通常为左心室的2/3）且心尖部单独由左心室构成。
- 左右心室同等大小表明右心室中度扩张。
- 如果右心室大于左心室且构成心尖部，则右心室严重扩张。

右心室的大小

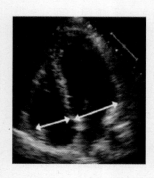

图32.26 右室直径基线。心尖四腔心切面。正常直径2～2.8cm

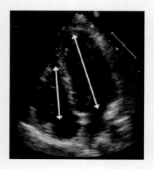

图32.27 右室长度。心尖四腔心切面。正常长度7.1～7.9cm

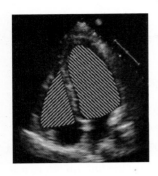

图32.28 右室面积。心尖四腔心切面。通过测量收缩期面积以及收缩期计算射血面积改变来估算右室功能

表32.3 右室大小及功能

	正常	轻度	中度	重度
右室大小（心尖四腔心切面） 右室基础直径（cm） 基底到心尖长度（cm）	2.0~2.8 7.1~7.9	2.9~3.3 8.0~8.5	3.4~3.8 8.6~9.1	≥3.9 ≥9.2
肺动脉直径（胸骨旁短轴切面） 主肺动脉	1.5~2.1	2.2~2.5	2.6~2.9	≥3.0
右室面积 右室舒张面积（cm²） 右室收缩面积（cm²）	11~28 7.5~16	29~32 17~19	33~37 20~22	≥38 ≥23
右室功能 面积改变分数	32~60	25~31	18~24	≤17

数据来源Reproduced from the Journal of American Society of Echocardiography, 18, 12, Lang, M., et al. Recommendations for Chamber Quantification: A Report from the American Society of Echocardiography's guidelines and Standards Committee and the Chamber Quantification Writing Group, Developed in Conjunction with the European Association of Echocardiography, a Branch of the European Society of Cardiology, pp. 440-463, Copyright 2005, with permission from American Society of Echocardiography and Elsevier.

估测肺动脉压

● 利用心尖四腔心切面或者胸骨旁SAX切面可以看见三尖瓣反流的情况。

● 应用CWD通过三尖瓣反流来测量。

● 测量峰速。

● 通过峰速利用调整后的Bernoulli公式计算三尖瓣跨瓣压。

● 在没有肺动脉狭窄的情况下，RV的收缩压等于肺动脉收缩压，等于三尖瓣跨瓣压和右心房压力的和（CVP）。

正常值

正常值来自心腔定量分析的建议：美国超声心动图学会指南与标准委员会和心腔定量分析起草小组所写报告。

Echocalc是英国超声心动图协会开发的iPhone应用。

一些重要的病理情况示意图见图32.29。

延伸阅读

Lang RM, Bierig M, Devereux RB, et al. Recommendations for chamber quantification: a report from the American Society of Echocardiography's guidelines and Standards Committee and the chamber quantification writing group, developed in conjunc-tion with the European Association of Echocardiography, a branch of the European Society of Cardiology. J Am Soc Echocardiogr, 2005, 18: 1140-63.

重要的病理表现

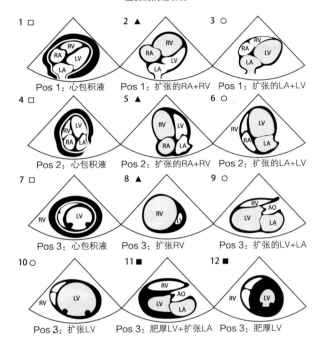

上述病理改变相关的临床情况：

□ 心脏术后心包切开综合征、心导管术后、创伤、肾衰竭、感染
▲ 肺栓塞、RV心肌梗死、肺动脉高压、容量超负荷
○ 缺血性心脏病、扩张性心肌病、脓毒血症、容量超负荷、主动脉瓣关闭不全
■ 主动脉瓣狭窄、高血压、心流出道梗阻、肥厚性心脏病

LV：左心室；RV：右心室；LA：左心房；RA：右心房
图32.29　重要的病理示例

图像来自于FATE-card，改编已通过MDSc Erik Sloth教授的同意。http://www.usabcd.org。

经食道超声

介绍

这部分将会对在CICU里可以通过经食道超声TOE获得的信息进行概述。大部分任何超声检查都会涉及对于活动影像的解释。这里有很多推荐给读者通过网络获得这样影像的例子。

风险及预防措施

TOE被描述为一种"侵入性，非侵入性"的检查，因为自从它被使用以来，确实有发病率和死亡率的报道。因此，安全是最为重要的，超声检查者在进行经食道超声检查之前必须查看患者的病史排除任何进行TOE检查的禁忌证。TOE检查前操作指南里建议："当存在口腔、食管、胃部疾病的患者进行TOE检查时，只有预期的益处大于潜在的风险才能进行，且需要有适当的预防措施"。这些预防措施包括考虑采用其他影像方法（如TTE），参考上消化道或者内镜的情况，使用最小可用的探头、有限检查、避免不必要的探头操作、最有经验的操作者进行检查。

在进行检查之前，必须考虑到镇痛及镇静剂的使用，由另外一人监测患者的生命体征，或者监测仪放置在超声检查者在操作过程中可以清楚看到的地方。这一点尤为重要，因为在大多数的情况下，TOE是用来判断术后血流动力学不稳定的原因。

在ICU里TOE特异性适应证：

- 二尖瓣评估；
- 心内膜炎；
- 不明来源的栓塞；
- 无法解释的低氧血症；
- 肺栓塞；
- 主动脉夹层。

标准影像声窗

ASE/SCA操作指南指出获得一个完整的TOE检查需要了20个标准切面。这些切面图像的获得并没有一致的要求。图32.30显示了大多数在CICU获得的相关信息的切面图像以及可能检测到的异常。

二尖瓣评估

二尖瓣毗邻食管，TOE为评估二尖瓣提供了优质影像。这在判断二尖瓣形态以及诊断二尖瓣反流机制中有着重要作用。TOE在对于人工二尖瓣以或者二尖瓣修复的评估中也极为重要。最佳的切面在图32.31、图32.32、图32.33和图32.34中显示。

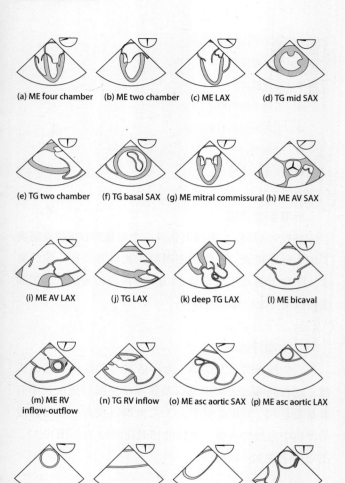

(a) ME four chamber　(b) ME two chamber　(c) ME LAX　(d) TG mid SAX

(e) TG two chamber　(f) TG basal SAX　(g) ME mitral commissural　(h) ME AV SAX

(i) ME AV LAX　(j) TG LAX　(k) deep TG LAX　(l) ME bicaval

(m) ME RV inflow-outflow　(n) TG RV inflow　(o) ME asc aortic SAX　(p) ME asc aortic LAX

(q) desc aortic SAX　(r) desc aortic LAX　(s) UE aortic arch LAX　(t) UE aortic arch SAX

图32.30　详细的经食道超声检查的标准切面
改变自 Shanewise等人ASE/SCA对于进行全面术中经食道超声检查的指南：美国超声心动协会对于术中超声心动图建议以及心血管国际麻醉研究协会及Wolter Kluwer许可。

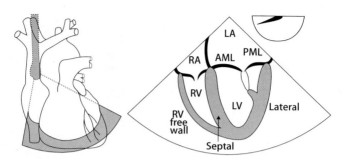

LA：左心房；RA：右心房；LV：左心室；RV：右心室；
RV free wall：右心室游离壁；septall：室间隔；lateral：侧壁
图32.31　食管中段四腔心切面（MO四腔心）

改编自《Practical Perioperative Transoesophageal Echocardiograph》
David Sidebotham, Alan Merry, Malcolm Legget, 2003，图3.11,
p, 40.

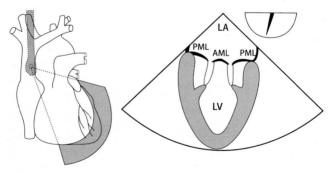

LA：左心房；RA：右心房；PML：二尖瓣后叶；AML：二尖瓣后叶
图32.32　食管中段二尖瓣对合缘（MO　MC）

《Practical Perioperative Transoesophageal Echocardiograph》David
Sidebotham, Alan Merry, Malcolm Legget,, 2003, 图3.13, p.41

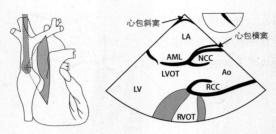

LA：左心房；LV：左心室；Ao：主动脉；AML：
二尖瓣前叶；LVOT：左室流出道；RVOT：右室流出道；
NCC：无冠瓣；RCC：右冠瓣

图32.33 食管中段主动脉瓣长轴切面（MO AV LAX）

这里显示了继发于二尖瓣收缩前向运动的左室流出道阻塞的图像。
这是一种造成心脏手术后低血压的不常见但是很重要的原因，它
的特点是二尖瓣前叶向左室流出道脱垂，甚至也有可能是向肥厚
的室间隔移动。通常还有二尖瓣反流，反流速度可能会提示了
在收缩期左室的压力比血压要高。改编自《Practical Perioperative
Transoesophageal Echocardiograph》David Sidebotham, Alan Merry,
Malcolm Legget,2003, 图3.5。

心内膜炎的可能所见

- 瓣膜上的赘生物。

- 主动脉根部脓肿。

- 瓣叶的穿孔或者破坏。

- 机械瓣枢轴断裂。

- 机械或者生物瓣失功。

- 心腔之间的瘘。

不明来源的栓塞

TOE在对左房的检查，其是在对于动脉栓塞常见来

源的左心耳的检查优于TTE。最好的切面是食管中段两腔心。其他栓塞的来源也可见于左侧瓣膜赘生物或者心脏内血凝块或者肿瘤（LV或者LA）。

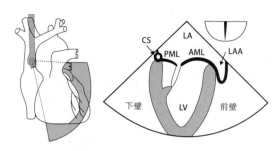

LA：左心房；LV：左心室；CS：冠状静脉窦；
PML：二尖瓣后叶；AML：二尖瓣前叶；LAA：左心耳
图32.34　食管中段两腔心切面（MO两腔心）
改编自《Practical Perioperative Transoesophageal Echocardiograph》
David Sidebotham, Alan Merry, Malcolm Legget, 2003, 图3.14, p41。

无法解释的低氧血症

心房内水平的分流是由于卵圆孔未闭或者房间隔缺损造成的。气泡对比实验（经中心静脉注入搅拌的生理盐水），CFM可以判断任何间隔缺损的位置及方向（图32.35）。这个重要的检查可以帮助排除心脏手术后心源性低氧血症。

在此切面上也能发现心房是否被血块压迫。如果检查显示中心静脉管路尖端已经到达右心房，那么就应当考虑将中心静脉置管撤回。

肺栓塞

在大面积肺栓塞时可以在主肺动脉处见到血凝块。最佳切面是在食管中段升主动脉SAX（图32.36）；然而，右主支气管通常会使图像模糊。

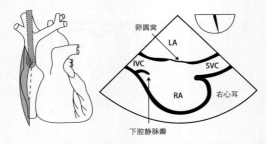

LA：左心房；RA：右心房；IVC：下腔静脉；SVC：上腔静脉

图32.35 食管中段双腔静脉切面（MO双腔静脉）

《Practical Perioperative Transoesophageal Echocardiograph》David Sidebotham, Alan Merry, Malcolm Legget,2003, 图3.4, p37。

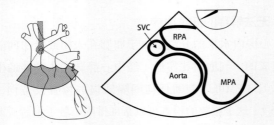

SVC：上腔静脉；Aorte：主动脉；

RPA：右肺动脉；MPA：肺动脉主干

图32.36 食管中段升主动脉短轴切面（MO升主动脉短轴）

改编自《Practical Perioperative Transoesophageal Echocardiograph》David Sidebotham, Alan Merry, Malcolm Legget,2003, 图3.6, p37。

主动脉夹层

主动脉夹层的评估最好是用TOE而不是TTE，通常这类患者已经进行了增强CT的检查。应该对升主动脉和降主动脉进行进一步全面的评估。在经典的1型主动脉夹层中可以见到升主动脉的内膜片，另外，还可能发现主动脉瓣反流以及心包积血。在夹层累及冠状动脉时，室壁运动异常也会呈现出来。

除了之前（图32.33）食管中段主动脉瓣长轴切面（MO AV LAX）外，图32.37、图32.38、图32.39切面也可以提供有用信息。

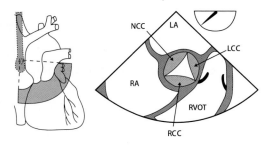

LA：左心房；RA：右心房；NCC：无冠瓣；LCC：左冠瓣；
RCC：右冠瓣；RVOT：右室流出道

图32.37　食管中段主动脉瓣短轴切面（MO AV SAX）

MO AV SAX 是一个好的开始点，因为在处于关闭状态的主动脉瓣很容易通过Mercedes Benz征象辨认出来。左房距离探头很近，在屏幕的上方显示出来。这个切面很清楚地显示出左房，右房以及主动脉瓣。右室流出道通常显示不清，因为它距离探头很远，主动脉瓣上的任一点钙化就会导致回声的脱落。由血凝块导致心包切开后的填塞、由此造成的左房或者右房的受压也会在此切面上看到。主动脉瓣形态也可以在此看清楚。改编自改编自《Practical Perioperative Transoesophageal Echocardiograph》David Sidebotham, Alan Merry, Malcolm Legget, 2003，图3.6, p37。

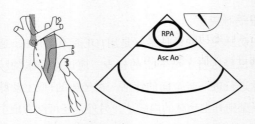

RPA：右肺动脉；ASC Ao：升主动脉

图32.38　食管中段升主动脉长轴切面（MO升主动脉LAX）

改编自《Practical Perioperative Transoesophageal Echocardiograph》David Sidebotham, Alan Merry, Malcolm Legget,2003, 图3.7, p36。

用TOE评估心室功能

左室

经胃SAX切面可以评估左室功能，这个切面的图像是跳动的环状结构，可以看到由3条冠状动脉供血的心肌，用于评估整个的心脏运动及局部心脏功能（图32.39）。

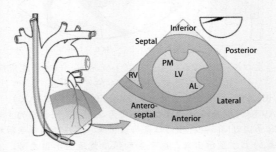

RV：右心室；LV：左心室；PM：后乳头肌；AL：前乳头肌；
Inferior：下壁；Septal：室间隔；Posterior：后壁；
Anteroseptal：前间隔；Anterior：前壁；Lateral：侧壁

图32.39　经胃乳头肌切面（TG mid SAX）

改编自《Practical Perioperative Transoesophageal Echocardiograph》David Sidebotham, Alan Merry, Malcolm Legget,2003, 图3.18, p44。

右室

右室收缩功能及右室大小可以通过食管中段右室流出道切面进行评估（图32.40）。右室扩张通常与三尖瓣反流有关，判断通过三尖瓣处的反流速度的峰值可以提供右室以及肺动脉的收缩压力（右室收缩压=$4 \times V_{max}^2$+CVP）。这个切面能够发现压迫右室的血块，但是应当记住，心脏术后表现为心室局部受压或者局限性的血块的心包填塞（与心包积液有关）的经典超声图像往往是看不到的。

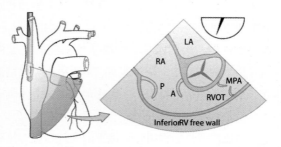

LA：左心房；RA：右心房；RVOT：右室流出道；
MPA：主肺动脉；P：三尖瓣后叶；A：三尖瓣前叶
图32.40　食管中段右心室流入流出道切面（MO RV inflow-outflow）
改编自《Practical Perioperative Transoesophageal Echocardiograph》
David Sidebotham, Alan Merry, Malcolm Legget,2003，图3.8，p38。

压迫右室的血块可能会看到，但是应当记住，心脏术后表现为心室局部受压或者局限性的血块的心包填塞（与心包积液有关）的经典超声图像往往是看不到的。

后 记

孔子曰："朝闻道，夕死可矣"，漫漫人生悟"道"何等不易。医者之道，除了亲自看护每一个病人之外，还有一份更重的责任就是推动医学的发展。尽管作为每一个个体的医生，其作用微乎其微，但无数人的觉悟和共同行动，将汇成不可阻挡的动力。

本书的译出，中国医学科学院阜外医院的周宏艳医生，做了许多前期联系、翻译沟通、出版协调等大量琐碎的工作，用一份热情和努力，一次次地感染了全体翻译团队。

唯一的愿望就是能将国外更优秀的先进经验，传播给国内的同仁，哪怕有一点点的受益，译者们也就心满意足了，若能够抽空多翻上几页，从中寻找到一些和自己共鸣的感觉就更好了。